2018

全国卫生专业技术资格考试习题集丛书

临床医学检验技术（师）练习题集

主　编／**刘运德　姚　智**

副主编／**高　硕**

编　者（按姓氏笔画排序）

门剑龙　王　蓉　卢金海　冯香梅　刘弘毅　刘晓春
刘继英　刘雪萍　闫　欢　孙丽莎　孙续国　苏桂新
李　昕　李　雪　李会强　李建英　步天栩　宋士伟
张　伟　张　鹏　张学军　张敬伟　张鹏宇　陈　瑛
郑　芳　赵晓强　胡志东　秦　毅　高卫真　黄毅文
崔　林　崔宇杰　韩建国　鲍会静　魏殿军

秘　书／**杨立红**

策　划／**卢　青　韩　刚**

人民卫生出版社

图书在版编目（CIP）数据

2018临床医学检验技术（师）练习题集 / 刘运德，姚智主编．—北京：人民卫生出版社，2017

ISBN 978-7-117-25417-5

Ⅰ. ①2… Ⅱ. ①刘… ②姚… Ⅲ. ①临床医学－医学检验－资格考试－习题集 Ⅳ. ①R446.1-44

中国版本图书馆CIP数据核字（2017）第260815号

2018临床医学检验技术（师）练习题集

主　　编： 刘运德　姚　智
出版发行： 人民卫生出版社（中继线 010-59780011）
地　　址： 北京市朝阳区潘家园南里19号
邮　　编： 100021
E - mail： pmph @ pmph.com
购书热线： 010-59787592　010-59787584　010-65264830
印　　刷： 中国农业出版社印刷厂
经　　销： 新华书店
开　　本： 787×1092　1/16　**印张：** 15
字　　数： 432千字
版　　次： 2017年11月第1版　2017年11月第1版第1次印刷
标准书号： ISBN 978-7-117-25417-5/R · 25418
定　　价： 64.00元

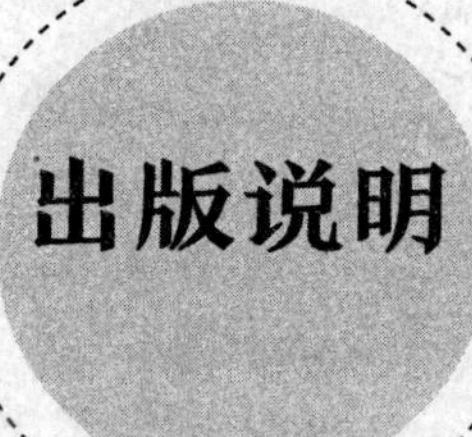

出版说明

为贯彻原国家人事部、卫生部《关于加强卫生专业技术职务评聘工作的通知》等相关文件精神，自 2001 年起，卫生专业初、中级技术资格以考代评工作正式展开，2003 年起全国实施。按照文件要求，初、中级卫生专业技术资格考试工作实行全国统一组织、统一考试时间、统一考试大纲、统一考试命题、统一合格标准的考试制度。为了更好地帮助广大考生做好考前复习工作，特组织国内有关专家、教授编写了《2018 全国卫生专业技术资格考试习题集丛书》。

全国卫生专业技术资格考试习题集丛书以考试大纲和全国卫生专业技术资格考试专家委员会编写的考试指导为主要编写依据，以帮助考生熟悉和掌握专业知识，提高从业人员能力和素质为主要目的，切实反映考试对考生在知识点的掌握程度和专业水平上的要求。编写工作遵循科学、严谨、客观、规范的原则，严格按照实际考试的科目划分和题型分布进行编写，能够有效地帮助考生考前自测、考查和反馈复习成果，对考生应试有较强的针对性和指导性。

本套习题集丛书共分为三册，分别是《练习题集》、《精选习题解析》、《模拟试卷》。

练习题集

对考试大纲各科目进行针对性练习，题型全面，题量丰富，涵盖考试大纲的所有知识点，并着重突出重点、难点，帮助考生随学随测，检测学习成果，强化记忆，是考生复习强化的必备用书。

精选习题解析

针对各学科考试大纲中的重难点进行强化训练，每题后附详细解析，全面分析考点、答题思路和方法、帮助考生尽快理解和掌握知识点。特别包含了部分解密真题中失分率较高的题目，供考生参照复习。

模拟试卷

全面模拟考试真题，针对考生临考备战进行综合性巩固，题目难度和题型分布参考实际考试情况设定，除附答题卡和答案外，部分重点、难点问题附有简单解析，仿真度高，是考前最后冲刺的重要用书。

鉴于时间仓促和编写人员水平有限，本书内容难免会有不当或遗漏之处，诚请各位读者批评指正。

目 录

第一部分 临床检验基础 …… 1
基础知识 …… 1
相关专业知识 …… 8
专业知识 …… 13
专业实践能力 …… 23

第二部分 临床血液学检验 …… 32
基础知识 …… 32
相关专业知识 …… 44
专业知识 …… 51
专业实践能力 …… 69

第三部分 临床化学 …… 80
基础知识 …… 80
相关专业知识 …… 90
专业知识 …… 94
专业实践能力 …… 112

第四部分 临床免疫学和免疫检验 …… 124
基础知识 …… 124
相关专业知识 …… 135
专业知识 …… 143
专业实践能力 …… 164

第五部分 微生物学检验 …… 177
基础知识 …… 177
相关专业知识 …… 187
专业知识 …… 197
专业实践能力 …… 207

第六部分 寄生虫学及检验 …… 217
基础知识 …… 217

相关专业知识 …… 220
专业知识 …… 222
专业实践能力 …… 225

第七部分　医学伦理学 …… 229

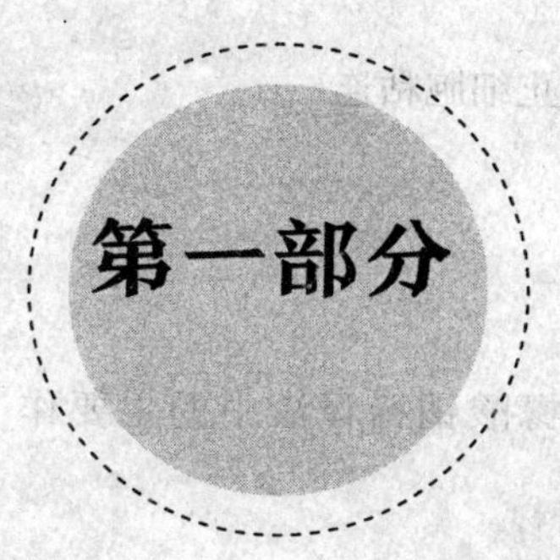

第一部分

临床检验基础

基 础 知 识

一、以下每一道题下面有 A、B、C、D、E 五个备选答案，请从中选择一个最佳答案，并在答题卡上将相应题号的相应字母所属的方框涂黑。

A1 型题

1. 属于血液中正常有形成分的是
   A. 血红蛋白　　B. 凝血因子
   C. 血小板　　D. 组织细胞
   E. 巨噬细胞

2. 不属于临床血液学研究内容的是
   A. 血液和造血组织
   B. 血细胞
   C. 出血倾向
   D. 血栓与止血
   E. 淋巴细胞的分化和发育

3. 正常人血液 pH 应该在
   A. 7.25～7.35　　B. 7.35～7.45
   C. 7.40～7.50　　D. 7.45～7.55
   E. 7.30～7.40

4. 血浆渗透压量正常人约为
   A. 280～300mOsm/(kg・H_2O)
   B. 290～310mOsm/(kg・H_2O)
   C. 270～290mOsm/(kg・H_2O)
   D. 260～280mOsm/(kg・H_2O)
   E. 250～270mOsm/(kg・H_2O)

5. 血液的主要生理功能包括
   A. 悬浮稳定、黏滞性、凝固性等功能
   B. 运输、协调、防御等功能
   C. 运输、协调、防御、维持机体内环境稳定等功能
   D. 悬浮稳定、运输、协调和防御等功能
   E. 运输、凝固、防御、维持机体内环境稳定等功能

6. 在必要时，成人静脉采血的部位可选择
   A. 股静脉　　B. 上腔静脉
   C. 下腔静脉　　D. 颈内静脉
   E. 颈外静脉

7. 皮肤采血的特点是
   A. 耳垂采血检查结果不够恒定
   B. WHO 推荐采集耳垂血液
   C. 采集手指血的部位是示指
   D. 手指采血操作复杂
   E. 耳垂和手指采集的均为静脉血

8. 真空采血法又称为
A. 套筒式采血法
B. 负压采血法
C. 封闭式采血法
D. 正压采血法
E. 用于头皮静脉采血

9. 属于酸性染料的是
A. 亚甲蓝　B. 天青
C. 伊红　D. 四甲基硫堇
E. 苏木精

10. 关于细胞成分化学特性,叙述正确的是
A. 嗜酸性颗粒为酸性物质
B. 细胞核蛋白为碱性物质
C. 中性颗粒为酸性物质
D. 血红蛋白为碱性蛋白质
E. 嗜碱性粒细胞胞质为碱性

11. 晚幼红细胞脱核成网织红细胞的过程是完成在
A. 脾脏　B. 肝脏　C. 血液
D. 骨髓　E. 淋巴管

12. 关于红细胞生理,描述正确的是
A. 红细胞平均寿命约 110 天
B. 正常成年人红细胞起源于骨髓和脾脏
C. 红细胞有交换和携带气体的功能
D. 衰老的红细胞是在肝脏被破坏
E. 网织红细胞经过约 72 小时成为成熟的红细胞

13. 每克血红蛋白可携带氧气为
A. 1.34ml　B. 1.35ml　C. 1.36ml
D. 1.37ml　E. 1.38ml

14. 新生儿红细胞计数的参考值是
A. $(4.0\sim5.5)\times10^{12}/L$
B. $(4.5\sim6.5)\times10^{12}/L$
C. $(5.5\sim7.0)\times10^{12}/L$
D. $(6.0\sim7.0)\times10^{12}/L$
E. $(6.6\sim7.5)\times10^{12}/L$

15. 红细胞 Hayem 稀释液中硫酸钠的主要作用是
A. 固定红细胞
B. 提高比密防止细胞粘连
C. 调节渗透压
D. 抗凝
E. 防腐

16. 枸橼酸钠在枸橼酸钠稀释液中的主要作用是
A. 调节渗透压
B. 防止血小板聚集
C. 抗凝和维持渗透压
D. 防止细胞粘连
E. 防腐

17. 1966 年被 ICSH 推荐的血红蛋白检测参考方法为
A. SDS　B. HiN_3　C. CTAB
D. HiCN　E. AHD 575

18. 改良牛鲍计数板两侧支柱加盖专用盖玻片形成的计数池高为
A. 0.01mm　B. 0.05mm　C. 0.10mm
D. 0.15mm　E. 2.20mm

19. HiCN 测定最大吸收峰位于
A. 504nm　B. 538nm　C. 540nm
D. 560nm　E. 575nm

20. HiN_3 检测的最大吸收峰位于
A. 504nm　B. 538nm　C. 540nm
D. 542nm　E. 575nm

21. 正常情况下,外周血中的血红蛋白主要是
A. 亚铁血红蛋白　B. 还原血红蛋白
C. 氧合血红蛋白　D. 高铁血红蛋白
E. 碳氧血红蛋白

22. 瑞氏染色血涂片中,正常红细胞直径范围在
A. $6.0\sim9.2\mu m$　B. $6.7\sim7.7\mu m$
C. $6.5\sim9.5\mu m$　D. $6.6\sim9.6\mu m$
E. $7.2\sim9.7\mu m$

23. 大红细胞是指红细胞直径
A. $>15\mu m$　B. $>13\mu m$　C. $>11\mu m$

D. ＞10μm　E. ＞9μm

24. 关于嗜多色性红细胞叙述正确的是
A. 胞质内出现形态不一的蓝色颗粒
B. 胞质内含有紫红色圆形小体
C. 胞质内尚存少量嗜碱性物质
D. 胞质内出现紫红色细线圈状结构
E. 属成熟红细胞或幼红细胞

25. 血细胞比容测定 ICSH 确定的参考方法是
A. 黏度法　B. 折射计法
C. 离心法　D. 放射性核素法
E. 比重测定法

26. 温氏法测定血细胞比容其结果应读取红细胞柱的
A. 白细胞层　B. 血小板层
C. 有核红细胞层　D. 还原红细胞层
E. 带氧红细胞层

27. 对血细胞比容叙述正确的是
A. 减低见于大面积烧伤
B. 增高见于各种贫血
C. 作为 MCV 计算的基础数据
D. 温氏法必须采用动脉血标本
E. 抗凝剂采用肝素锂的效果最好

28. 对红细胞平均指数叙述正确的是
A. MCV 是指单个红细胞的体积
B. MCH 是指每个红细胞内所含网状颗粒的量
C. 以血红蛋白和血细胞比容来计算 MCV
D. MCH 是指每升红细胞所含血红蛋白浓度
E. MCHC 的计算单位是 g/L

29. RDW 反映红细胞的
A. 数量
B. 比容
C. 体积
D. 体积大小的异质性
E. 平均血红蛋白含量

30. 对红细胞体积分布宽度叙述正确的是
A. RDW 增大对 IDA 诊断灵敏度低
B. RDW 增大对 IDA 诊断特异性强
C. RDW 可作为 IDA 的筛选诊断指标
D. RDW 反映红细胞形态
E. RDW 常用 g/L 表示

31. 标本中可影响 RDW 的因素是
A. 红细胞内血红蛋白的浓度
B. 变性的嗜碱性 RNA
C. 卡波环
D. 红细胞碎片
E. 豪焦小体

32. 有关网织红细胞检测原理叙述**错误**的是
A. 网织红细胞是晚幼红细胞到成熟红细胞之间尚未完全成熟的红细胞
B. 胞质中残存着嗜碱性物质核糖核酸
C. 经普鲁士蓝染色后可见连成线状的网状结构
D. 是反映骨髓造血功能的重要指标
E. ICSH 将网织红细胞分为Ⅰ～Ⅳ4 个型

33. ICSH 推荐的血沉检测的标准方法为
A. 库氏法　B. 魏氏法　C. 温氏法
D. 潘氏法　E. ZSR 法

34. 魏氏法检测血沉所采用的数值报告单位是
A. mm/min　B. mm/h　C. cm/min
D. cm/h　E. cm

35. 在机体防御和抵抗病原菌过程中起主要作用的外周血中的细胞是
A. 红细胞　B. 嗜碱性粒细胞
C. 中性粒细胞　D. 组织细胞
E. 巨核细胞

36. 正常状态下衰老的中性粒细胞主要被破坏所在的系统是
A. 红细胞系统
B. 脾脏
C. 肝脏
D. 单核-吞噬细胞系统
E. 淋巴细胞系统

37. 在白细胞成熟过程中，最早出现特异性颗粒的细胞是

A. 中幼粒细胞　B. 晚幼粒细胞
C. 早幼粒细胞　D. 杆状核粒细胞
E. 原粒细胞

38. 与白细胞无关的是
A. Auer 小体
B. 杜勒小体
C. 中毒颗粒
D. Howell-Jolly 小体
E. 空泡

39. 正常生理情况下，关于白细胞变化规律的正确叙述是
A. 早晨较低，下午较高
B. 安静时高，进食后低
C. 剧烈运动、剧痛时降低
D. 妊娠期轻度减低
E. 日内最高值和最低值之间水平相近

40. 正常情况下，血涂片经染色后中性粒细胞核象最多见的是
A. 杆状核　B. 二叶核　C. 三叶核
D. 四叶核　E. 五叶核

41. 从原始粒细胞、早幼粒细胞到中幼粒细胞均有合成 DNA 的能力，这类粒细胞应属于
A. 分裂池　B. 成熟池　C. 贮存池
D. 循环池　E. 边缘池

42. 血液分析仪叙述正确的是
A. 三分群血细胞分析仪多采用流式技术
B. 仪器法对白细胞的分类不能替代显微镜分类
C. 采用电阻抗法的仪器可进行白细胞五分类检测
D. 小孔管是仪器主要的染色部位
E. 测量脉冲的大小无法测出细胞体积大小

43. 在电阻抗法中，与脉冲大小呈正相关的是
A. 细胞数量
B. 细胞内颗粒数量
C. 细胞染色质密度
D. 细胞体积
E. 细胞核形态

44. 目前血型的定义是
A. 指红细胞表面抗原的差异
B. 指血小板表面抗原的差异
C. 指白细胞表面抗原的差异
D. 指抗原抗体系统的遗传特性
E. 指 A 和 B 抗原的共同抗体结构

45. ISBT 将红细胞表面抗原按血型系统分为
A. 20 个　B. 23 个　C. 26 个
D. 28 个　E. 30 个

46. 红细胞膜上的 ABH 抗原主要构成物质是
A. 糖蛋白和糖脂　B. 胆固醇
C. 免疫球蛋白　D. 磷脂
E. 脂蛋白

47. 酶介质法作血型鉴定时，用蛋白酶处理红细胞，主要是破坏红细胞表面的唾液酸，使红细胞表面
A. 负电荷减少
B. 负电荷增高
C. 正电荷减少
D. 正电荷增高
E. 正电荷中和负电荷

48. 原尿中不存在的物质有
A. 葡萄糖　B. 氯化物
C. 无机磷酸盐　D. 尿素
E. 红细胞

49. 原尿中葡萄糖完全被重吸收的场所为
A. 远曲小管　B. 髓袢
C. 近曲小管　D. 集合管
E. 肾小球

50. 原尿中哪种物质几乎不被重吸收而随尿排出体外
A. 尿素　B. 氨基酸　C. 尿酸
D. 肌酸　E. 肌酐

51. 肾单位不包括
A. 肾小球　B. 集合管
C. 髓袢升支　D. 髓袢降支
E. 远端小管

52. 少尿是指 24h 尿量少于
A. 100ml　B. 400ml
C. 1000ml　D. 2000ml
E. 2500ml

53. 成年人正常尿量为
A. 1500～2000ml/24h
B. 1500～2500ml/24h
C. 500～2000ml/24h
D. 1000～2000ml/12h
E. 1000～2000ml/24h

54. 镜下脓尿为每高倍视野尿白细胞
A. ＞1　B. ＞2　C. ＞3
D. ＞5　E. ＞10

55. 小圆上皮细胞主要是指
A. 肾盂上皮细胞
B. 输尿管上皮细胞
C. 膀胱上皮细胞
D. 尿道上皮细胞
E. 底层移形上皮细胞

56. 属于尿中异型红细胞形态的是
A. 靶形红细胞　B. 泪滴状红细胞
C. 球形红细胞　D. 环形红细胞
E. 镰形红细胞

57. 试带法检测尿液 pH 所用的指示剂是
A. 甲基红
B. 酚酞
C. 甲基红和溴麝香草酚
D. 石蕊
E. 溴麝香草酚

58. 本周蛋白尿属于
A. 生理性蛋白尿
B. 组织性蛋白尿
C. 肾小球性蛋白尿
D. 肾小管性蛋白尿
E. 溢出性蛋白尿

59. 蛋白尿是指尿液中蛋白质超过
A. 0.01g/L　B. 0.05g/L
C. 0.10g/L　D. 0.15g/L
E. 0.20g/L

60. 导致肾前性蛋白尿的疾病是
A. 肾功能衰竭　B. 糖尿病肾病
C. 狼疮性肾炎　D. 妊娠中毒症
E. 挤压综合征

61. 肾小管性蛋白尿见于
A. 慢性肾炎　B. 器官移植
C. 电灼伤　D. 多发性骨髓瘤
E. 巨球蛋白血症

62. 尿糖定性为阳性，血糖浓度超过
A. 8.18mmol/L　B. 8.58mmol/L
C. 8.88mmol/L　D. 9.08mmol/L
E. 9.38mmol/L

63. 酮体主要是机体内何种物质的中间代谢产物
A. 蛋白质　B. 脂肪　C. 多糖
D. 葡萄糖　E. 氨基酸

64. 关于尿 β_2-M 的叙述错误的是
A. β_2-M 为肾小球性蛋白尿
B. 标本需保存，应调节 pH 至6.5～7.0
C. 相对分子量为 11 800
D. 试带法筛检常为阴性
E. 加热醋酸法可为阳性

65. 反映肾小管功能损害最敏感的酶是
A. 溶菌酶
B. 尿淀粉酶
C. 尿 N-乙酰-β-D-氨基葡萄糖苷酶
D. 触酶
E. LDH

66. 非孕妇尿中 HCG 的浓度
A. ＜2.0ng/L　B. ＜2.5ng/L
C. ＜3.0ng/L　D. ＜3.5ng/L
E. ＜4.0ng/L

67. 尿液分析仪的组成包括
A. 机械、光学、电路系统
B. 机械、成像、电路系统
C. 成像、光学、电路系统

D. 机械、光学、成像系统
E. 机械、光学、分析系统

68. 普通膳食情况下，脂肪约占粪便干重的
A. 1%～10% B. 10%～20%
C. 20%～30% D. 30%～40%
E. 40%～50%

69. 脂肪泻是指正常成人 24h 粪便中的脂肪总量超过
A. 2g B. 3g C. 4g
D. 5g E. 6g

70. 细菌约占粪便干重的
A. 1/2 B. 1/3 C. 1/4
D. 1/5 E. 1/6

71. 成人粪便中的主要菌群是大肠埃希菌、肠球菌、厌氧菌，约占
A. 50% B. 60% C. 70%
D. 80% E. 90%

72. 粪便中球菌和杆菌的比例约为
A. 100∶1 B. 10∶1
C. 1∶1 D. 1∶10
E. 1∶100

73. 霍乱、副霍乱时粪便性状是
A. 脓便及脓血便 B. 柏油样便
C. 胨状便 D. 白陶土样便
E. 米泔样便

74. 会造成大便隐血试验假阴性的是
A. 动物性食品
B. 大量生食蔬菜
C. 服用大量维生素 C
D. 服用铁剂
E. 某些中药

75. 阿米巴痢疾及过敏性肠炎的粪便中可见
A. 草酸钙结晶 B. 血红素结晶
C. 夏科-雷登结晶 D. 磷酸钙结晶
E. 脂肪酸结晶

76. 胆道梗阻时，粪便呈现白陶土色是由于<u>没有</u>
A. 胆红素 B. 胆绿素 C. 粪胆素
D. 粪胆原 E. 血红素

77. 前列腺液约占精液的
A. 10% B. 15% C. 20%
D. 25% E. 30%

78. 角化前细胞属于
A. 基底层细胞 B. 外底层细胞
C. 内底层细胞 D. 中层细胞
E. 表层细胞

79. 癌细胞多形性和癌珠是
A. 未分化癌的标志
B. 低分化腺癌的标志
C. 高分化腺癌的标志
D. 低分化鳞癌的标志
E. 高分化鳞癌的标志

80. 腺癌是
A. 低分化癌
B. 高分化癌
C. 未分化癌
D. 由柱状上皮细胞恶变而来的癌
E. 由鳞状上皮细胞恶变而来的癌

81. 恶性肿瘤脱落细胞分化程度越高
A. 细胞失去极性
B. 细胞排列越紊乱
C. 细胞形态畸形越明显
D. 细胞大小不等
E. 细胞相互重叠

82. 恶性肿瘤脱落细胞分化程度越低
A. 胞质中颗粒越多 B. 胞质颜色越深
C. 胞质颜色越浅 D. 胞质量越多
E. 胞质量越少

二、以下提供若干组考题，每组考题共同在考题前列出A、B、C、D、E五个备选答案。请从中选择一个与考题关系最密切的答案，并在答题卡上将相应题号的相应字母所属的方框涂黑。每个备选答案可能被选择一次、多次或不被选择。

B型题

（83～85题共用备选答案）

A. 中幼红细胞
B. 嗜酸性颗粒
C. 细胞核蛋白
D. 完全成熟红细胞
E. 网织红细胞

83. 属于嗜酸性物质的是
84. 属于嗜碱性物质的是
85. 既含酸性物质，又含碱性物质的是

（86～87题共用备选答案）

A. (0.8～4)$\times 10^9$/L
B. (10～20)$\times 10^9$/L
C. (15～20)$\times 10^9$/L
D. (2～7)$\times 10^9$/L
E. (11～12)$\times 10^9$/L

86. 成年人外周血淋巴细胞绝对值是
87. 新生儿外周血白细胞总数的参考值范围是

（88～90题共用备选答案）

A. 机采血小板制品
B. 白细胞制品
C. 白蛋白制品
D. 球蛋白制品
E. 纯化因子Ⅷ

88. 体外保存制品一般条件下，半衰期最短的是
89. 以上制品输注后易产生免疫反应的是
90. 烧伤患者需大量输注的制品是

（91～92题共用备选答案）

A. 鳞状上皮细胞
B. 复粒细胞
C. 大圆上皮细胞
D. 尾形上皮细胞
E. 底层移行上皮细胞

91. 表层移行上皮细胞又称为
92. 来自肾小管的上皮细胞是

（93～95题共用备选答案）

A. 肾小球性蛋白尿
B. 肾小管性蛋白尿
C. 组织性蛋白尿
D. 溢出性蛋白尿
E. 混合性蛋白尿

93. 尿液中主要以清蛋白为主见于
94. 尿液中主要以本周蛋白为主见于
95. 尿液中主要以α_1-M和β_2-M蛋白为主见于

参考答案

1. C　2. E　3. B　4. B　5. C　6. A　7. A　8. B　9. C
10. D　11. D　12. C　13. A　14. D　15. B　16. C　17. D　18. C
19. C　20. D　21. C　22. B　23. D　24. C　25. D　26. D　27. C
28. E　29. D　30. C　31. D　32. C　33. B　34. B　35. C　36. D
37. A　38. D　39. A　40. C　41. A　42. B　43. D　44. D　45. B
46. A　47. A　48. E　49. C　50. E　51. B　52. B　53. E　54. D
55. E　56. D　57. C　58. E　59. C　60. E　61. B　62. C　63. B
64. A　65. C　66. A　67. A　68. B　69. E　70. B　71. D　72. D
73. E　74. C　75. C　76. C　77. E　78. E　79. E　80. D　81. C

82. E　83. B　84. C　85. A　86. A　87. C　88. E　89. B　90. C
91. D　92. B　93. A　94. D　95. B

相关专业知识

一、以下每一道题下面有 A、B、C、D、E 五个备选答案，请从中选择一个最佳答案，并在答题卡上将相应题号的相应字母所属的方框涂黑。

A1 型题

1. 适用于血栓与止血检查的标本是
A. 全血　B. 血清　C. 血浆
D. 血细胞　E. 少浆全血

2. 严重一氧化碳中毒或氰化物中毒患者血液颜色呈
A. 暗红色　B. 浅红色　C. 黑红色
D. 樱红色　E. 鲜红色

3. 用于血液保养液的成分主要是
A. 肝素　B. $EDTA\text{-}K_2$
C. 草酸钾　D. 枸橼酸钠
E. $EDTA\text{-}Na_2$

4. 枸橼酸钠用于血沉检查时枸橼酸钠与血液的抗凝比例为
A. 1∶2　B. 1∶4　C. 1∶6
D. 1∶8　E. 1∶9

5. EDTA 抗凝的原理是
A. 阻止血小板聚集作用
B. 阻止凝血酶的形成
C. 抑制血液中某些凝血因子的活性
D. 与血液中钙离子结合成螯合物
E. 去除纤维蛋白原

6. 新载玻片有游离碱质，需处理后，清洗、干燥备用，正确的处理方法是
A. 皂水或洗涤剂中煮沸 20min
B. 1mol/L HCl 浸泡 24h
C. 1mol/L NaOH 浸泡 24h
D. 1mol/L HCl 浸泡 12h
E. 1mol/L NaOH 浸泡 12h

7. 静脉采血过程中易造成溶血的原因在于
A. 使用洁净真空采血容器
B. 采血后直接用力将血液注入试管中
C. 抽血的速度缓慢
D. 将血液注入抗凝剂中立即混匀
E. 按照正常操作进行细胞分离

8. 在显微镜下计数红细胞数，若计数 5 个中方格内红细胞数为 345 个，按计量单位应报告为
A. $3.45\times10^6/mm^3$　B. $3.45\times10^3/L$
C. $3.45\times10^6/L$　D. $3.45\times10^9/L$
E. $3.45\times10^{12}/L$

9. HiCN 检测方法最大的缺点是
A. 试剂质量较差影响检测结果
B. 会造成对环境的公害
C. 检测结果的准确度和精密度不佳
D. 重复性差
E. 高球蛋白血可致混浊

10. 血细胞比容测定 WHO 推荐的首选常规方法是
A. 血细胞分析仪法　B. 温氏法
C. 微量高速离心法　D. 折射计法
E. 放射性核素法

11. ICSH 推荐使用 Miller 窥盘，方法是
A. Miller 窥盘置于目镜内，用小方格计数红细胞，大方格计数网织红细胞
B. Miller 窥盘置于目镜内，大方格计数红细胞，小方格计数网织红细胞

C. 计数 Miller 窥盘中的 2 个大方格的网织红细胞数
D. Miller 窥盘将网织红细胞计数的 CV 值控制在 5%左右
E. Miller 窥盘置于目镜内，计数 2 个大方格所有红细胞及网织红细胞数

12. 血浆中能促进红细胞缗钱状形成的主要物质是
A. 清蛋白　　B. α-球蛋白
C. β-球蛋白　　D. 甘油三酯
E. 纤维蛋白原

13. 关于中性粒细胞核象的描述，**错误**的是
A. 核分叶多的细胞增多说明造血功能衰退
B. 五叶核以上粒细胞超过 0.03 称核右移
C. 核左移常为预后不良之兆
D. 疾病恢复期可出现一过性核右移现象
E. 杆状核与分叶核之间的正常比值为1∶13

14. 机体处于急性感染时外周血白细胞计数所得白细胞值为
A. 成熟池　B. 循环池　C. 边缘池
D. 贮存池　E. 分裂池

15. 对白细胞分类计数的叙述，**错误**的是
A. 白细胞总数超过 20.0×10^9/L 时，一般应分类计数 200 个白细胞
B. 当血涂片上发现幼稚红细胞时，应列入白细胞分类总数中并报告百分率
C. 快速染色法无法确定的细胞，应用瑞-吉染色复查
D. 要避免重复计数，玻片应由血膜边缘向中央依次上下呈曲线移动
E. 分类计数白细胞时应选择血片中体尾交界处

16. 下列疾病中性粒细胞常减少的是
A. 脾功能亢进　B. 尿毒症
C. 急性溶血　D. 肺吸虫病
E. 尿毒症

17. ICSH 公布的对血细胞分析仪的评价方案**不包括**
A. 精确性　　B. 准确性
C. 总重复性　　D. 灵敏度
E. 线性范围

18. 目前仪器法白细胞分类**不包括**的方法是
A. 电阻抗法
B. 荧光透射比色法
C. 阻抗与射频技术法
D. 光散射与细胞技术法
E. 多角度偏振光散射技术法

19. 当红细胞直方图曲线显示主峰左移，峰底增宽，常反映
A. 缺铁性贫血
B. 铁幼粒细胞性贫血
C. 巨幼细胞贫血
D. 小细胞均一性贫血
E. 珠蛋白生成障碍性贫血

20. 三分群血细胞分析仪白细胞直方图中，中间细胞主要包括
A. 大淋巴细胞
B. 中性分叶核粒细胞
C. 单个核细胞
D. 杆状核细胞
E. 小淋巴细胞

21. 引起血细胞分析仪检测结果假性异常的因素有
A. 纤维蛋白原
B. 非晶形物质聚集
C. 白细胞直径增大
D. 中性粒细胞峰右移
E. 红细胞主峰左移

22. 血型抗体筛查试验最易于标准化的方法是
A. 低离子强度(盐)溶液试验
B. 木瓜酶法
C. 抗球蛋白法
D. 凝胶法
E. 吸收发散试验法

23. 血型鉴定时进行反定型试验的目的在于
A. 能发现新的血型

B. 直接验证血型抗原有无错误
C. 鉴定抗原性质
D. 验证正定型血型结果是否准确
E. 对血型诊断无意义

24. 关于低离子强度盐溶液交叉配血法(LISS),下列说法**错误**的是
A. 增加抗原-抗体反应
B. 增加不完全抗体交叉配血敏感性
C. 降低抗原-抗体反应
D. 可用于Rh血型鉴定
E. 简便快速

25. 在决定全血红细胞输注时,需考虑的最主要因素是
A. 失血量　B. 肝脏功能
C. 贫血原因　D. 患者血红蛋白水平
E. 有无肝炎史

26. 去除了大部分血浆和白细胞的血液制品是
A. 全血红细胞　B. 浓缩红细胞
C. 洗涤红细胞　D. 过滤红细胞
E. 少浆红细胞

27. 下列药物对肾脏**无**毒性作用的是
A. 庆大霉素　B. 卡那霉素
C. 磺胺药　D. 抗肿瘤药
E. 维生素

28. 下列物质可引起肾脏损害的是
A. 钠　B. 钾　C. 氢离子
D. 氯离子　E. 铅

29. 改变尿液中离子成分,从而调节尿液的酸碱度,完成这些是肾脏通过
A. 近曲小管和集合管的重吸收作用
B. 远曲小管和集合管的重吸收作用
C. 髓袢的重吸收作用
D. 肾小球的滤过作用
E. 肾小管的分泌作用

30. 采集尿液的容器**不正确**的是
A. 一次性塑料杯
B. 干燥洁净50ml的有盖玻璃广口瓶
C. 用消毒剂洗过的容器
D. 无菌容器
E. 带密封口的容器

31. 用于测定尿量的标准量筒应精确至
A. 0.1ml　B. 0.5ml　C. 1.0ml
D. 5.0ml　E. 10.0ml

32. 新生儿尿比重参考值是
A. 1.003～1.035　B. 1.015～1.025
C. 1.002～1.004　D. 1.000～1.035
E. 1.003～1.023

33. 尿中出现亮氨酸和酪氨酸结晶见于
A. 急性肝炎　B. 急性肝坏死
C. 急性肾炎　D. 急性肾盂肾炎
E. 肾淀粉样变

34. 透明管型大量持续出现多见于
A. 肾脓肿　B. 全身麻醉
C. 心脏功能不全　D. 肾小球肾炎
E. 膀胱炎

35. 慢性肾小球肾炎出现的主要管型为
A. 颗粒管型　B. 蜡样管型
C. 脂肪管型　D. 细胞管型
E. 透明管型

36. 试带法检测尿液pH的变异范围是
A. pH 4.0～8.0　B. pH 4.5～8.5
C. pH 5.0～8.0　D. pH 5.0～9.0
E. pH 5.5～9.5

37. 对磺基水杨酸法检测尿蛋白的影响因素,描述**错误**的是
A. 含碘造影剂、大量青霉素可使反应呈假阳性
B. 尿液pH>9时,可呈假阴性
C. 尿中混入生殖系统分泌物时,可出现假阳性
D. 尿液pH<3时,可呈假阳性
E. 高尿酸可出现假阳性

38. **不属于**血糖增高性糖尿的是
A. 摄入性糖尿
B. 代谢性糖尿

C. 嗜铬细胞瘤
D. 静脉输注高渗葡萄糖溶液后
E. 家族性肾性糖尿

39. 尿胆素、尿胆原、尿胆红素均为阳性，应考虑
A. 阻塞性黄疸 B. 溶血性黄疸
C. 肠梗阻 D. 药物性黄疸
E. 肝细胞性黄疸

40. 关于本周蛋白特性描述<u>不正确</u>的是
A. 加热至 56～60℃时可发生凝固
B. 游离免疫球蛋白轻链
C. 加热至 40～60℃时可发生凝固
D. 加热至 90～100℃时可发生溶解
E. 温度降至 56℃时可发生凝固

41. 多发性骨髓瘤患者尿中蛋白阳性的是
A. 本周蛋白
B. 肾小球性蛋白尿
C. 肾小管性蛋白尿
D. 组织性蛋白尿
E. 混合性蛋白尿

42. 关于尿液微量清蛋白叙述<u>错误</u>的是
A. 多采用免疫化学法进行常规测定
B. 为晚期肾损害的标志
C. 早期诊断糖尿病肾病
D. 可留取随机标本
E. 磺基水杨酸法不能检出

43. 乳糜尿中的主要成分是
A. 纤维蛋白原 B. 脓细胞
C. 大量盐类结晶 D. 淋巴液
E. 胆固醇

44. <u>不属于</u>真性蛋白尿的是
A. 肾小球性蛋白尿
B. 肾小管性蛋白尿
C. 溢出性蛋白尿
D. 组织性蛋白尿
E. 尿道炎症性蛋白尿

45. 磺柳酸法尿蛋白检验时<u>不引起</u>假阳性的药物是
A. 泛影葡胺
B. 青霉素
C. 对氨基水杨酸
D. 红霉素
E. 复方磺胺甲噁唑

46. 检查乳糜尿常用的染色液是
A. 甲绿 B. 甲基红 C. 曙红 Y
D. 苏木精 E. 苏丹Ⅲ

47. 正常前列腺液的酸碱度为
A. pH 6.3～6.5 B. pH 6.8～7.0
C. pH 7.3～7.5 D. pH 7.8～8.0
E. pH 8.3～8.5

48. 使人类致病的阴道真菌多数为
A. 白色假丝酵母菌 B. 阴道纤毛菌
C. 放线菌 D. 白色念珠菌
E. 乳酸杆菌

49. 属于恶性肿瘤细胞形态中的细胞核改变的是
A. 细胞核缩小 B. 细胞核规则
C. 细胞核淡染 D. 核质比失调
E. 细胞核消失

50. 癌细胞分化越差
A. 核质比失调越明显
B. 核缩小越明显
C. 核淡染越明显
D. 胞质颜色越深
E. 胞质颗粒越多

51. 导致胸腔积液最常见的恶性肿瘤是
A. 肺癌 B. 乳腺癌 C. 胃肠癌
D. 卵巢癌 E. 肝细胞癌

52. 胸腔积液中小细胞型腺癌是
A. 乳腺导管浸润癌 B. 乳头状癌
C. 髓样癌 D. 胶样癌
E. 乳腺浸润性小叶癌

53. 电镜下癌细胞中可见胆汁样物和微胆管结构的是
A. 肺癌 B. 乳腺癌 C. 胃肠癌
D. 卵巢癌 E. 肝细胞癌

二、以下提供若干组考题，每组考题共同在考题前列出 A、B、C、D、E 五个备选答案，请从中选择一个与考题关系最密切的答案，并在答题卡上将相应题号的相应字母所属的方框涂黑。每个备选答案可能被选择一次、多次或不被选择。

B 型题

（54～57 题共用备选答案）

A. 瑞氏染色法
B. 巴氏染色法
C. HE 染色法
D. 吉姆萨染色法
E. 瑞氏-吉姆萨复合染色法

54. 适用于妇科推片检查的染色法是
55. 用于痰涂片进行癌细胞检查的染色法是
56. 临床实验室最常用的血细胞染色法是
57.《全国临床检验操作规程》推荐的血细胞染色法是

（58～59 题共用备选答案）

A. 脂蛋白
B. 核糖体变性聚集颗粒
C. DNA
D. 线粒体
E. 核糖核酸

58. 嗜碱性点彩红细胞胞质中含有
59. 网织红细胞胞质中含有

（60～61 题共用备选答案）

A. PLA
B. MCV
C. PDW
D. PCT
E. MPV

60. 血小板比容的英文缩写为
61. 血小板体积分布宽度的英文缩写为

（62～63 题共用备选答案）

A. 颗粒管型
B. 白细胞管型
C. 红细胞管型
D. 蜡样管型
E. 透明管型

62. 尿毒症出现
63. 活动性肾盂肾炎出现

（64～66 题共用备选答案）

A. 阿司匹林
B. 大量维生素
C. 大量青霉素、含碘造影剂
D. 氯丙嗪
E. 异丙嗪

64. 造成班氏法尿糖检测假阳性，试带法检测假阴性的药物是
65. 造成磺柳酸法检测尿蛋白假阳性的药物是
66. 导致尿酮体检测假阳性的药物是

参考答案

1. C	2. D	3. D	4. B	5. D	6. B	7. B	8. E	9. B
10. C	11. A	12. E	13. C	14. B	15. B	16. A	17. D	18. B
19. A	20. C	21. B	22. D	23. D	24. D	25. A	26. B	27. E
28. E	29. D	30. C	31. C	32. C	33. B	34. D	35. A	36. D
37. D	38. E	39. E	40. A	41. A	42. B	43. D	44. E	45. D
46. E	47. A	48. D	49. D	50. A	51. A	52. E	53. E	54. B
55. C	56. A	57. E	58. B	59. E	60. D	61. C	62. D	63. B
64. B	65. C	66. A						

专业知识

一、以下每一道题下面有A、B、C、D、E五个备选答案，请从中选择一个最佳答案，并在答题卡上将相应题号的相应字母所属的方框涂黑。

A1型题

1. 乙二胺四乙酸盐抗凝剂不适用于
   A. 血细胞形态学检测
   B. 红细胞计数
   C. 白细胞计数
   D. 血小板功能实验
   E. 血小板计数

2. ICSH建议CBC抗凝首选的抗凝剂是
   A. EDTA-K_2　B. EDTA
   C. EDTA-Na_2　D. 双草酸盐
   E. 枸橼酸盐

3. 肝素抗凝机制是加强
   A. 枸橼酸钠的作用
   B. 草酸盐的作用
   C. 抗凝血酶Ⅲ的作用
   D. EDTA的作用
   E. 纤溶酶的作用

4. 关于双草酸盐抗凝剂以下说法错误的是
   A. 草酸铵可使红细胞胀大
   B. 草酸钾可使红细胞缩小
   C. 不可用于血细胞比容及网织红细胞计数
   D. 不可用于凝血酶原时间测定
   E. 不适于血小板计数及白细胞分类计数

5. 葡萄糖、糖耐量检测专用真空采血管盖子的颜色为
   A. 红色　B. 紫色　C. 淡蓝色
   D. 灰色　E. 黄色

6. 瑞氏染色受pH影响，对瑞氏染色的正确叙述是
   A. 在偏碱性环境中染色偏红
   B. 在偏酸性环境中染色偏红
   C. 在偏碱性环境中易与伊红结合
   D. 在偏酸性环境中负电荷增多
   E. 在偏碱性环境中正电荷增多

7. 吉姆萨染色与瑞氏染色比较其优点为
   A. 对细胞质成分的着色能力较强
   B. 对细胞核、寄生虫着色较好
   C. 中性颗粒可获得很好的着色效果
   D. 吉姆萨染液即配即用
   E. 对细胞核的染色能力较差

8. 不适宜用枸橼酸钠作抗凝剂的是
   A. 血细胞形态观察
   B. 红细胞渗透脆性试验
   C. 凝血试验
   D. 红细胞沉降率试验
   E. 血液保养液

9. 异型淋巴细胞见于
   A. 传染性淋巴细胞增多症
   B. 细菌性感染
   C. 传染性单核细胞增多症
   D. 猩红热
   E. 寄生虫感染

10. 红细胞生理性增多的原因不包括
   A. 年龄与性别的差异
   B. 兴奋、恐惧
   C. 剧烈劳动
   D. 气压增高
   E. 妊娠中后期

11. 红细胞和血红蛋白减少的原因为
   A. 严重腹泻
   B. 大面积烧伤
   C. 肺源性心脏病
   D. 铁供应或吸收不足

E. 肾上腺皮质功能亢进

12. 造成急慢性红细胞丢失的原因包括
A. 严重呕吐　B. 消化性溃疡、痔疮
C. 多汗　D. 肺纤维化
E. 严重腹泻

13. 继发性红细胞增多的疾病包括
A. 先天性心血管疾病
B. 真性红细胞增多症
C. 慢性肾功能衰竭
D. 类风湿关节炎
E. 甲状腺功能亢进

14. 测定血红蛋白的准确度和精密度较差的方法是
A. 氰化高铁血红蛋白测定法
B. 叠氮高铁血红蛋白测定法
C. 十二烷基硫酸钠血红蛋白测定法
D. 碱羟血红蛋白测定法
E. 溴代十六烷基三甲胺血红蛋白测定法

15. 对红细胞内血红蛋白高色素性改变叙述正确的是
A. 红细胞呈淡红色，中央有生理性浅染区
B. 红细胞中央浅染区消失，整个红细胞染成红色
C. 红细胞生理性浅染区扩大，成为环形红细胞
D. 胞质内尚存有嗜碱性颗粒，红细胞染成灰红色或灰蓝色
E. 细胞着色不一

16. 外周血涂片中染色质小体增多常见于
A. 脾切除
B. 铅中毒
C. 增生性贫血
D. 溶血性贫血
E. 骨髓增生性疾病

17. 关于缺铁性贫血红细胞形态异常**错误**的叙述是
A. 小红细胞增多
B. 可见环形细胞
C. 低色素性贫血
D. 红细胞中央浅染区扩大
E. 平均红细胞血红蛋白含量增高

18. HCT 降低反映的主要疾病是
A. 严重腹泻
B. 大面积烧伤
C. 继发性红细胞增多
D. 再生障碍性贫血
E. 大量呕吐

19. RDW 正常，MCV 减低，可见于
A. 再生障碍性贫血
B. 单纯杂合子珠蛋白生成障碍性贫血（轻型）
C. 巨幼细胞贫血
D. 缺铁性贫血
E. 恶性贫血

20. WHO 推荐的普通光学显微镜检查网织红细胞活体染色的方法是
A. 吉姆萨染色　B. 新亚甲蓝染色
C. 瑞氏染色　D. 普鲁士蓝染色
E. 煌焦油蓝染色

21. 点彩红细胞经碱性亚甲基蓝染色后，其呈色为
A. 红细胞呈淡蓝绿色，颗粒呈深蓝色
B. 红细胞呈蓝绿色，颗粒呈淡蓝色
C. 红细胞呈粉红色，颗粒呈蓝黑色
D. 红细胞呈粉红色，颗粒呈深蓝色
E. 红细胞呈淡蓝绿色，颗粒呈蓝黑色

22. 用于魏氏法血沉检测的抗凝剂是
A. 3.8%枸橼酸钠
B. 肝素
C. EDTA-K_2
D. 双草酸盐
E. 109mmol/L 枸橼酸钠

23. 关于红细胞沉降率检测叙述**错误**的是
A. 红细胞数量减少时血沉加快
B. 血沉管倾斜 3°，沉降率减少 30%
C. 抗凝剂浓度增加使血沉减慢
D. 室温过高时血沉加快，室温过低时血沉减慢

E. 标本放置时间不应超过2h

24. RDW明显增高，红细胞峰右移，出现双峰，以100fl处峰为主，可见于
A. 小细胞低色素均一性贫血
B. 小细胞低色素不均一性贫血
C. 大细胞不均一性贫血
D. 红细胞不均一性贫血
E. 正红细胞性贫血

25. ABO血型系统中H物质存在最多的血型是
A. A型血　B. B型血　C. O型血
D. AB型血　E. A_1B型血

26. Rh血型抗原性最强的是
A. C抗原　B. E抗原　C. e抗原
D. D抗原　E. c抗原

27. 父母血型基因型为BB和OO，则其子女的血型只可能是
A. A型　B. B型
C. O型　D. AB型
E. B型或O型

28. 受检者红细胞与5种Rh抗血清均发生凝集，则其血型为
A. CCDee　B. CcDee　C. CcDEe
D. CCDEE　E. ccDEe

29. 用ACD液保存血液，血小板在4℃时明显破坏的保存时间是
A. 1天后　B. 2天后　C. 3天后
D. 4天后　E. 5天后

30. 血制品冷沉淀物不含有的成分是
A. 因子Ⅷ　B. vWF因子
C. 血小板　D. 纤维蛋白原
E. 凝血酶

31. NCCLS和CCCLS建议的关于尿比重测定的参考方法是
A. 折射计法　B. 尿比重计法
C. 称量法　D. 超声波法
E. 化学试带法

32. 尿渗量与溶解在尿中具有渗透作用的溶质颗粒的
A. 性质有关　B. 数量有关
C. 大小有关　D. 温度有关
E. 形态有关

33. 尿崩症患者24h尿量可多达
A. 5～15L　B. 15～35L
C. 0.5～15L　D. 0.5～1.5L
E. 2～5L

34. 由于输血后溶血导致急性肾功能不全，尿中可出现
A. 颗粒管型　B. 上皮管型
C. 肌红蛋白管型　D. 血红蛋白管型
E. 红细胞管型

35. 尿中出现红细胞管型多见于
A. 肾病综合征
B. 肾淀粉样变
C. 急性肾小球肾炎
D. 肾结核
E. 肾脓肿

36. 目前临床尿糖试带法检测时仅与哪种糖反应
A. 葡萄糖　B. 乳糖　C. 半乳糖
D. 果糖　E. 戊糖

37. 不属于磺基水杨酸法检测尿蛋白注意事项的是
A. 碱性尿中应于尿中加数滴冰乙酸
B. 调整尿液pH为5时测定
C. 含碘造影剂、大量青霉素可使反应呈假阳性
D. 应控制在1min内观察结果
E. 测定温度应控制在15～25℃

38. 试带法检测尿糖时，高浓度维生素C对结果可造成
A. 假阴性　B. 假阳性
C. 不影响　D. 影响同班氏法
E. 正干扰

39. 对酮体检测下列描述不正确的是

A. 标本应新鲜
B. 试验中阴性和阳性对照是获得可靠结果的重要保证
C. 陈旧性尿会出现假阳性
D. 室温保存,丙酮易丢失
E. 冷藏保存后的标本应恢复室温后再检测

40. 患者男性,21 岁。咽部不适 3 周,水肿、尿少 1 周,轻咳,无发热,自服诺氟沙星不好。近 1 周感双腿发胀,双眼睑水肿,晨起时明显,同时尿量减少,尿色较红。检查尿蛋白(++),RBC(+++),WBC 偶见。发病以来精神食欲可,轻度腰酸、乏力,无尿频、尿急、尿痛。该患者最可能的诊断为
A. 急性肾小球肾炎
B. 肾病综合征
C. 肾小管间质病变
D. 慢性肾小球肾炎
E. 尿路感染

41. 患者女性,42 岁。因乏力,尿频、尿急、尿痛到医院就诊。体检结果体温 38.7℃,右肾区叩痛明显,尿蛋白(++),白细胞(+++),红细胞(+),该患者最可能的诊断是
A. 尿道综合征　　B. 急性间质性肾炎
C. 急性肾盂肾炎　　D. 急性膀胱炎
E. 肾病综合征

42. 检测尿液肌红蛋白最敏感、特异的方法是
A. OBT 试验
B. 饱和硫酸铵法
C. 单克隆抗体免疫法
D. 免疫固定电泳法
E. 免疫比浊法

43. 尿白细胞、红细胞的确证试验为
A. 磺基水杨酸法
B. Harrison 法
C. 折射仪法
D. 葡萄糖氧化酶定量法
E. 尿沉渣显微镜镜检法

44. 用于估计肾脏浓缩功能的是
A. 尿红细胞　　B. 尿糖
C. 尿白细胞　　D. 尿比重
E. 尿酸碱度

45. 尿维生素 C 的检测方法是
A. 还原法
B. 重氮反应法
C. 葡萄糖氧化酶-过氧化物酶法
D. 酸碱指示剂法
E. 偶氮反应法

46. 尿比重的参比方法为
A. 磺基水杨酸法
B. Harrison 法
C. 折射仪法
D. 葡萄糖氧化酶定量法
E. 尿沉渣显微镜镜检法

47. 下列关于显微镜镜检说法正确的是
A. 尿液不需离心,检测细胞多、速度快
B. 可鉴别异常细胞、病理管型
C. 检测尿酮体
D. 对尿球蛋白的检测敏感
E. 可鉴别恶性淋巴肿瘤细胞

48. 正常粪便中可见
A. 白细胞　　B. 红细胞
C. 大吞噬细胞　　D. 上皮细胞
E. 浆细胞

49. 婴幼儿粪便呈现金黄色是由于含有
A. 粪胆红素　　B. 粪胆绿素
C. 粪胆素　　D. 粪胆原
E. 血红素

50. 钩虫病和过敏性肠炎时粪便中可见
A. 中性粒细胞　　B. 嗜酸性粒细胞
C. 嗜碱性粒细胞　　D. 浆细胞
E. 上皮细胞

51. 粪便中粪胆原含量降低见于
A. 蚕豆病
B. 珠蛋白生成障碍性贫血
C. 自身免疫性溶血性贫血
D. 梗阻性黄疸
E. 疟疾

52. 粪便中上皮细胞增多的疾病是
A. 消化道息肉　B. 肠道寄生虫感染
C. 溃疡性结肠炎　D. 伪膜性肠炎
E. 消化道肿瘤

53. 粪便中出现脂肪酸结晶多见于
A. 梗阻性黄疸　B. 溶血性黄疸
C. 过敏性肠炎　D. 霍乱
E. 副霍乱

54. 粪便中查见肌肉纤维,可见细胞核,提示
A. 腹泻
B. 肠蠕动亢进
C. 胰腺外分泌功能减退
D. 坏死性肠炎
E. 下消化道炎症

55. 属于粪便中真菌特点的是
A. 真菌孢子直径约为 10～15μm
B. 圆形
C. 无折光性
D. 革兰染色阳性
E. 多数无菌丝

56. 脑脊液检查的适应证是
A. 有脑膜刺激征者
B. 颅内高压者
C. 颅后窝占位性病变者
D. 休克者
E. 穿刺部位有化脓性感染者

57. 脑脊液检查的禁忌证是
A. 脱髓鞘疾病者
B. 可疑颅内出血者
C. 原因不明的剧烈头痛、昏迷者
D. 全身衰竭状态者
E. 原因不明的抽搐、瘫痪者

58. 化脓性脑膜炎脑脊液穿刺应于发病后
A. 即刻进行　B. 1～2 天进行
C. 3～5 天进行　D. 5～7 天进行
E. 1～3 周进行

59. 结核性脑膜炎脑脊液穿刺应于发病后
A. 即刻进行　B. 1～2 天进行
C. 3～5 天进行　D. 5～7 天进行
E. 1～3 周进行

60. 脑脊液呈绿色,提示可能存在
A. 溶血性链球菌引起的化脓性脑膜炎
B. 蛛网膜下腔出血
C. 急性肺炎双球菌性脑膜炎
D. 脊髓灰质炎
E. 轻型结核性脑膜炎

61. 脑脊液中淋巴细胞显著增高的是
A. 脑出血
B. 脑脓肿
C. 蛛网膜下腔出血
D. 化脓性脑膜炎
E. 脑外伤

62. 以下疾病诊断中,脑脊液实验室检查具有高特异性和高灵敏度的是
A. 病毒性脑膜炎　B. 细菌性脑膜炎
C. 脑膜恶性疾病　D. 颅内出血
E. 病毒性脑炎

63. 脑脊液葡萄糖含量大约为血糖的
A. 20%～30%　B. 30%～40%
C. 40%～60%　D. 60%～70%
E. 50%～80%

64. 属于漏出液的发生机制或原因的是
A. 淋巴回流受阻　B. 外伤
C. 微生物毒素刺激　D. 化学物质刺激
E. 缺氧

65. 浆膜腔积液中黏蛋白的等电点是
A. pH 3～5　B. pH 4～5
C. pH 5～6　D. pH 6～7
E. pH 7～8

66. 渗出液的比重常大于
A. 1.010　B. 1.015　C. 1.018
D. 1.020　E. 1.025

67. 属于渗出液特征的是
A. 清澈透明
B. 不易凝固

C. 比重<1.015
D. Rivalta 试验阳性
E. 蛋白质定量<25g/L

68. 浆膜腔积液中浆细胞增高见于
A. 膈下脓肿　　B. 结缔组织疾病
C. 化脓性积液　　D. 血管炎
E. 充血性心力衰竭

69. 浆膜腔积液中，淋巴细胞数量>200×10^6/L 见于
A. 穿刺损伤　　B. 肺栓塞
C. 创伤　　D. 结核性积液
E. 化脓性积液

70. 关节腔积液中度凝块形成可见于
A. 骨性关节炎　　B. 系统性红斑狼疮
C. 骨肿瘤　　D. 系统性硬化症
E. 类风湿关节炎

71. 关节腔积液淡黄色常见于
A. 胆固醇含量增高
B. 关节腔穿刺损伤时红细胞渗出
C. 慢性类风湿关节炎
D. 恶性肿瘤
E. 关节置换术后

72. 关节腔积液红色常见于
A. 痛风
B. 轻微炎症
C. 细菌感染性关节炎
D. 褐黄病
E. 关节置换术后

73. 卵磷脂小体数量减少或消失见于
A. 前列腺癌　　B. 前列腺肥大
C. 前列腺囊肿　　D. 前列腺炎
E. 前列腺畸形

74. 正常前列腺液中白细胞数量应
A. <3 个/HP　　B. <5 个/HP
C. <8 个/HP　　D. <10 个/HP
E. <15 个/HP

75. 真菌性阴道炎阴道分泌物外观呈
A. 脓性白带
B. 黄色泡沫状脓性白带
C. 豆腐渣样白带
D. 血性白带
E. 无色透明黏白带

76. WHO 推荐的唯一用于检测淋球菌的方法是
A. 涂片法
B. 培养法
C. 直接荧光抗体染色法
D. PCR 技术检测
E. ELISA 法

77. 下列选项中属于阴道清洁度Ⅲ度标准的是
A. 白细胞 0～5 个/HP
B. 白细胞 5～15 个/HP
C. 白细胞 10～20 个/HP
D. 白细胞 15～30 个/HP
E. 白细胞 20～35 个/HP

78. 属于诊断加德纳菌性阴道炎的实验室依据是
A. 线索细胞　　B. 闪光细胞
C. 移行上皮细胞　　D. 柱状上皮细胞
E. 小圆上皮细胞

79. 正常阴道分泌物 pH 为
A. 3.5～4.0　　B. 4.0～4.5
C. 4.5～5.0　　D. 5.0～5.5
E. 5.5～6.0

80. 黄色泡沫状脓性白带见于
A. 慢性宫颈炎　　B. 老年性阴道炎
C. 子宫内膜炎　　D. 宫颈积脓
E. 滴虫性阴道炎

81. 从痰液中发现夏科-莱登结晶时应考虑相关的疾病是
A. 肺炎　　B. 肺淤血　　C. 肺梗死
D. 肺出血　　E. 支气管哮喘

82. 戒指样细胞的形成属于
A. 吞噬异物　　B. 空泡变性
C. 癌细胞团　　D. 核变性

E. 细胞损伤

83. 积液内呈现异常分裂象的恶性病变的脱落细胞见于
A. 小细胞型未分化癌
B. 细胞畸形明显的鳞状细胞癌
C. 单个散在的鳞状细胞癌
D. 单个散在的腺癌
E. 成团的腺癌

84. 阴道涂片仅在哺乳期、闭经后，阴道高度糜烂或萎缩、创伤时可见的细胞是
A. 内底层细胞 B. 外底层细胞
C. 中层细胞 D. 表层细胞
E. 子宫内膜细胞

85. 最能反映雌激素水平的是
A. 底层细胞 B. 中层细胞
C. 表层细胞 D. 纤毛柱状细胞
E. 子宫内膜细胞

86. 适用于观察女性雌激素水平对阴道上皮细胞影响的染色是
A. HE 染色 B. 巴氏染色
C. 抗酸染色 D. 瑞-吉染色
E. 墨汁染色

87. 适用于痰液脱落细胞涂片的染色是
A. HE 染色 B. 巴氏染色
C. 抗酸染色 D. 瑞-吉染色
E. 墨汁染色

88. 脱落细胞检查常用的染色方法是
A. 革兰染色 B. 抗酸染色
C. 巴氏染色 D. 墨汁染色
E. 伊红染色

89. 具有增生能力的幼稚细胞(未分化)是
A. 储备细胞
B. 黏液柱状细胞
C. 纤毛柱状细胞
D. 不完全角化细胞
E. 完全角化细胞

90. 属于复层鳞状上皮细胞从底层到表层细胞形态的变化规律的是
A. 细胞体积从大到小
B. 胞核从小到大
C. 核染色质由粗糙到细致
D. 核质比由小到大
E. 胞质量由少到多

91. 精液标本采集前应禁欲
A. 1～3 天 B. 3～5 天
C. 5～7 天 D. 7～10 天
E. 15 天

92. 正常精液的 pH 应为
A. 6.5～7.2 B. 7.0～7.5
C. 7.2～7.8 D. 7.5～8.0
E. 8.0～8.5

93. 精液一次排精量为
A. 2～6ml B. 1～5ml
C. 0.5～3ml D. 2～4ml
E. 1～10ml

94. 与精子数量减低无关的因素是
A. 精索静脉曲张
B. 重金属损害
C. 炎症
D. 精囊缺如
E. 顶体酶活性降低

95. 精液液化异常是指液化时间超过
A. 20min B. 30min C. 40min
D. 50min E. 60min

96. WHO 建议的精子活动力 A 级特征为
A. 快速前进运动
B. 缓慢或呆滞的前向运动
C. 非前向运动
D. 旋转运动
E. 不运动

97. WHO 规定正常生育者在射精后 60min 内精子活动力 A+B 级精子的总和应
A. >20% B. >30% C. >40%
D. >50% E. >60%

98. 精浆果糖含量减低见于
A. 精索静脉曲张　B. 睾丸畸形　C. 精囊腺炎　D. 结核
E. 淋病

二、以下提供若干个案例，每个案例下设若干个考题，请根据各考题题干所提供的信息，在每题下面A、B、C、D、E五个备选答案中选择一个最佳答案，并在答题卡上将相应题号的相应字母所属的方框涂黑。

A3型题

（99～100题共用题干）

患者男性，17岁。发热，咽疼，咳嗽。检查体温39℃，咽部充血，颌下淋巴结肿大，外周血检查HB 110g/L，RBC 4.0×10^{12}/L，WBC 17.8×10^{9}/L，血涂片中性杆状核粒细胞增多，胞质内可见中毒颗粒。

99. 上述病例白细胞直方图变化显示
A. 小细胞区异常
B. 大细胞区增高，小细胞区明显减少
C. 小细胞区右侧及中间细胞区之间异常
D. 小细胞区减少，中间细胞区增高
E. 中间细胞区与大细胞区之间异常

100. 上述病例分析，该患者最可能诊断为
A. 病毒性感染
B. 一般细菌性感染
C. 化脓性感染
D. 传染性单核细胞增多症
E. 伤寒

（101～102题共用题干）

患者女性，36岁。因突然寒战、高热、腰痛、尿急、尿频、尿痛入院。既往无类似发作史。体检体温39.4℃，右侧肾区叩击痛，其他无异常。尿比重1.020，尿蛋白（＋），白细胞（＋＋＋），白细胞管型0～2/HP。

101. 该患者最可能的诊断是
A. 急性肾小球肾炎
B. 慢性肾小球肾炎
C. 急性肾盂肾炎
D. 慢性肾盂肾炎
E. 膀胱炎

102. 为进一步诊断，最简单、最迅速、阳性率又高的检查方法为
A. 尿培养
B. 确定尿中细菌的血清型
C. 尿沉渣涂片革兰染色镜检
D. 肾功能生化检查
E. 亚硝酸盐还原试验

（103～105题共用题干）

患儿男性，9岁。水肿、血尿10天，进行性少尿8天。患儿10天前晨起发现双眼睑水肿，尿色发红。自8天前尿量进行性减少，查体T 36.9℃，R 24次/分，BP 145/80mmHg，发育正常，营养中等，重病容，精神差，眼睑水肿，结膜稍苍白，巩膜无黄染。尿蛋白（＋＋），镜检白细胞2～5/HP，红细胞8～10/HP，补体C3 0.48g/L，抗ASO 800IU/L。

103. “少尿”是指24小时尿量少于
A. 100ml　B. 150ml　C. 200ml
D. 300ml　E. 400ml

104. 该患者尿中可见
A. 蜡样管型　B. 结晶管型
C. 真菌管型　D. 宽大管型
E. 红细胞管型

105. 最可能的诊断是
A. 急性肾小球肾炎
B. 肾病综合征
C. 肾小管间质病变
D. 肾出血
E. 病毒性肾炎

（106～107题共用题干）

某患者精液检查结果显示，液化时间正常，pH 7.5，精子活动力减低，精子数量减低，畸形精子数量增加。

106. 导致该精液异常的病理原因最有可能的是
A. 精囊腺炎　B. 前列腺癌
C. 附睾炎　D. 精索静脉曲张

E. 前列腺肥大

107. 畸形精子最可能表现的主要类型是

A. 头部和体部的肿胀或缺陷

B. 头 、体、尾部缺陷

C. 体部和尾部的肿胀或缺陷

D. 头部和尾部的肿胀或缺陷

E. 尾部缺陷

(108～109 题共用题干)

细胞小而皱缩变形，胞质染成深红色，细胞核染色质致密着深蓝色，细胞核可溶解成淡染的核阴影。

108. 符合该形态特征的是

A. 内底层细胞　B. 外底层细胞

C. 中层细胞　D. 肿胀性退变

E. 固缩性退变

109. 符合上述形态特征的细胞更可能来源于

A. 基底层细胞

B. 中层细胞

C. 表层细胞

D. 纤毛柱状上皮细胞

E. 黏液柱状上皮细胞

三、以下提供若干组考题，每组考题共同在考题前列出 A、B、C、D、E 五个备选答案，请从中选择一个与考题关系最密切的答案，并在答题卡上将相应题号的相应字母所属的方框涂黑。每个备选答案可能被选择一次、多次或不被选择。

B 型题

(110～111 题共用备选答案)

A. 染色质小体

B. 有核红细胞

C. 点彩红细胞

D. 裂红细胞

E. 球形红细胞

110. 铅中毒患者其外周血中可见有

111. DIC 患者血涂片中可见到大量

(112～114 题共用备选答案)

A. 变态反应性疾病

B. 罕见的白血病

C. 病毒性感染

D. 放射线照射

E. 疟原虫感染疾病

112. 淋巴细胞增高常见于

113. 单核细胞增高常见于

114. 嗜酸性粒细胞增高常见于

(115～118 题共用备选答案)

A. 晨尿

B. 随机尿

C. 3 小时尿

D. 餐后尿

E. 24 小时尿

115. 利于病理性糖尿和蛋白尿的检出

116. 多用于住院患者尿液的筛检试验

117. 适用于门诊、急诊患者的尿液筛检试验

118. 测定 17-OHCS 和 17-KGS 应采集

(119～120 题共用备选答案)

A. 血中结合胆红素和未结合胆红素均增高，尿胆原正常或升高，尿胆红素阳性

B. 血中结合胆红素正常，未结合胆红素增高，尿胆原正常或升高，尿胆红素阳性

C. 血中结合胆红素高度增加，未结合胆红素正常或轻度增加，尿胆原减少，尿胆红素强阳性

D. 血中结合胆红素轻度增加，未结合胆红素明显增高，尿胆原升高，尿胆红素阴性

E. 血中结合胆红素增加，未结合胆红素正常，尿胆原升高，尿胆红素阴性

119. 溶血性黄疸时，何种结果是正确的

120. 肝细胞性黄疸时，何种结果是正确的

(121～123 题共用备选答案)

A. 采用酸碱指示剂法

B. 采用亚硝基铁氰化钠法

C. 采用硝酸盐还原法

D. 采用血红蛋白类过氧化物酶法

E. 采用偶氮反应法

121. 尿液分析仪检测尿 pH
122. 尿液分析仪检测尿 BLD
123. 尿液分析仪检测尿 NIT

(124～128 题共用备选答案)

A. 黑色
B. 白色
C. 棕色
D. 绿色
E. 红色

124. 铜绿假单胞菌感染时，浆膜腔积液的颜色是
125. 曲霉菌感染时，浆膜腔积液的颜色是
126. 化脓性感染时，浆膜腔积液的颜色是
127. 穿刺损伤、结核时，浆膜腔积液的颜色是
128. 阿米巴脓肿破溃进入胸腔或腹腔时，浆膜腔积液的颜色是

(129～133 题共用备选答案)

A. 中性粒细胞
B. 淋巴细胞
C. 浆细胞
D. 嗜酸性粒细胞
E. 含铁血黄素细胞

129. 真菌和寄生虫感染时的浆膜腔积液中可见
130. 陈旧性血性积液可见
131. 化脓性积液可见
132. 多发性骨髓瘤浸润浆膜时的积液中可见
133. 膈下脓肿时的积液中可见

(134～138 题共用备选答案)

A. 鲜红色
B. 暗红色
C. 白色或灰白色
D. 绿色
E. 黑色或柏油色

134. 肠道梗阻时的粪便颜色为
135. 上消化道出血时的粪便颜色为
136. 直肠癌时的粪便颜色为
137. 服用铁剂时的粪便颜色为
138. 阿米巴痢疾时的粪便颜色为

(139～142 题共用备选答案)

A. 动物性食品
B. 胃肠道生理性失血(<2ml/24h)
C. 服用大量维生素 E
D. 服用大量维生素 C
E. 后带现象

139. 可导致化学法隐血试验假阴性的是
140. 可导致化学法隐血试验假阳性的是
141. 可导致免疫法隐血试验假阴性的是
142. 可导致免疫法隐血试验假阳性的是

(143～146 题共用备选答案)

A. 脑膜黑色素肉瘤
B. 铜绿假单胞菌性脑膜炎
C. 溶血性链球菌引起的化脓性脑膜炎
D. 黄疸
E. 蛛网膜下腔出血

143. 脑脊液呈红色提示可能存在
144. 脑脊液呈绿色提示可能存在
145. 脑脊液呈褐色提示可能存在
146. 脑脊液呈白色提示可能存在

(147～149 题共用备选答案)

A. 寄生虫感染
B. 胶原疾病
C. 化脓性关节炎
D. 病毒性关节炎
E. 关节造影术后

147. 关节腔积液中的中性粒细胞增高见于
148. 关节腔积液中的淋巴细胞增高见于
149. 关节腔积液中的单核细胞增高见于

(150～152 题共用备选答案)

A. 精浆果糖含量减低
B. 精浆 α-葡萄糖苷酶活性降低
C. 精子顶体酶活性降低
D. 精浆锌含量降低
E. 精浆酸性磷酸酶活性降低

150. 前列腺炎时
151. 精囊炎和雄性激素分泌不足时
152. 阻塞性无精子症时

参考答案

1. D	2. A	3. C	4. C	5. D	6. B	7. B	8. B	9. C
10. E	11. D	12. B	13. A	14. E	15. B	16. A	17. E	18. D
19. B	20. B	21. A	22. E	23. B	24. C	25. C	26. D	27. B
28. C	29. A	30. C	31. A	32. B	33. A	34. D	35. C	36. A
37. E	38. A	39. C	40. A	41. C	42. C	43. E	44. D	45. A
46. C	47. B	48. A	49. A	50. B	51. D	52. D	53. A	54. C
55. D	56. A	57. D	58. B	59. E	60. C	61. B	62. B	63. E
64. A	65. A	66. C	67. D	68. E	69. D	70. E	71. B	72. E
73. D	74. D	75. C	76. B	77. D	78. A	79. B	80. E	81. E
82. B	83. D	84. A	85. C	86. B	87. A	88. C	89. A	90. E
91. B	92. C	93. A	94. E	95. E	96. A	97. D	98. C	99. B
100. C	101. C	102. C	103. E	104. E	105. A	106. D	107. A	108. E
109. C	110. C	111. D	112. C	113. E	114. A	115. D	116. A	117. B
118. E	119. D	120. A	121. A	122. D	123. C	124. D	125. A	126. B
127. E	128. C	129. D	130. E	131. A	132. C	133. A	134. C	135. E
136. A	137. E	138. B	139. D	140. A	141. E	142. B	143. E	144. B
145. A	146. C	147. C	148. B	149. D	150. E	151. A	152. B	

专业实践能力

一、以下每一道题下面有 A、B、C、D、E 五个备选答案，请从中选择一个最佳答案，并在答题卡上将相应题号的相应字母所属的方框涂黑。

A1 型题

1. 在静脉采血时，正确的操作是
   A. 选择容易固定、明显可见的股静脉
   B. 用 50g/L 碘酊棉签消毒
   C. 穿刺时，针头与皮肤成 70°角
   D. 采用抗凝管时，需轻轻混匀
   E. 采血后，快速将血注入试管

2. 手工推片时，推片与载玻片应保持夹角为
   A. 10°～20°　　B. 20°～30°
   C. 30°～45°　　D. 25°～30°
   E. 25°～35°

3. 存放 HiCN 转化液的容器应为
   A. 无色玻璃瓶　　B. 白色塑料容器
   C. 无色有机玻璃瓶　　D. 棕色玻璃瓶
   E. 棕色塑料容器

4. 红细胞直径<6.0μm，符合的贫血类型是
   A. 溶血性贫血　　B. 再生障碍性贫血
   C. 缺铁性贫血　　D. 恶性贫血
   E. 失血性贫血

5. 以下符合大红细胞贫血特征的疾病是
   A. 巨幼细胞贫血
   B. 严重的增生性贫血
   C. 珠蛋白生成障碍性贫血
   D. 缺铁性贫血
   E. 再生障碍性贫血

6. 珠蛋白生成障碍性贫血患者外周血中可见到的异常红细胞是
   A. 球形红细胞　　B. 棘红细胞

C. 靶形红细胞 D. 镰形红细胞
E. 口形红细胞

7. 外周血涂片中裂红细胞增多常见的疾病是
A. 溶血性贫血
B. 弥散性血管内凝血
C. 再生障碍性贫血
D. HBs 病
E. 恶性贫血

8. 铅中毒患者外周血中可见到的异常红细胞是
A. 小红细胞
B. 有核红细胞
C. 嗜碱性点彩红细胞
D. 嗜多色性红细胞
E. 新月形红细胞

9. 患者男性，55 岁，测红细胞平均指数结果为 MCV 70fl；MCH 21pg；MCHC 256g/L，该患者最可能的疾病是
A. 再生障碍性贫血 B. 溶血性贫血
C. 缺铁性贫血 D. 急性失血性贫血
E. 大细胞性贫血

10. 一下消化道慢性失血患者，外周血象显示，白细胞 6.7×10^9/L，红细胞 4.69×10^{12}/L，血红蛋白含量 76g/L，血小板 415×10^9/L，血涂片显示红细胞形态呈环形，且大小不等，该患者的 MCV 和 RDW 的变化特点应是
A. RDW 正常，MCV 正常
B. RDW 正常，MCV 增高
C. RDW 增高，MCV 增高
D. RDW 增高，MCV 减低
E. RDW 正常，MCV 减低

11. 患者女性，46 岁，头晕乏力，贫血貌，外周血检查结果外周血涂片红细胞以小细胞为主，中央淡染区扩大。RBC 3.83×10^{12}/L，HB 92g/L，HCT 0.29，MCV 76 fl，MCH 24pg，MCHC 315g/L，RDW 19.5%，便常规检查有虫卵。其初步诊断为
A. 慢性感染性贫血
B. 珠蛋白生成障碍性贫血
C. 钩虫感染所致缺铁性贫血
D. 维生素 B_{12} 缺乏引起的贫血
E. 慢性肝肾疾病性贫血

12. MCV 正常，RDW 增高，可见于
A. 单纯杂合子珠蛋白生成障碍性贫血
B. β-珠蛋白生成障碍性贫血
C. 铁粒幼细胞贫血
D. 骨髓增生异常综合征
E. 巨幼细胞贫血

13. 外周血检查中网织红细胞明显增高，最可能诊断的疾病是
A. 再生障碍性贫血
B. 急性溶血性贫血
C. 缺铁性贫血
D. 巨幼细胞贫血
E. 慢性病贫血

14. 采用新亚甲蓝染色观察网织红细胞，其染色温度应控制在
A. 18℃ B. 25℃ C. 30℃
D. 37℃ E. 40℃

15. 网织红细胞的形态描述中除含 2 个以上深染颗粒外还包括
A. 核周淡染
B. 红细胞边缘存在伪足
C. 有线网状结构
D. 特异性颗粒
E. 血红蛋白嗜多色

16. 可导致红细胞沉降率加快的疾病是
A. 真性红细胞增多症
B. 心肌梗死
C. DIC 消耗性低凝血期
D. 继发性纤溶期
E. 镰状细胞贫血

17. 核左移见于
A. 营养性巨幼细胞贫血
B. 恶性贫血
C. 急性中毒
D. 应用抗代谢药物，如阿糖胞苷
E. 炎症恢复期

18. 外周血白细胞计数为 $1.50\times10^9/L$，显微镜染色分类中查见每 100 个白细胞中有 20 个有核红细胞，通过校正公式计算，白细胞计数应为
A. $1.80\times10^9/L$ B. $1.35\times10^9/L$
C. $1.30\times10^9/L$ D. $1.25\times10^9/L$
E. $1.20\times10^9/L$

19. 与系统性红斑狼疮诊断有关的血液学指标和形态是
A. 豪焦小体 B. 裂红细胞
C. 血小板 D. 泪滴形红细胞
E. 卡波环

20. 属于中性粒细胞毒性变化的形态是
A. 棒状小体
B. Russell 小体
C. Dohle 体
D. Mott 细胞
E. Chediak-Higashi 畸形

21. 下列疾病中性粒细胞显著增多的是
A. 伤寒
B. 副伤寒
C. 再生障碍性贫血
D. 急性链球菌感染
E. 过敏性休克

22. 经瑞氏染色后，关于白细胞胞质内颗粒描述正确的是
A. 中性粒细胞胞质中细小均匀的颗粒被染成红色
B. 嗜碱性粒细胞胞质内有粗大、均匀的橘红色颗粒
C. 嗜酸性粒细胞胞质中有大小不均的蓝黑色颗粒
D. 单核细胞胞质内有细小的灰尘样的紫红色颗粒
E. 小淋巴细胞胞质内有较多的嗜天青颗粒

23. 关于血液细胞染色的各项叙述中正确的是
A. 瑞氏染色液固定血细胞时间一般为 20min 左右
B. 瑞氏染色结果偏红，多见于缓冲液的 pH 偏碱性
C. 吉姆萨染色法对细胞核着色较好
D. 血涂片染色时，常用的缓冲液 pH 为 7.0～7.2
E. pH 为 6.4 的缓冲液可使瑞氏染色结果偏蓝

24. 外周血中存在双相红细胞可导致
A. Ret 增高 B. RDW 增高
C. MCH 增高 D. MCHC 增高
E. Hct 增高

25. 血小板数量减少，血小板平均体积增高，可能的原因是
A. 外周血中血小板活化
B. 外周血中血小板破坏增多
C. 外周血中血小板聚集
D. 骨髓血小板生成受抑
E. 骨髓巨核细胞缺如

26. Rh 血型不合所引起的新生儿溶血病，导致该疾病的抗体是
A. 抗 E B. 抗 e C. 抗 D
D. 抗 C E. 抗 c

27. “大量输血”是指一次连续输血量超过
A. 400ml B. 600ml C. 800ml
D. 1000ml E. 2000ml

28. 为了补充血浆胶体渗透压，应选用的血制品是
A. 浓缩粒细胞 B. 全血
C. 白蛋白 D. 浓缩红细胞
E. 冰冻血浆

29. 红细胞输注适用于
A. 肺水肿 B. 心功能不全
C. 妊娠期 D. 慢性贫血
E. 重症感染

30. 尿液标本采集后，一般应完成检查的时间为
A. 1h B. 2h C. 3h
D. 4h E. 24h

31. 低比重尿见于
A. 急性肾小球肾炎　B. 高热
C. 急性肾衰少尿期　D. 脱水
E. 慢性肾功能衰竭

32. 引起肾后性少尿的原因主要是
A. 肾血流量不足　B. 严重感染
C. 失血过多　D. 尿路梗阻
E. 急性肾小球肾炎

33. 显微镜下见一无色半透明圆柱体，两边平行，两端钝圆，略有弯曲，附有少量颗粒和少数白细胞。该物质为
A. 类圆柱体　B. 假管型
C. 白细胞管型　D. 透明管型
E. 颗粒管型

34. 低渗尿中多见
A. 影红细胞　B. 新月形红细胞
C. 大红细胞　D. 皱缩红细胞
E. 棘形红细胞

35. 尿试带法检测尿液中的白细胞酯酶主要来源于
A. 单核细胞　B. 淋巴细胞
C. 中性粒细胞　D. 嗜酸性粒细胞
E. 嗜碱性粒细胞

36. Benedict 法检测尿糖时，应注意
A. 陈旧标本不影响结果
B. 先煮沸尿液
C. 漂白粉导致假阴性
D. 次亚氯酸导致假阳性
E. 维生素 C 导致假阴性

37. 关于试带法检测尿血红蛋白叙述正确的是
A. 结果的深浅与尿中血红蛋白浓度呈负相关
B. 在高蛋白、高比重的尿液中，试带灵敏度降低
C. 尿液被氧化剂污染结果呈假阴性
D. 甲醛可使结果呈假阳性
E. 含大量维生素 C 时，结果呈假阳性

38. 检测本周蛋白的各种方法中，要求标本新鲜的是
A. 热沉淀-溶解法
B. 对甲苯磺酸法
C. 免疫速率散射浊度法
D. 免疫固定电泳
E. 免疫电泳法

39. Rothera 法检测尿酮体的阳性反应呈
A. 蓝色　B. 红色　C. 紫色
D. 绿色　E. 棕色

40. 对 Benedict 法测定尿糖正确的方法学评价是
A. 该法只与葡萄糖反应
B. 采用重氮偶联反应原理
C. 标本试剂混合后，煮沸并观察结果
D. 尿中存在乳糖可呈阳性
E. 细菌繁殖可造成假阳性结果

41. 提示可能存在妊娠滋养细胞肿瘤是在葡萄胎清除后的
A. 60～70 天后　B. 3～5 周后
C. 5～8 周后　D. 8～11 周后
E. 12～16 周后

42. 不属于尿液检查的是
A. Ehrlich 试验
B. Rothera 试验
C. Benedict 试验
D. Pandy 试验
E. Addis 试验

43. 存在操作烦琐，核素污染缺点的 HCG 试验是
A. 单克隆抗体胶体金试验
B. 放射免疫试验
C. 电化学发光免疫法
D. 酶联免疫吸附剂试验
E. 血凝抑制试验

44. 用于泌尿道感染诊断的是
A. 尿红细胞　B. 尿糖
C. 尿白细胞　D. 尿比重
E. 尿酸碱度

45. 粪便标本采集后至检验完毕应在
A. 0.5h 内　B. 1h 内
C. 2h 内　D. 4h 内
E. 24h 内

46. 粪便涂片中可见到
A. 血吸虫　B. 疟原虫
C. 蓝氏贾第鞭毛虫　D. 肺吸虫
E. 肝吸虫

47. 检查胆石、胰石、寄生虫体及虫卵计数时应收集
A. 1h 内标本　B. 2h 内标本
C. 4h 内标本　D. 24h 内标本
E. 72h 内标本

48. 邻联甲苯胺法隐血试验
A. 灵敏度高，易出现假阳性
B. 灵敏度高，易出现假阴性
C. 灵敏度低，易出现假阳性
D. 灵敏度低，易出现假阴性
E. 试剂不够稳定，淘汰

49. 稀糊状或稀汁样便见于
A. 痉挛性便秘　B. 肠易激综合征
C. 消化不良　D. 细菌性痢疾
E. 急性胃肠炎

50. 化学法检测粪便隐血试验可导致假阳性的是
A. 动物性食品
B. 血红蛋白被消化酶分解
C. 服用大量维生素 C
D. 血红蛋白被细菌降解
E. 血液在肠道中停留过久

51. 肠道原虫是
A. 姜片虫　B. 隐孢子虫
C. 肝吸虫　D. 鞭虫
E. 钩虫

52. 脂肪排泄增多时，粪便标本镜检脂肪小滴应
A. >3 个/HPF　B. >4 个/HPF
C. >5 个/HPF　D. >6 个/HPF
E. >7 个/HPF

53. 属于蓝氏贾第鞭毛虫特点的是
A. 前端尖细
B. 后端钝圆
C. 腹部隆起
D. 腹部前半部有吸盘
E. 腹部后半部有吸盘

54. 在粪便中不能检出嗜酸性粒细胞的疾病是
A. 钩虫病　B. 阿米巴痢疾
C. 肠道寄生虫感染　D. 过敏性肠炎
E. 溃疡性结肠炎

55. 糖五管试验是用于检测
A. 胸腔积液标本
B. 腹腔积液标本
C. 脑脊液标本
D. 关节腔积液标本
E. 后穹隆穿刺液标本

56. 怀疑为结核性脑膜炎，可采用
A. 抗酸染色　B. 墨汁染色
C. 煌焦油蓝染色　D. 巴氏染色
E. 瑞氏染色

57. 化脓性脑膜炎脑脊液标本可呈
A. 红色　B. 黄色
C. 白色　D. 绿色
E. 褐色

58. 穿刺损伤性脑脊液可呈
A. 轻微的红色混浊　B. 黄色混浊
C. 褐色混浊　D. 毛玻璃样混浊
E. 深红色混浊

59. 脑脊液新鲜性出血的特点是
A. 外观清晰、透明
B. 不易凝
C. 红细胞皱缩
D. 上清液 OB 试验阳性
E. 白细胞不增高

60. 脑脊液白细胞轻度增高的水平是
A. $(1\sim5)\times10^6$/L

B. $(5\sim10)\times10^6/L$
C. $(10\sim20)\times10^6/L$
D. $(10\sim30)\times10^6/L$
E. $(10\sim50)\times10^6/L$

61. 成人脑脊液白细胞参考值是
A. $(0\sim1)\times10^6/L$
B. $(0\sim3)\times10^6/L$
C. $(0\sim5)\times10^6/L$
D. $(0\sim7)\times10^6/L$
E. $(0\sim8)\times10^6/L$

62. 脑脊液外观呈透明或微混见于
A. 隐球菌性脑膜炎
B. 化脓性脑膜炎
C. 结核性脑膜炎
D. 脑出血
E. 蛛网膜下腔出血

63. 在脑脊液中查找新型隐球菌采用
A. 革兰染色　B. 瑞氏染色
C. 抗酸染色　D. 墨汁染色
E. HE染色

64. 属于脑脊液检查常规项目的是
A. 革兰染色　B. 细菌培养
C. 蛋白质测定　D. 细胞学检查
E. 真菌抗原检测

65. 脑脊液中葡萄糖增高见于
A. 脑寄生虫病　B. 神经梅毒
C. 病毒性脑膜炎　D. 真菌性脑膜炎
E. 脑肿瘤

66. 浆膜腔液理学检查应留取的标本量为
A. 1ml　B. 2ml　C. 3ml
D. 4ml　E. 5ml

67. 浆膜腔液理学检查和细胞学检查宜采用的抗凝剂是
A. 肝素锂　B. 肝素钠　C. 草酸铵
D. 枸橼酸钠　E. $EDTA-Na_2$

68. 正常的浆膜腔液颜色应为
A. 淡黄色　B. 深黄色　C. 红色
D. 白色　E. 绿色

69. 曲霉菌感染所致的浆膜腔积液应为
A. 白色　B. 红色　C. 棕色
D. 绿色　E. 黑色

70. 前列腺液外观为
A. 较稀薄、不透明的淡乳白色液体
B. 较稀薄、透明的无色液体
C. 较稀薄、混浊的黄色液体
D. 较浓稠、不透明的淡乳白色液体
E. 较浓稠、混浊的白色液体

71. 下列选项中不是淋球菌的检测方法的是
A. 涂片法
B. 培养法
C. 直接免疫抗体染色法
D. PCR法
E. ELISA法

72. 阿米巴肺脓肿、肺吸虫病痰液为
A. 黄色　B. 红色　C. 铁锈色
D. 棕褐色　E. 灰色

73. 肺结核患者痰液中可见增多的细胞是
A. 红细胞　B. 中性粒细胞
C. 上皮细胞　D. 淋巴细胞
E. 巨噬细胞

74. 不是肺结核时痰液特征的是
A. 颜色为棕红色
B. 黏液脓性
C. 有干酪样小块
D. 镜下淋巴细胞增多
E. 静置后分四层

75. 痰液标本采集与处理时下列选项中正确的是
A. 理学检验以清晨第二口痰为最适宜
B. 细胞学检验以下午留痰最好
C. 做漂浮或浓集结核杆菌检验时应采集12～24小时痰液为宜
D. 测定2小时痰量可加少量苯酚防腐
E. 用过的容器可直接处理

76. 常被作为同一涂片中测量其他细胞大小的“标尺”的是
A. 中性粒细胞　B. 淋巴细胞
C. 嗜酸性粒细胞　D. 浆细胞
E. 红细胞

77. 精子计数采用
A. Miller 窥盘　B. 血细胞计数板
C. 尿沉渣计数板　D. 载玻片
E. 血细胞分析仪

二、以下提供若干个案例，每个案例下设若干个考题，请根据各考题题干所提供的信息，在每题下面 A、B、C、D、E 五个备选答案中选择一个最佳答案，并在答题卡上将相应题号的相应字母所属的方框涂黑。

A3 型题

（78～79 题共用题干）

患者女性，32 岁。以尿频、尿急、尿痛就诊，体温 36.8℃，无肾区叩击痛。血常规检查白细胞 $12\times10^9/L$，分类中性粒细胞 76%，尿蛋白(+)。临床初步诊断为肾盂肾炎。

78. 为进一步明确诊断，简单、迅速的实验室检查为
A. 肾功能生化检查
B. 尿沉渣显微镜检查
C. 肾活检
D. 肾盂造影
E. 膀胱镜检查

79. 尿沉渣检查可能的结果是
A. 出现蜡样管型
B. 尿中出现大量白细胞管型
C. 尿中出现红细胞管型
D. 出现大量磺胺结晶
E. 尿沉渣检查阴性

（80～81 题共用题干）

患者男性，25 岁。患慢性肾炎 10 年，于 1 个月前行肾移植手术，40 天时发生急性排斥反应。

80. 肾移植后出现急性排斥反应，尿蛋白种类是
A. 清蛋白　B. 免疫球蛋白
C. α_1-M 和 β_2-M　D. 本周蛋白
E. 转铁蛋白

81. 尿中可见的白细胞主要是
A. 淋巴细胞
B. 中性粒细胞
C. 单核细胞
D. 嗜酸性粒细胞
E. 嗜碱性粒细胞

（82～84 题共用题干）

脑脊液标本外观显示无色，微混；Pandy 试验阳性，葡萄糖含量降低，氯化物减少；细胞计数中度增高，以淋巴细胞为主。

82. 此患者最可能的临床诊断是
A. 化脓性脑膜炎
B. 结核性脑膜炎
C. 病毒性脑膜炎
D. 隐球菌性脑膜炎
E. 蛛网膜下腔出血

83. 该脑脊液标本中最可能检出的病原体是
A. 肺炎链球菌　B. 葡萄球菌
C. 结核杆菌　D. 脑膜炎奈瑟菌
E. 新型隐球菌

84. 该脑脊液标本适合采用的病原体检查方法是
A. 革兰染色　B. 碱性亚甲蓝染色
C. 墨汁染色　D. 抗酸染色
E. 细菌培养

（85～86 题共用题干）

粪便呈黑色或褐色，质软有光泽，柏油样。

85. 对上述特征的粪便标本适宜检查
A. 细胞成分　B. 食物残渣
C. 结晶成分　D. 寄生虫卵
E. 隐血试验

86. 可导致具有上述特征粪便标本的疾病是
A. 细菌性痢疾　B. 急性胃肠炎
C. 上消化道出血　D. 下消化道出血
E. 霍乱

三、以下提供若干组考题，每组考题共同在考题前列出 A、B、C、D、E 五个备选答案。请从中选择一个与考题关系最密切的答案，并在答题卡上将相应题号的相应字母所属的方框涂黑。每个备选答案可能被选择一次、多次或不被选择。

B 型题

（87～89 题共用备选答案）

	MCV	MCH	MCHC
A.	80～100fl	27～34pg	320～360g/L
B.	<80fl	<27pg	<320g/L
C.	<80fl	<27pg	320～360g/L
D.	>100fl	>34pg	<320g/L
E.	>100fl	>34pg	320～360g/L

87. 再生障碍性贫血患者红细胞平均指数为
88. 慢性失血性患者红细胞平均指数为
89. 重症珠蛋白生成障碍性贫血患者红细胞指数为

（90～91 题共用备选答案）

A. 急性溶血
B. 类白血病
C. 再生障碍性贫血
D. 恶性贫血
E. 营养性巨幼细胞贫血

90. 再生性核左移常见于
91. 退行性核左移常见于

（92～94 题共用备选答案）

A. 甲醛
B. 甲苯
C. 浓盐酸
D. 麝香草酚
E. 碳酸钠

92. 定量测定 17-羟、17-酮时选用的防腐剂是
93. 常用于卟啉尿的保存时选用的防腐剂是
94. 用于艾迪计数时选用的防腐剂是

（95～97 题共用备选答案）

A. 尿胆红素
B. 尿乙酰乙酸和酮体
C. 尿糖
D. 尿潜血
E. 尿胆原

95. Benedict 试验是检测
96. Rothera 试验是检测
97. Ehrlich 试验是检测

（98～100 题共用备选答案）

A. 嗜酸性粒细胞
B. 淋巴细胞
C. 吞噬细胞
D. 上皮细胞
E. 间皮细胞

98. 细菌性痢疾时，粪便中可见
99. 伪膜性肠炎时，粪便中可见
100. 钩虫病时，粪便中可见

（101～104 题共用备选答案）

A. 脂肪小滴
B. 淀粉颗粒
C. 肌肉纤维
D. 结缔组织
E. 植物纤维

101. 胃蛋白酶缺乏时，粪便中可见
102. 梗阻性黄疸时，粪便中可见
103. 肠蠕动亢进时，粪便中可见
104. 慢性胰腺炎时，粪便中可见

（105～107 题共用备选答案）

A. 夏科-莱登结晶
B. 草酸钙结晶
C. 磷酸钙结晶
D. 血红素结晶
E. 脂肪酸结晶

105. 梗阻性黄疸时，粪便中可见
106. 阿米巴痢疾时，粪便中可见
107. 胃肠道出血后，粪便中可见

（108～110 题共用备选答案）

A. 高速不规则运动
B. 快速前向运动
C. 慢或呆滞的前向运动

D. 非前向运动
E. 不运动

108. 精子活力Ⅲ级是指精子呈
109. 精子活力Ⅰ级是指精子呈
110. 精子活力0级是指精子呈

参考答案

1. D	2. D	3. D	4. C	5. A	6. C	7. B	8. C	9. C
10. D	11. C	12. C	13. B	14. D	15. C	16. B	17. C	18. D
19. C	20. C	21. D	22. D	23. C	24. B	25. B	26. C	27. E
28. C	29. D	30. B	31. E	32. D	33. D	34. A	35. C	36. C
37. B	38. A	39. C	40. D	41. E	42. D	43. B	44. C	45. B
46. C	47. D	48. A	49. E	50. A	51. B	52. D	53. D	54. E
55. C	56. A	57. C	58. A	59. E	60. E	61. E	62. A	63. D
64. C	65. C	66. B	67. E	68. A	69. E	70. A	71. E	72. D
73. D	74. E	75. C	76. B	77. B	78. A	79. B	80. C	81. E
82. D	83. E	84. C	85. E	86. C	87. A	88. B	89. C	90. A
91. C	92. C	93. E	94. A	95. C	96. B	97. E	98. C	99. D
100. A	101. D	102. A	103. C	104. A	105. E	106. A	107. D	108. B
109. D	110. E							

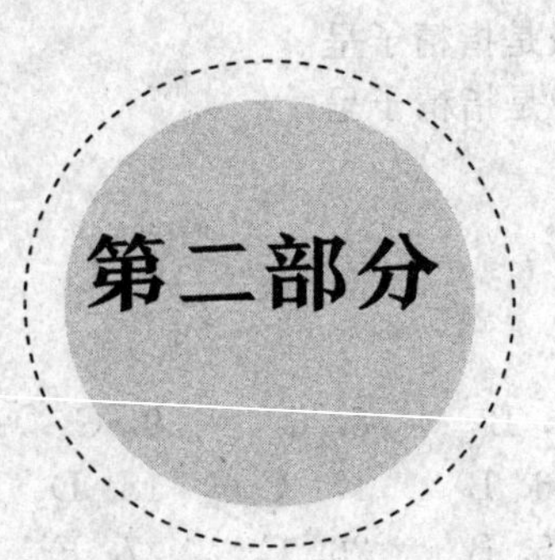

临床血液学检验

基础知识

一、以下每一道题下面有 A、B、C、D、E 五个备选答案，请从中选择一个最佳答案，并在答题卡上将相应题号的相应字母所属的方框涂黑。

A1 型题

1. 在血液学中，研究细胞来源、增殖、分化和功能的是
   A. 血液生化学　　B. 血液免疫学
   C. 血细胞生理学　　D. 遗传血液学
   E. 实验血液学

2. 在血液学中，研究血细胞组成、结构、代谢和血浆成分的是
   A. 血液生化学　　B. 血液免疫学
   C. 血细胞生理学　　D. 遗传血液学
   E. 实验血液学

3. 在血液学中，研究血细胞免疫和体液免疫的是
   A. 血液生化学　　B. 血液免疫学
   C. 血细胞生理学　　D. 遗传血液学
   E. 实验血液学

4. 在血液学中，研究血液病遗传方式和信息传递的是
   A. 血液生化学　　B. 血液免疫学
   C. 血细胞生理学　　D. 遗传血液学
   E. 实验血液学

5. 在血液学中，研究血液流动性和血细胞变形性的是
   A. 血液流变学　　B. 血液免疫学
   C. 血细胞生理学　　D. 遗传血液学
   E. 实验血液学

6. 在血液学中，研究试验技术和建立实验方法的是
   A. 血液流变学　　B. 血液免疫学
   C. 血细胞生理学　　D. 遗传血液学
   E. 实验血液学

7. 胚胎时，各类血细胞形成的顺序分别是
   A. 巨核细胞、粒细胞、红细胞、淋巴细胞和单核细胞
   B. 粒细胞、巨核细胞、淋巴细胞、单核细胞和红细胞
   C. 红细胞、粒细胞、巨核细胞、淋巴细胞和单核细胞
   D. 淋巴细胞、粒细胞、巨核细胞、红细胞和

单核细胞
E. 单核细胞、粒细胞、巨核细胞、淋巴细胞和红细胞

8. 肝脏造血期始于胚胎
A. 第2周　B. 第3周　C. 第4周
D. 第5周　E. 第6周

9. 中胚叶造血期大约始于人胚发育的
A. 第2周　B. 第3周　C. 第4周
D. 第5周　E. 第6周

10. 长骨髓开始造血约在胚胎
A. 第1个月　B. 第2个月
C. 第3个月　D. 第4个月
E. 第5个月

11. 出生后全身骨髓腔内均为红骨髓是在
A. 从出生至2岁　B. 从出生至5岁
C. 从出生至6岁　D. 从出生至8岁
E. 从出生至10岁

12. 健康成人黄骨髓约占骨髓总量的
A. 30%　B. 40%　C. 50%
D. 60%　E. 70%

13. 至18岁时，红骨髓仅存在于
A. 腓骨、尺骨、肋骨、髂骨、脊椎骨、肱骨和股骨的远心端
B. 腓骨、髋骨、肋骨、髂骨、脊椎骨、肱骨和股骨的远心端
C. 腓骨、髋骨、肋骨、髂骨、脊椎骨、肱骨和股骨的近心端
D. 颅骨、胸骨、肋骨、髂骨、脊椎骨、肱骨和股骨的远心端
E. 颅骨、胸骨、肋骨、髂骨、脊椎骨、肱骨和股骨的近心端

14. 健康成人红骨髓约占骨髓总量的
A. 30%　B. 40%　C. 50%
D. 60%　E. 70%

15. 青春期后逐渐萎缩的淋巴器官是
A. 脾　B. 胸腺
C. 淋巴结　D. 脾实质白髓
E. 脾实质红髓

16. 可导致肝、脾、淋巴结等组织恢复髓外造血的疾病是
A. 脓毒症
B. 骨髓纤维化
C. 缺铁性贫血
D. 骨髓增生异常综合征
E. 自身免疫性溶血性贫血

17. 来自于骨髓的造血干细胞在胸腺皮质内增殖并在胸腺素的作用下，被诱导分化为免疫活性细胞，然后进入髓质，释放入血并迁移到周围淋巴器官的胸腺依赖区，成为
A. B淋巴细胞　B. T淋巴细胞
C. 浆细胞　D. 巨噬细胞
E. 粒细胞

18. 以下成分<u>不属于</u>造血微环境的组成部分的是
A. 微血管系统
B. 末梢神经
C. 基质以及基质细胞分泌的细胞因子
D. 网状细胞
E. 支架细胞

19. <u>不符合</u>造血干细胞定义内容的是
A. 高度自我更新能力
B. 可能表达CD38抗原
C. 多向分化能力
D. 在造血组织中含量极少
E. 形态难以辨认的类似小淋巴样细胞

20. 只能短期重建造血的是
A. 造血干细胞和造血祖细胞
B. 造血干细胞
C. 造血祖细胞
D. 早期造血祖细胞
E. 晚期造血祖细胞

21. 一个原始红细胞经4～5次增殖可产生成熟红细胞
A. 2个或4个　B. 4个或8个
C. 8个或16个　D. 16个或32个
E. 32个或64个

22. 下列<u>不符合</u>原始红细胞特点的是
A. 胞体外缘可见伪足突起
B. 染色质呈粗颗粒状
C. 核仁较大，界限不清
D. 胞质呈均匀淡蓝色
E. 核仁3个以上者一般少见

23. 以连续双倍增殖DNA方式进行增殖的细胞是
A. 原始红细胞　B. 原始巨核细胞
C. 原始粒细胞　D. 原始单核细胞
E. 原始淋巴细胞

24. 正常骨髓分裂象常见于
A. 原始阶段　B. 原始及早幼阶段
C. 早幼及中幼阶段　D. 中幼及晚幼阶段
E. 晚幼阶段

25. 失去分裂能力的细胞是
A. 原始阶段细胞
B. 早幼阶段细胞
C. 早幼和中幼阶段细胞
D. 中幼阶段细胞
E. 晚幼阶段细胞

26. 正常骨髓分裂象约占有核细胞的
A. 1%　B. 2%　C. 3%
D. 4%　E. 5%

27. 增殖过高的骨髓分裂象约占有核细胞的
A. 1%　B. 2%　C. 3%
D. 4%　E. 5%

28. 可以根据胞质所含颗粒特点的不同，分为中性、嗜酸性和嗜碱性的是
A. 早幼红细胞　B. 中幼红细胞
C. 早幼粒细胞　D. 中幼粒细胞
E. 幼稚淋巴细胞

29. 对血细胞发育过程中形态演变规律（从原始阶段向成熟阶段的发展）描述<u>错误</u>的是
A. 多数细胞体积从大到小
B. 核质比例从大到小
C. 细胞核体积从大到小
D. 胞质颗粒从有到无
E. 胞质从少到多

30. 在血细胞发育过程中，细胞体积由小变大的是
A. 巨核细胞　B. 红细胞
C. 粒细胞　D. 淋巴细胞
E. 单核细胞

31. 幼稚阶段可以被进一步分为早幼、中幼和晚幼三个阶段的细胞是
A. 红细胞　B. 单核细胞
C. 巨核细胞　D. 淋巴细胞
E. 浆细胞

32. 胞质丰富的原始阶段细胞是
A. 原始粒细胞　B. 原始红细胞
C. 原始淋巴细胞　D. 原始浆细胞
E. 原始巨核细胞

33. 胞质颜色呈灰蓝色，胞质内可见细小的、分散均匀的灰尘样紫红色天青胺蓝颗粒的细胞是
A. 粒细胞　B. 红细胞
C. 淋巴细胞　D. 浆细胞
E. 单核细胞

34. 骨髓中粒细胞核仁完全消失是在
A. 原始阶段　B. 早幼阶段
C. 中幼阶段　D. 晚幼阶段
E. 成熟阶段

35. 粒细胞的胞质中开始出现橘红色特异性的嗜酸性颗粒是在
A. 原始阶段　B. 早幼阶段
C. 中幼阶段　D. 晚幼阶段
E. 成熟阶段

36. 胞质呈嗜多色性的红细胞处于
A. 早幼红细胞　B. 中幼红细胞
C. 晚幼红细胞　D. 网织红细胞
E. 成熟红细胞

37. 大淋巴细胞与小淋巴细胞在形态学上区别的主要方面是
A. 胞体大小、核染色质排列状态、胞核形

态、胞质量以及颗粒
B. 核周淡染区、胞质量、胞核形态、空泡以及颗粒类型
C. 胞核形态、胞质颜色、空泡以及颗粒类型
D. 胞体大小、胞核形态、核仁数量以及胞质量
E. 核染色质排列状态、胞质量、特异性颗粒类型以及数量

38. 胞质丰富，染蓝色或红蓝相混的蓝紫色，有泡沫感，核外侧常有明显的淡染区，胞质内常有小空泡，此特征符合
A. 原始淋巴细胞　B. 原始单核细胞
C. 巨核细胞　D. 单核细胞
E. 浆细胞

39. 核染色质呈粗大网状且排列紧密的是
A. 原始粒细胞　B. 原始淋巴细胞
C. 原始红细胞　D. 原始巨核细胞
E. 原始单核细胞

40. 在正常骨髓象中，在 1.5cm×3cm 的片膜上，可见巨核细胞
A. 1～15 个　B. 7～35 个
C. 10～35 个　D. 15～40 个
E. ＞100 个

41. 过氧化物酶染色中，被初生态氧氧化的物质是
A. 酒石酸　B. 重氮盐
C. 过碘酸　D. 四甲基联苯胺
E. 亚铁氰化钾

42. 属于细胞化学染色的是
A. 瑞氏染色　B. 革兰染色
C. 墨汁染色　D. 抗酸染色
E. 铁染色

43. 过氧化物酶染色结果显示“颗粒较粗，局灶分布”，结果判断应为
A. (－)　B. (＋)　C. (＋＋)
D. (＋＋＋)　E. (＋＋＋＋)

44. 过氧化物酶染色阳性反应程度最强的是
A. 中性分叶核粒细胞
B. 嗜酸性粒细胞
C. 嗜碱性粒细胞
D. 单核细胞
E. 淋巴细胞

45. 过氧化物酶染色呈阴性的细胞是
A. 早幼粒细胞　B. 中性中幼粒细胞
C. 淋巴细胞　D. 嗜酸性粒细胞
E. 单核细胞

46. 采用过氧化物酶染色鉴别急性粒细胞白血病与急性淋巴细胞白血病的主要鉴别点是
A. 急性粒细胞白血病阳性颗粒呈弥散分布，急性淋巴细胞白血病阳性颗粒呈局灶分布
B. 急性粒细胞白血病阳性颗粒较多且粗大，急性淋巴细胞白血病阳性颗粒较小且细小
C. 急性粒细胞白血病阳性颗粒较小且细小，急性淋巴细胞白血病阳性颗粒较多且粗大
D. 白血病性原始粒细胞呈阴性反应，原始、幼稚淋巴细胞均呈阳性反应
E. 白血病性原始粒细胞可呈阳性反应，原始、幼稚淋巴细胞均呈阴性反应

47. 采用过氧化物酶染色时，急性单核细胞白血病的主要鉴别点是白血病性原始单核细胞
A. 呈阳性反应，阳性颗粒少且细小，呈局灶分布
B. 呈阳性反应，阳性颗粒多且粗大，呈局灶分布
C. 呈阳性反应，阳性颗粒少且细小，呈弥散分布
D. 呈阴性反应，少数呈弱阳性反应，阳性颗粒少且细小，呈弥散分布
E. 呈阴性反应，少数呈弱阳性反应，阳性颗粒多且粗大，呈弥散分布

48. 鉴别小型原始粒细胞和原始淋巴细胞采用
A. 过氧化物酶染色
B. 酸性磷酸酶染色
C. 碱性磷酸酶染色
D. 铁染色

E. 过碘酸-雪夫反应

49. 采用过氧化物酶染色时，组织细胞白血病或恶性组织细胞病与急性单核细胞白血病鉴别点是异常组织细胞的过氧化物酶
A. 呈阳性反应，白血病性幼单和单核细胞呈阴性反应
B. 呈阴性反应，白血病性幼单和单核细胞呈弱阳性反应
C. 呈强阳性反应，白血病性幼单和单核细胞呈弱阳性反应
D. 呈弱阳性反应，白血病性幼单和单核细胞呈强阳性反应
E. 呈阳性反应，白血病性幼单和单核细胞呈弱阳性反应

50. 过碘酸-雪夫反应的阳性结果显示，细胞质呈暗红色或有粗大红色颗粒，应判断为
A. (－) B. (＋) C. (＋＋)
D. (＋＋＋) E. (＋＋＋＋)

51. 过碘酸-雪夫反应的阳性结果为
A. 棕黑色颗粒
B. 灰褐色至深黑色颗粒或片状沉淀
C. 蓝色颗粒
D. 弥散蓝色、颗粒状、小珠状或块状
E. 红色颗粒、块状或呈弥漫状红色

52. 自早幼粒细胞至中性分叶核粒细胞均呈阳性反应，并随细胞的成熟，阳性反应的程度逐渐增强的化学染色是
A. 过碘酸-雪夫反应
B. 碱性磷酸酶染色
C. 氯乙酸AS-D萘酚酯酶染色
D. α-乙酸萘酚酯酶染色
E. 碱性α-丁酸萘酚酯酶染色

53. 属于过碘酸-雪夫反应在正常血细胞中染色反应特点的是
A. 大多数淋巴细胞为阳性反应
B. 巨核细胞为阴性反应
C. 浆细胞多为阳性反应
D. 幼红细胞和红细胞均呈阴性反应
E. 幼红细胞和红细胞均呈阳性反应

54. 红血病或红白血病时，过碘酸-雪夫反应染色结果显示
A. 幼红细胞可呈阴性反应，有时红细胞呈阳性反应
B. 幼红细胞可呈阳性反应，有时红细胞也呈阳性反应
C. 幼红细胞可呈阴性反应，红细胞也呈阴性反应
D. 阳性反应幼红细胞的百分比增高，阳性反应的程度减弱
E. 阳性反应幼红细胞的百分比减低，阳性反应的程度增强

55. 过碘酸-雪夫反应染色结果幼红细胞呈阴性反应的是
A. 巨幼细胞性贫血
B. 地中海贫血
C. 骨髓增生异常综合征
D. 白血病
E. 红血病

56. 下列细胞中过碘酸-雪夫反应染色呈强阳性反应的是
A. 不典型巨核细胞、戈谢细胞、腺癌骨髓转移的腺癌细胞
B. 不典型巨核细胞、尼曼-皮克细胞、腺癌骨髓转移的腺癌细胞
C. 不典型巨核细胞、Reed-Sternberg细胞、腺癌骨髓转移的腺癌细胞
D. 尼曼-皮克细胞、Reed-Sternberg细胞
E. 尼曼-皮克细胞、戈谢细胞、腺癌骨髓转移的腺癌细胞

57. 贫血定义中涉及的实验室参数包括血红蛋白、红细胞和
A. 平均红细胞体积
B. 平均红细胞血红蛋白
C. 平均红细胞血红蛋白浓度
D. 红细胞体积分布宽度
E. 血细胞比容

58. 干细胞增殖分化障碍所致的难治性贫血是
A. 骨髓增生异常综合征
B. 白血病
C. 骨髓瘤

D. 癌转移
E. 骨髓纤维化

59. 红细胞膜异常导致的贫血是
A. 丙酮酸激酶缺乏症
B. 葡萄糖-6-磷酸脱氢酶缺乏症
C. 阵发性睡眠性血红蛋白尿症
D. 珠蛋白生成障碍性贫血
E. 血红蛋白病

60. 成年男性贫血的诊断标准是
A. 血红蛋白<110g/L
B. 血红蛋白<120g/L
C. 血细胞比容<0.35
D. 血细胞比容<0.30
E. 红细胞计数<3.5×10^{12}/L

61. 出生10天内的新生儿贫血的诊断标准为
A. 血红蛋白<125g/L
B. 血红蛋白<135g/L
C. 血红蛋白<145g/L
D. 血红蛋白<150g/L
E. 血红蛋白<160g/L

62. 与成年男性贫血诊断标准相同的小儿年龄阶段是
A. 1～4个月 B. 1～6个月
C. 4～6个月 D. 6个月～6岁
E. 6～14岁

63. 下列是判断体内铁贮存量最敏感的指标的是
A. 血清铁
B. 总铁结合力
C. 骨髓可染铁
D. 血清铁蛋白
E. 红细胞游离原卟啉

64. 转铁蛋白饱和度的计算公式为
A. (血清铁/总铁结合力)/100
B. (血清铁/总铁结合力)×100
C. 总铁结合力/血清铁
D. (总铁结合力/血清铁)×100
E. (血清铁×总铁结合力)/100

65. 缺铁性贫血时，转铁蛋白饱和度为
A. <1% B. <3% C. <9%
D. <12% E. <15%

66. 缺铁性贫血时，红细胞游离原卟啉大于
A. 0.3μmol/L B. 0.5μmol/L
C. 0.6μmol/L D. 0.9μmol/L
E. 1.0μmol/L

67. 再生障碍性贫血的致病因素中，正确的是
A. 造血原料缺乏 B. 细菌感染
C. 苯及其衍生物 D. PNH
E. 粟粒性结核

68. Bessman分类涉及的指标是
A. MCH和MCHC
B. MCV和MCHC
C. MCH和RDW
D. MCV和RDW
E. MCH和MCV

69. 属于红细胞膜外周蛋白的是
A. 主体蛋白 B. 铁蛋白
C. 肌动蛋白 D. 血红蛋白
E. 糖蛋白

70. 影响DNA合成的常见因素
A. 丙酮酸激酶缺乏
B. 铁缺乏
C. 维生素C缺乏
D. 微量元素缺乏
E. 叶酸和维生素B_{12}缺乏

71. 红细胞渗透脆性试验的原理是检测红细胞对不同浓度
A. 高渗葡萄糖溶液的抵抗力
B. 低渗盐溶液的抵抗力
C. 高渗盐溶液的抵抗力
D. 等渗盐溶液的抵抗力
E. 甘露醇溶液的抵抗力

72. 红细胞渗透脆性试验中，根据不同浓度溶液中的红细胞溶血情况，评估红细胞对低渗溶液的抵抗性，是通过红细胞
A. MCV与HCT的比值
B. HCT与MCV的比值

C. HCT与HB的比值
D. 表面积与容积的比值
E. 容积与表面积的比值

73. 成人外周血涂片出现有核红细胞最常见于
A. 缺铁性贫血　　B. 失血性贫血
C. 溶血性贫血　　D. 再生障碍性贫血
E. 巨幼细胞贫血

74. 细胞直方图出现双峰，底部变宽多见于
A. 珠蛋白生成障碍性贫血
B. 再生障碍性贫血
C. 缺铁性贫血恢复期
D. 难治性贫血
E. 溶血性贫血

75. 铁吸收率测定的参考值为
A. 5%～10%　　B. 10%～35%
C. 35%～50%　　D. 45%～60%
E. 60%～75%

76. 幼红细胞胞质内的蓝色铁颗粒在6个以上，并环核1/2周长以上分布，称为
A. 细胞外铁　　B. 铁粒幼红细胞
C. 环铁幼红细胞　　D. 铁粒红细胞
E. 点彩红细胞

77. 合成血细胞的原料**不包括**
A. 氨基酸　　B. 铁　　C. 叶酸
D. 维生素B_{12}　　E. 钙

78. 与无效造血过多有关的是
A. 转铁蛋白浓度过高
B. 铁蛋白浓度过高
C. 血清铁过高
D. 维生素B_{12}供量过多
E. 幼红细胞成熟障碍

79. 外周血红细胞更替周期是
A. 80天　　B. 100天　　C. 120天
D. 140天　　E. 160天

80. 正常人无效造血可占总造血的
A. 3%　　B. 2%　　C. 1%
D. 0.5%　　E. 0.2%

81. 关于叶酸叙述正确的是
A. 耐热
B. 在酸性环境中稳定
C. 存在于绿叶蔬菜、水果和动物内脏等食品中
D. 每天需要约100mg
E. 叶酸缺乏可导致佝偻病

82. 与维生素B_{12}和叶酸缺乏有关的是
A. 细胞分裂增殖加速
B. 红细胞体积减少
C. 珠蛋白生成障碍
D. 发生巨幼细胞性贫血
E. 染色质致密

83. 在缺铁性贫血发展过程中较早出现的是
A. 血红蛋白减少　　B. 仅有贮存铁减少
C. 血清铁减少　　D. 红细胞减少
E. 白细胞减少

84. 下列属于特殊类型白血病的是
A. 急性淋巴细胞白血病
B. 急性单核细胞白血病
C. 慢性粒细胞白血病
D. 浆细胞白血病
E. 慢性淋巴细胞白血病

85. t(15;17)特有遗传标志的白血病是
A. 浆细胞白血病
B. 急性淋巴细胞白血病
C. 慢性粒细胞白血病
D. 急性单核细胞白血病
E. 急性早幼粒细胞白血病

86. 急性粒-单核细胞白血病在FAB形态学分型中是
A. AML-M_1　　B. AML-M_2
C. AML-M_3　　D. AML-M_4
E. AML-M_6

87. 在FAB分型中，诊断急性白血病骨髓原始细胞加幼稚细胞的百分数是
A. >10%　　B. >15%　　C. >30%
D. >40%　　E. >50%

88. 急性白血病的一般自然病程为
A. <0.5 年 B. <10 个月
C. <1 年 D. <1.5 年
E. <2 年

89. 慢性白血病原始细胞一般不超过
A. 10% B. 15% C. 20%
D. 25% E. 30%

90. 急性白血病 MIC 分型中的 C 指的是
A. 形态学 B. 病理学
C. 免疫学 D. 细胞遗传学
E. 组织化学

91. 在 FAB 分型中，按细胞大小、核染色质等特点将 ALL 分为
A. 2 型 B. 3 型 C. 4 型
D. 5 型 E. 6 型

92. 在 FAB 分型中，M_1 骨髓中原始粒细胞的百分数(NEC)是
A. ≥40% B. ≥50% C. ≥60%
D. ≥80% E. ≥90%

93. 常见束状 Auer 小体的急性白血病是
A. AML-M_1 B. AML-M_2
C. AML-M_3 D. AML-M_4
E. AML-M_5

94. 慢性粒细胞白血病是起源于克隆性增殖性疾患的
A. 原始粒细胞
B. 嗜碱性粒细胞
C. 造血干细胞
D. 单克隆性小淋巴细胞
E. 嗜酸性粒细胞

95. 慢性粒细胞白血病在亚洲占成人白血病总数的百分数为
A. 10% B. 20% C. 40%
D. 60% E. 70%

96. 慢性粒细胞白血病慢性期血涂片及骨髓中原始粒细胞的百分数为
A. ≤5% B. ≤10% C. ≤20%
D. ≤30% E. ≤50%

97. 慢性粒细胞白血病急变期骨髓中原始粒细胞加早幼粒细胞应为
A. ≥10% B. ≥15% C. ≥20%
D. ≥40% E. ≥50%

98. 慢性淋巴细胞白血病克隆性增殖的细胞是
A. 造血干细胞 B. 原始淋巴细胞
C. 幼稚淋巴细胞 D. 淋巴细胞
E. 原始粒细胞

99. B 细胞性慢性淋巴细胞白血病约占慢性淋巴细胞白血病的百分率为
A. 50% B. 60% C. 70%
D. 80% E. 95%

100. RAEB 骨髓中原始粒细胞的百分数是
A. <10% B. 5%~10%
C. 5%~20% D. >20%
E. 20%~30%

101. WHO 修订 FAB 分型后诊断 AML 原始细胞的百分数为
A. 10% B. 15% C. 20%
D. 25% E. 40%

102. WHO 修订的 MDS 分型方案中不包括的类型是
A. RA B. RARS
C. RCMD D. RAEB-T
E. 5q-综合征

103. 下列说法符合恶性组织细胞病的是
A. 是一种淋巴细胞系统的恶性疾病
B. 女性多于男性
C. 主要临床表现为进行性黄疸
D. 常表现为全血细胞减少
E. 病程常大于一年

104. 诊断非霍奇金淋巴瘤的主要依据是
A. 骨髓检查 B. 免疫学检查
C. 病理学检查 D. 染色体检查
E. 血液检查

105. 下述属于低度恶性非霍奇金淋巴瘤的是
A. 小淋巴细胞性　B. 无裂细胞性
C. Burkitt 淋巴瘤　D. 组织细胞性
E. 原免疫细胞性

106. 下述属于高度恶性非霍奇金淋巴瘤的是
A. 淋巴浆细胞性
B. 原淋巴细胞性
C. 小淋巴细胞性
D. 无裂细胞性(滤泡型)
E. 裂细胞性(滤泡型)

107. 多发性骨髓瘤红细胞呈缗钱状排列的主要原因是
A. 骨髓瘤细胞增多
B. 异常球蛋白增多
C. 血液黏度增加
D. 血清钙升高
E. 纤维蛋白原增多

108. 骨髓增生性疾病**不包括**
A. 真性红细胞增多症
B. 慢性粒细胞白血病
C. 原发性血小板增多症
D. 原发性血小板减少性紫癜
E. 原发性骨髓纤维化

109. 真性红细胞增多症诊断时红细胞计数应达到
A. 男性＞5.0×10^{12}/L，女性＞4.5×10^{12}/L
B. 男性＞5.5×10^{12}/L，女性＞5.0×10^{12}/L
C. 男性＞6.0×10^{12}/L，女性＞5.5×10^{12}/L
D. 男性＞6.5×10^{12}/L，女性＞6.0×10^{12}/L
E. 男性＞7.0×10^{12}/L，女性＞6.5×10^{12}/L

110. 真性红细胞增多症诊断时血红蛋白浓度应达到
A. 男性＞150g/L，女性＞140g/L
B. 男性＞160g/L，女性＞150g/L
C. 男性＞170g/L，女性＞160g/L
D. 男性＞180g/L，女性＞170g/L
E. 男性＞190g/L，女性＞180g/L

111. 下述对骨髓增生性疾病共同特点描述正确的是
A. 无髓外造血现象
B. 以淋巴细胞系统增生为主
C. 各症状之间可以相互转化
D. 造血功能障碍
E. 脾脏常不肿大

112. 骨髓纤维化确诊的主要依据是
A. 外周血象　B. 骨髓活检
C. 骨髓象检查　D. 细胞化学染色
E. 染色体检查

113. 骨髓纤维化外周血涂片常见的异形红细胞是
A. 口形红细胞　B. 球形红细胞
C. 泪滴状红细胞　D. 椭圆形红细胞
E. 靶形红细胞

114. 白细胞减少症指的是
A. 白细胞计数持续低于 2.0×10^{9}/L
B. 白细胞计数持续低于 2.5×10^{9}/L
C. 白细胞计数持续低于 3.0×10^{9}/L
D. 白细胞计数持续低于 3.5×10^{9}/L
E. 白细胞计数持续低于 4.0×10^{9}/L

115. 粒细胞减少症指的是
A. 中性粒细胞绝对值＜0.5×10^{9}/L
B. 中性粒细胞绝对值＜0.8×10^{9}/L
C. 中性粒细胞绝对值＜1.0×10^{9}/L
D. 中性粒细胞绝对值＜2.0×10^{9}/L
E. 中性粒细胞绝对值＜2.5×10^{9}/L

116. 粒细胞缺乏症指的是
A. 中性粒细胞绝对值＜0.5×10^{9}/L
B. 中性粒细胞绝对值＜1.0×10^{9}/L
C. 中性粒细胞绝对值＜1.5×10^{9}/L
D. 中性粒细胞绝对值＜2.0×10^{9}/L
E. 中性粒细胞绝对值＜2.5×10^{9}/L

117. 类白血病反应可分为多种细胞类型，但**不包括**

A. 淋巴细胞型　B. 单核细胞型
C. 嗜碱性粒细胞型　D. 中性粒细胞型
E. 嗜酸性粒细胞型

118. 类白血病反应最常见的类型是
A. 单核细胞型
B. 淋巴细胞型
C. 嗜碱性粒细胞型
D. 嗜酸性粒细胞型
E. 中性粒细胞型

119. 急淋与急非淋白血病的分类依据是
A. 按白血病细胞的数量
B. 按白血病细胞的类型
C. 按白血病细胞的分化程度
D. 按白细胞的数量
E. 按血小板的数量

120. 存在于组织中的凝血因子是
A. FⅠ　B. FⅡ　C. FⅢ
D. FⅣ　E. FⅤ

121. 不依赖维生素 K 的凝血因子是
A. FⅡ　B. FⅦ　C. FⅧ
D. FⅨ　E. FⅩ

122. 依赖维生素 K 的凝血因子参与凝血反应的基础是通过 γ-羧基谷氨酸
A. 与 Ca^{2+} 结合
B. 与 K^{+} 结合
C. 与 Ca^{2+} 和 K^{+} 结合
D. 与磷脂和 K^{+} 结合
E. 与 Ca^{2+} 和磷脂结合

123. 接触凝血因子是
A. FⅡ　B. FⅤ　C. FⅧ
D. FⅨ　E. FⅫ

124. 接触凝血因子的共同特点是通过接触反应启动
A. 内源凝血途径　B. 外源凝血途径
C. 共同途径　D. 纤溶系统
E. 抗凝血系统

125. 对凝血酶敏感的凝血因子是
A. FⅡ　B. FⅢ　C. FⅦ
D. FⅧ　E. FⅨ

126. 在体内，最不稳定的凝血因子是
A. FⅤ　B. FⅩⅢ　C. FⅡ
D. FⅨ　E. FⅩ

127. 属于内源性凝血途径的凝血因子是
A. FⅡ　B. FⅢ　C. FⅤ
D. FⅦ　E. FⅨ

128. 属于共同凝血途径的凝血因子是
A. FⅢ　B. FⅦ　C. FⅧ
D. FⅨ　E. FⅩⅢ

129. 能够被抗凝血酶结合形成复合物并失去活性的酶是
A. FⅤA　B. FⅦA　C. FⅧA
D. FⅫA　E. FⅩⅢA

130. 属于蛋白 C 系统的是
A. 血栓调节蛋白
B. 激肽释放酶原
C. 高分子量激肽原
D. 肝素辅助因子Ⅱ
E. α_2-巨球蛋白

131. 在凝血过程中，血小板的作用是
A. 与 FⅫ接触，参与内源性凝血系统
B. 作为组织因子，参与外源性凝血系统
C. 稳定纤维蛋白
D. 为 FⅨa、Ⅹa 提供了催化表面
E. 阻止Ⅱa 的形成

132. 能特异性与 t-PA 以 1∶1 比例结合，使其失活的物质是
A. PLG　B. u-PA　C. α_2-AP
D. PAI　E. TFPI

133. 静脉血栓又称为
A. 白色血栓　B. 红色血栓
C. 血小板血栓　D. 微血管血栓
E. 混合血栓

134. 纤维蛋白原减低见于

A. 糖尿病　B. 肝硬化
C. 结缔组织病　D. 休克
E. 急性感染

135. 血栓调节蛋白表达减低属于血管壁损伤的
A. 物理因素
B. 化学因素
C. 生物因素
D. 免疫因素
E. 内皮细胞表面的局部因素

136. 凝血因子XIII由两个亚基构成，包括
A. α和β　B. β和δ　C. β和γ
D. α和γ　E. α和δ

137. 血浆总蛋白S包括游离蛋白S以及
A. PC　B. FPC　C. EPCR
D. C_4Bp-PS　E. TFPI

138. 根据血浆纤溶酶原活化抑制物活性检测发色底物法测定原理，该项目的单位应为
A. 标准单位/ml　B. 活化单位/ml
C. 国际单位/ml　D. 抑制单位/ml
E. %

139. 参与止血作用的血管主要是
A. 小动脉
B. 小静脉
C. 毛细血管
D. 微循环血管
E. 小动脉、小静脉、毛细血管、微循环血管

140. 血管壁单层内皮细胞中含有各种细胞器，其中特有的细胞器是
A. Russell小体　B. 线粒体
C. 棒管状小体　D. 染色体
E. 溶酶体

141. 血小板的结构可分为
A. 微管、微丝、膜下细丝、细胞器
B. 微纤维、胶原、平滑肌、内容物
C. 基底膜、弹力纤维、细胞器
D. 内皮层、中膜层、外膜层
E. 表面结构、骨架系统、细胞器、特殊膜系统

二、以下提供若干组考题，每组考题共同在考题前列出A、B、C、D、E五个备选答案。请从中选择一个与考题关系最密切的答案，并在答题卡上将相应题号的相应字母所属的方框涂黑。每个备选答案可能被选择一次、多次或不被选择。

B型题

（142～146题共用备选答案）
A. 血液生化学
B. 血液免疫学
C. 血细胞生理学
D. 遗传血液学
E. 实验血液学

142. 在血液学中，研究细胞来源、增殖、分化和功能的是
143. 在血液学中，研究血细胞组成、结构、代谢和血浆成分的是
144. 在血液学中，研究血细胞免疫和体液免疫的是
145. 在血液学中，研究血液病遗传方式和信息传递的是
146. 在血液学中，研究试验技术和建立实验方法的是

（147～151题共用备选答案）
A. 占有核细胞的0.5%～1.5%
B. 占有核细胞的0.05%～0.15%
C. 占有核细胞的0.1%
D. 处于G_0/G_1期
E. 处于S/G_2M期

147. 12%～13%的骨髓中$CD34^+$细胞
148. 脐血中$CD34^+$细胞
149. 骨髓中$CD34^+$细胞
150. 外周血和脐血有核细胞中的$CD34^+$细胞
151. 外周血中$CD34^+$细胞

（152～156 题共用备选答案）

A. ＜2％
B. ＜4％
C. 占 10％～20％
D. 占 20％～25％
E. 占 50％～60％

152. 在正常骨髓象中，粒细胞系统
153. 在正常骨髓象中，红细胞系统
154. 在正常骨髓象中，淋巴细胞系统
155. 在正常骨髓象中，单核细胞系统
156. 在正常骨髓象中，浆细胞系统

（157～161 题共用备选答案）

A. 骨髓中原始粒细胞≥90％（NEC）
B. 骨髓中原始粒细胞 30％～90％（NEC）
C. 骨髓中原始单核细胞≥80％（NEC）
D. 骨髓中异常早幼粒细胞＞30％（NEC）
E. 骨髓中原始巨核细胞＞30％

157. AML-M_1
158. AML-M_{2A}
159. AML-M_3
160. AML-M_{5A}
161. AML-M_7

（162～166 题共用备选答案）

A. 骨髓中原始粒细胞＜5％
B. 骨髓中原始粒细胞 5％～20％
C. 骨髓中原始粒细胞＞40％
D. 骨髓中原始粒细胞＞30％
E. 骨髓中原始粒细胞 21％～29％

162. FAB 分型中 MDS-RA 骨髓中原始粒细胞比例是
163. FAB 分型中 MDS-RAS 骨髓中原始粒细胞比例是
164. FAB 分型中 MDS-RAEB 骨髓中原始粒细胞比例是
165. FAB 分型中 MDS-RAEB-T 骨髓中原始粒细胞比例是
166. FAB 分型中 MDS-CMML 骨髓中原始粒细胞比例是

（167～169 题共用备选答案）

A. GPⅠa
B. GPⅠb
C. GPⅠc
D. GPⅣ
E. GPⅤ

167. 凝血酶敏感蛋白（TSP）的受体
168. 凝血酶的受体
169. 与 GPⅡa 形成复合物，是胶原的受体

（170～174 题共用备选答案）

A. 血栓栓塞的致病原因、发病机制、临床表现和诊治措施
B. 血细胞的致病原因、发病机制、临床表现和诊治措施
C. 出血倾向的致病原因、发病机制、临床表现和诊治措施
D. 免疫系统的致病原因、发病机制、临床表现和诊治措施
E. 造血组织的致病原因、发病机制、临床表现和诊治措施

170. 对白血病的研究在临床血液学研究中属于
171. 对深静脉血栓形成的研究在临床血液学研究中属于
172. 对再生障碍性贫血的研究在临床血液学研究中属于
173. 对血管性紫癜的研究在临床血液学研究中属于
174. 对血友病的研究在临床血液学研究中属于

参考答案

1. C	2. A	3. B	4. D	5. A	6. E	7. C	8. E	9. A
10. C	11. B	12. C	13. E	14. C	15. B	16. B	17. B	18. E
19. B	20. D	21. D	22. D	23. B	24. C	25. E	26. A	27. E
28. D	29. D	30. A	31. A	32. D	33. E	34. C	35. C	36. B
37. A	38. E	39. D	40. B	41. D	42. E	43. B	44. B	45. C
46. E	47. D	48. A	49. B	50. D	51. E	52. A	53. D	54. B

55. A　56. A　57. E　58. A　59. C　60. B　61. C　62. E　63. D
64. B　65. E　66. D　67. C　68. D　69. C　70. E　71. B　72. D
73. C　74. C　75. B　76. C　77. E　78. E　79. C　80. C　81. C
82. D　83. B　84. D　85. E　86. D　87. C　88. A　89. A　90. D
91. B　92. E　93. C　94. C　95. C　96. B　97. E　98. D　99. E
100. C　101. C　102. D　103. D　104. C　105. A　106. B　107. B　108. D
109. D　110. D　111. C　112. B　113. C　114. E　115. D　116. A　117. C
118. E　119. B　120. C　121. C　122. E　123. E　124. A　125. D　126. A
127. E　128. E　129. D　130. A　131. D　132. D　133. B　134. B　135. E
136. A　137. D　138. D　139. E　140. C　141. E　142. C　143. A　144. B
145. D　146. E　147. E　148. C　149. A　150. D　151. B　152. E　153. D
154. D　155. B　156. A　157. A　158. B　159. D　160. C　161. E　162. A
163. A　164. B　165. E　166. B　167. D　168. E　169. A　170. B　171. A
172. E　173. D　174. C

相关专业知识

一、以下每一道题下面有 A、B、C、D、E 五个备选答案，请从中选择一个最佳答案，并在答题卡上将相应题号的相应字母所属的方框涂黑。

A1 型题

1. 造血干细胞一般特征中不包括
   A. 多数细胞处于 G_0 期或静止期
   B. 绝大多数表达 $CD34^+$ 和 Thy-1
   C. 低表达或不表达 CD38 和 HLA-DR
   D. 进行对称性有丝分裂
   E. 缺乏系特异系列抗原表面标志

2. 属于集落刺激因子的是
   A. TPO　B. IGF　C. CSF-GM
   D. HGF　E. PDGF

3. 造血负向调控的细胞因子是
   A. 干细胞因子
   B. 白细胞介素
   C. 肝细胞生长因子
   D. 促红细胞生成素
   E. 趋化因子

4. 造血正向调控的细胞因子是
   A. 肿瘤坏死因子
   B. 转化生长因子 β
   C. 干扰素 α、β、γ
   D. 胰岛素样生长因子 1 和 2
   E. 趋化因子

5. 在造血正向调控因子中，属于早期造血因子的是
   A. 粒-单细胞集落刺激因子
   B. 单核细胞集落刺激因子
   C. 促红细胞生成素
   D. 血小板生成素
   E. 多系集落刺激因子

6. 不是由 T 细胞产生的淋巴因子是
   A. IL-1　B. IL-2　C. IL-3
   D. IL-4　E. IL-5

7. 不属于单核细胞集落刺激因子的造血调控作用的是
   A. 促进肥大细胞生长
   B. 促进单核巨噬细胞的生长和分化
   C. 在骨髓细胞体外琼脂培养中可以诱导生成巨噬细胞集落
   D. 体内单核细胞集落刺激因子具有增加中

性粒细胞水平的作用
E. 体内单核细胞集落刺激因子具有降低胆固醇水平的作用

8. 对于干扰素 α、β、γ 叙述正确的是
A. 增加淋巴细胞和血小板的数量
B. 可以减低红系祖细胞凋亡比例
C. 具有抗病毒的功能
D. 诱导巨噬细胞表达 M-CSF
E. 促进胚胎干细胞的增殖

9. 在过碘酸-雪夫反应中，雪夫试剂中与醛基结合并形成紫红色化合物的物质是
A. 苏丹红　B. 伊红　C. 刚果红
D. 无色品红　E. 中性红

10. 可使嗜碱性粒细胞呈阳性反应的化学染色是
A. 过氧化物酶染色
B. 碱性磷酸酶染色
C. 过碘酸-雪夫反应
D. 碱性 α-丁酸萘酚酯酶染色
E. α-乙酸萘酚酯酶染色

11. 可以被过碘酸氧化并形成双醛基的物质是
A. 含乙二醇的醇类物质
B. 含乙二醇的醛类物质
C. 含乙二醇的多糖类物质
D. 含乙二醇的芳香烃类物质
E. 含乙二醇的氨基糖苷类物质

12. 血细胞内的碱性磷酸酶水解基质液中的 α-磷酸萘酚钠时，所需的 pH 环境是
A. 5.5～6.5　B. 6.8～7.8
C. 7.0～8.6　D. 8.2～9.0
E. 9.4～9.6

13. 碱性磷酸酶染色阳性结果为胞质内出现
A. 红色、暗红色或红褐色沉淀
B. 暗红色、褐色或红褐色沉淀
C. 亮蓝色、蓝色或蓝黑色沉淀
D. 蓝紫色、深蓝色或蓝黑色沉淀
E. 灰褐色、棕黑色或深黑色沉淀

14. 染色体数目畸变是
A. 断裂　B. 重复　C. 缺失
D. 易位　E. 非整倍体

15. 原发性染色体异常也可称为
A. 标记染色体　B. 等臂染色体
C. 环状染色体　D. 双着丝粒染色体
E. 常染色体

16. 人类染色体基本特征表现得最典型和清晰的是在
A. 有丝分裂前期　B. 有丝分裂中期
C. 有丝分裂后期　D. 有丝分裂末期
E. 减数分裂期

17. 染色体的基本物质是
A. RNA 和 DNA　B. RNA 和蛋白质
C. DNA 和氨基酸　D. DNA 和蛋白质
E. DNA 和糖蛋白

18. MIC 是指
A. 形态学、免疫学和细胞化学
B. 形态学、生理学和细胞流变学
C. 形态学、免疫学和细胞遗传学
D. 形态学、分子生物学和细胞遗传学
E. 形态学、生物化学和生物流体力学

19. 由于造血原料利用障碍导致的贫血是
A. 再生障碍性贫血
B. 缺铁性贫血
C. 巨幼细胞贫血
D. 铁粒幼细胞性贫血
E. 溶血性贫血

20. 血清铁的存在形式是
A. 以游离 Fe^{3+} 存在
B. 以游离 Fe^{2+} 存在
C. 以游离 Fe^{3+} 和 Fe^{2+} 存在
D. 以 Fe^{3+} 与转铁蛋白结合存在
E. 以转铁蛋白形式存在

21. 血清铁蛋白降低见于
A. 肝脏疾病　B. 血色病
C. 慢性贫血　D. 急性感染
E. 恶性肿瘤

22. 血清铁蛋白增高见于
A. 肝脏疾病　B. 缺铁性贫血早期
C. 失血　D. 营养缺乏
E. 慢性贫血

23. 血清总铁结合力增高见于
A. 恶性肿瘤　B. 感染性贫血
C. 溶血性贫血　D. 缺铁性贫血
E. 肾病综合征

24. 转铁蛋白增高见于
A. 妊娠　B. 肾病综合征
C. 肝硬化　D. 恶性肿瘤
E. 炎症

25. 继发于铅中毒的铁粒幼细胞贫血的血象中可见
A. 网织红细胞增多
B. 点彩红细胞增多
C. 幼稚粒细胞增多
D. 有核红细胞增多
E. 靶形红细胞增多

26. 血红蛋白 78g/L，MCV 135fl，RDW 21.5%，符合此特征的贫血是
A. 再生障碍性贫血
B. 急性失血性贫血
C. 珠蛋白生成障碍性贫血
D. 骨髓增生异常综合征
E. 巨幼细胞性贫血

27. MCV 降低，RDW 正常可出现于
A. 珠蛋白生成障碍性贫血
B. 免疫性贫血
C. 缺铁性贫血
D. 早期缺铁
E. 铁粒幼细胞性贫血

28. 缺铁性贫血的细胞形态学表现属于
A. 小细胞性低色素性贫血
B. 小细胞性正色素性贫血
C. 正细胞性正色素性贫血
D. 大细胞性低色素性贫血
E. 正细胞性低色素性贫血

29. 缺铁性贫血患者的实验室检查为
A. 血清铁蛋白减低，转铁蛋白受体降低
B. 血清铁蛋白减低，转铁蛋白受体增高
C. 血清铁蛋白增高，转铁蛋白受体降低
D. 血清铁蛋白增高，转铁蛋白受体增高
E. 血清铁蛋白正常，转铁蛋白受体增高

30. 关于铁的代谢叙述<u>错误</u>的是
A. 铁主要在十二指肠及小肠上段被吸收
B. Fe^{2+} 经铜蓝蛋白氧化为 Fe^{3+}，再与转铁蛋白结合运送到组织
C. 以铁蛋白和含铁血黄素的形式贮存
D. 合成血红蛋白的铁主要来自于膳食
E. 衰老红细胞破坏释放出的铁，可再利用

31. 血管外溶血时实验室的检查是
A. 血红蛋白尿阳性
B. 含铁血黄素尿阴性
C. 血浆结合珠蛋白减少
D. 游离血红蛋白增高
E. 血浆中出现高铁血红蛋白

32. 溶血性贫血急性发作期，外周血网织红细胞计数一般是
A. 0.5%　B. 1.5%　C. 2%
D. 2%～4%　E. >5%

33. 维生素 B_{12} 缺乏症时骨髓象显示，红细胞系出现早、中和晚幼巨幼红细胞大于
A. 5%　B. 10%　C. 15%
D. 20%　E. 25%

34. 叶酸缺乏症时血象显示，粒细胞出现核分叶过多，5 叶者大于
A. 1%　B. 2%　C. 3%
D. 4%　E. 5%

35. 属于 DNA 合成障碍性贫血的是
A. 溶血性贫血
B. 缺铁性贫血
C. 铁粒幼细胞性贫血
D. 巨幼细胞性贫血
E. 珠蛋白生成障碍性贫血

36. 导致维生素 B_{12} 缺乏的因素是

A. 酗酒　B. 全胃切除　C. 甲亢
D. 银屑病　E. 空肠手术

37. 确定溶血存在的实验室检查是
A. Rous 试验　B. 铁染色　C. RDW
D. HB　E. HCT

38. 红细胞寿命($^{51}Cr\ t_{1/2}$)在溶血存在时应
A. <120 天　B. <100 天
C. <70 天　D. <45 天
E. <25 天

39. 血浆游离血红蛋白含量显著增高见于
A. 珠蛋白生成障碍性贫血
B. 自身免疫性溶血性贫血
C. 血管内溶血
D. 血管外溶血
E. 红细胞膜缺陷性溶血性贫血

40. 血浆游离血红蛋白测定的原理是利用血红蛋白具有类过氧化物酶活性的特点，催化 H_2O_2 释放新生态氧，使
A. 联苯胺氧化显色
B. 邻甲苯胺氧化显色
C. 还原酚酞氧化显色
D. 无色孔雀绿氧化显色
E. 愈创木酯氧化显色

41. MCV 降低的贫血是
A. 再生障碍性贫血
B. 骨髓病性贫血
C. 珠蛋白生成障碍性贫血
D. 混合性贫血
E. 铁粒幼细胞性贫血

42. MCV 正常见于
A. 化疗后
B. 早期缺铁
C. 肝脏病
D. 骨髓增生异常综合征
E. 红细胞碎片

43. 诊断 PNH 的确诊试验是
A. 酸化血清溶血试验
B. 红细胞渗透脆性试验
C. 自身溶血试验
D. 蔗糖溶血试验
E. 酸化甘油溶血试验

44. 鉴别缺铁性贫血与铁粒幼细胞性贫血的试验是
A. 血清铁和转铁蛋白饱和度
B. 血清铁和骨髓铁染色
C. 铁染色和转铁蛋白饱和度
D. 血清铁和总铁结合力
E. 总铁结合力和转铁蛋白饱和度

45. 如果血片发现红细胞形态偏小，中心浅染区扩大，铁染色细胞内、外铁均减少，为进一步确诊，应进行的检查是
A. 红细胞寿命测定
B. 铁代谢检查
C. 血红蛋白电泳
D. 叶酸、维生素 B_{12} 测定
E. 酸化血清溶血试验

46. 外周血三系减少，而骨髓增生明显活跃，以下<u>错误</u>的是
A. 巨幼细胞贫血
B. 早幼粒细胞性白血病
C. 颗粒增多的早幼粒细胞白血病
D. 阵发性睡眠性血红蛋白尿
E. 再生障碍性贫血

47. 缺铁性贫血与慢性感染性贫血鉴别要点是
A. 血清铁测定
B. 小细胞低色素性贫血
C. 红细胞内游离原卟啉测定
D. 骨髓细胞外铁
E. 骨髓红细胞内铁

48. 骨髓检验能确定的疾病是
A. 珠蛋白生成障碍性贫血
B. 急性再生障碍性贫血
C. 自身免疫性贫血
D. 巨幼细胞贫血
E. DIC

49. 急性再生障碍性贫血骨髓增生
A. 极度减低　B. 增生活跃

C. 明显活跃　　D. 极度活跃
E. 增生无规律

50. 调节红细胞生成的是
A. 维生素 B_{12} 含量　　B. 叶酸含量
C. 铁含量　　D. 钙含量
E. 促红细胞生成素

51. DNA 合成障碍性贫血为
A. 增生不良性贫血
B. 溶血性贫血
C. 缺铁性贫血
D. 巨幼细胞贫血
E. 珠蛋白生成障碍性贫血

52. 大细胞性贫血是
A. 再生障碍性贫血
B. 缺铁性贫血
C. 溶血性贫血
D. 恶性贫血
E. 珠蛋白生成障碍性贫血

53. 红细胞生成减少所致的贫血不包括
A. 红细胞酶缺陷性贫血
B. 缺铁性贫血
C. 铁粒幼细胞性贫血
D. 营养性巨幼细胞贫血
E. 再生障碍性贫血

54. 溶血性贫血
A. 红细胞 DNA 合成障碍
B. 红细胞寿命缩短
C. 维生素 B_{12} 缺乏
D. 红细胞表面积与体积的比值增大
E. 促红细胞生成素缺乏

55. 发病病因或诱因与氯霉素有关的是
A. 巨幼细胞贫血
B. 缺铁性贫血
C. 再生障碍性贫血
D. 珠蛋白生成障碍性贫血
E. 血红蛋白 E 病

56. 叶酸缺乏时，下列检验结果正确的是
A. 血清叶酸＜13μg/L
B. 叶酸吸收试验，尿排出＞26%，粪排出＜60%
C. 组织胺负荷试验，测尿亚胺甲基谷氨酸＜1g/24h
D. 红细胞叶酸＞50μg/L
E. 外周血粒细胞出现巨型杆状核和核分叶过多

57. 与维生素 B_{12} 缺乏无关的疾病是
A. 家族性维生素 B_{12} 吸收不良症
B. 遗传性转钴铵Ⅱ缺乏症
C. 甲基丙二酸尿症
D. 先天性叶酸代谢障碍
E. 佝偻病

58. 下列 AML-M_2 的常见染色体是
A. t(15;17)(q22;q21)
B. t(8;21)(q22;q22)
C. t(9;22)(q34;q22)
D. t(8;14)(q24;q32)
E. inv(16)(p13;q22)

59. AML-M_3 特有的遗传标志是
A. t(8;14)(q24;q32)
B. inv(16)(p13;q22)
C. t(8;21)(q22;q22)
D. t(15;17)(q22;q21)
E. t(9;22)(q34;q11)

60. AML-M_3 的典型免疫标志是
A. CD14 阳性
B. CD19 阳性
C. CD13、CD33 阳性，CD34、HLA-DR 阴性
D. HLA-DR 阴性
E. CD34 阴性

61. 慢性粒细胞白血病 Ph 染色体阳性的检出率为
A. 20%～30%　　B. 30%～40%
C. 50%～60%　　D. 70%～80%
E. 90%～95%

62. 慢性粒细胞白血病 Ph 染色体典型易位是
A. t(8;21)(q22;q22)

B. t(15;17)(q22;q21)
C. inv(16)(q13;q22)
D. t(9;22)(q34;q11)
E. t(8;14)(q24;q32)

63. 多发性骨髓瘤最常见的 M 蛋白类型是
A. IgE 型 B. IgD 型 C. IgA 型
D. 轻链型 E. IgG 型

64. 原发性巨球蛋白血症大量增多的单克隆巨球蛋白是
A. IgG B. IgM C. IgA
D. IgE E. IgD

65. 引起传染性单核细胞增多症的病毒是
A. 疱疹病毒 B. 肝炎病毒
C. EB 病毒 D. 流感病毒
E. 麻疹病毒

66. 传染性单核细胞增多症血清中存在的嗜异性抗体属于
A. IgM B. IgE C. IgD
D. IgG E. IgA

67. 传染性单核细胞增多症血清学检查正确的是
A. 冷凝集试验阳性
B. 嗜异性凝集试验阳性
C. 肥达反应阳性
D. 类风湿性因子阳性
E. EBV 抗体阴性

68. 下述中枢神经系统白血病诊断标准正确的是
A. 脑脊液涂片可见到白血病细胞
B. 无中枢神经系统症状和体征
C. 脑脊液压力不增高
D. 脑脊液白细胞数<0.01×10^9/L
E. 潘氏试验阴性

69. 采用发色底物法测定抗凝血酶的过程中，剩余的凝血酶作用于发色底物释出的显色基团是
A. 硝普钠 B. 硝酸铵
C. 对硝基苯酚 D. 二硝基苯胺
E. 二硝基氯苯

70. 作用于发色底物 Chromozym PCA，释放显色基团 PNA 的物质是
A. PC B. PS C. TFPI
D. t-PA E. APC

71. 血管壁单层内皮细胞可合成和贮存多种活性蛋白，下列属于其中之一的是
A. 尿激酶(UK)
B. 血管性血友病因子(vWF)
C. C-反应蛋白(CRP)
D. 蛋白 C
E. 糖蛋白(GP)

72. 血小板膜糖蛋白 GPⅤ的主要功能是
A. ADP 的受体
B. 胶原的受体
C. 凝血酶的受体
D. 肾上腺素的受体
E. 凝血酶敏感蛋白(TSP)的受体

二、以下提供若干组考题，每组考题共同在考题前列出 A、B、C、D、E 五个备选答案。请从中选择一个与考题关系最密切的答案，并在答题卡上将相应题号的相应字母所属的方框涂黑。每个备选答案可能被选择一次、多次或不被选择。

B 型题

（73～77 题共用备选答案）
A. 肝脏造血期和骨髓造血期内
B. 中胚叶造血期内
C. 骨髓造血期内
D. 肝脏造血期内
E. 中胚叶造血期和肝脏造血期内

73. 人胚发育的第 4 周在胚胎期中处于
74. 人胚发育的第 5 周在胚胎期中处于
75. 人胚发育的第 10 周在胚胎期中属于
76. 人胚发育的第 6 个月在胚胎期中属于

77. 人胚发育的第 8 个月在胚胎期中属于

（78～82 题共用备选答案）

A. HGF
B. EPO
C. TPO
D. CSF-M
E. CSF-GM

78. 粒-单核细胞集落刺激因子的英文缩写是
79. 血小板生成素的英文缩写是
80. 单核细胞集落刺激因子的英文缩写是
81. 造血生长因子的英文缩写是
82. 促红细胞生成素的英文缩写是

（83～87 题共用备选答案）

A. SCF
B. TNF-β
C. ILs
D. TGF-β
E. CSF

83. 干细胞因子的英文缩写是
84. 转化生长因子 β 的英文缩写是
85. 集落刺激因子的英文缩写是
86. 白细胞介素的英文缩写是
87. 肿瘤坏死因子 β 的英文缩写是

（88～92 题共用备选答案）

A. 是主要的造血抑制因子，对血细胞生长的抑制作用是阻止细胞进入 S 期
B. 刺激造血干细胞使之形成红系祖细胞及以后各阶段细胞
C. 在造血调控中的作用同 TNF
D. 能与其他因子协同抑制造血，能抑制 CFU-GEMM、CFU-GM、BFU-E 等的生长
E. 可抑制造血干细胞的增殖，使造血干细胞处于 G_0 期，但不影响肿瘤细胞的细胞周期

88. 转化生长因子 β
89. 肿瘤坏死因子 α
90. 干扰素 α、β
91. 趋化因子
92. 促红细胞生成素

（93～97 题共用备选答案）

A. 在细胞发育的早期，作用于造血细胞，刺激其生长和分化，并能促进肥大细胞生长
B. 与 IL-3 或 IL-2 协同刺激干细胞 $CD34^+$ Lin 生长，与 IL-7 协同刺激前 B 细胞生长
C. 刺激巨核细胞祖细胞的增殖和分化，促进胚胎干细胞的增殖
D. 能刺激红系、粒系、单核系、巨核系和嗜酸系祖细胞增殖、分化并形成集落的多集落造血生长因子
E. 促进粒系祖细胞的增殖和分化并形成集落，诱导某些白血病细胞株分化成熟

93. 粒-单核细胞集落刺激因子的作用包括
94. 粒细胞集落刺激因子的作用包括
95. 白血病抑制因子的作用包括
96. 多系集落刺激因子的作用包括
97. 干细胞因子的作用包括

（98～102 题共用备选答案）

A. 表示易位
B. 表示倒位
C. 表示等臂染色体
D. 表示插入
E. 表示增加

98. ins
99. iso
100. ＋
101. t
102. inv

（103～107 题共用备选答案）

A. del(14)(q22;q23)
B. t(9;22)(q34;q11)
C. t(8;14)(q24;q32)
D. t(8;21)(q22;q22)
E. t(15;17)(q22;q21)

103. CML 常出现的染色体畸形是
104. HCL 常出现的染色体畸形是
105. AML-M_2 常出现的染色体畸形是
106. ALL-L_3 常出现的染色体畸形是
107. AML-M_3 常出现的染色体畸形是

（108～110 题共用备选答案）

A. BCR-ABL

B. AML-MTG8
C. DEK-CAN
D. PML-RARa
E. MLL-ENL

108. CML 常出现的融合基因是
109. AML-M_3 常出现的融合基因是
110. AML-M_{2B}常出现的融合基因是

（111～113 题共用备选答案）

A. ADP
B. vWF
C. 胶原酶
D. 胶原
E. 凝血酶调节蛋白(TM)

111. 血小板 α 颗粒中含有
112. 血小板致密颗粒中含有
113. 血小板溶酶体颗粒中含有

参考答案

1. D	2. C	3. E	4. D	5. E	6. A	7. A	8. C	9. D
10. C	11. C	12. E	13. E	14. E	15. A	16. B	17. D	18. C
19. D	20. D	21. C	22. A	23. D	24. A	25. B	26. E	27. A
28. A	29. B	30. D	31. B	32. E	33. B	34. E	35. D	36. B
37. A	38. E	39. C	40. A	41. C	42. B	43. A	44. B	45. B
46. E	47. D	48. D	49. A	50. E	51. D	52. D	53. A	54. B
55. C	56. E	57. D	58. B	59. D	60. C	61. E	62. D	63. E
64. B	65. C	66. A	67. B	68. A	69. C	70. E	71. B	72. C
73. B	74. B	75. D	76. A	77. C	78. E	79. C	80. D	81. A
82. B	83. A	84. D	85. E	86. C	87. B	88. A	89. D	90. C
91. E	92. B	93. D	94. E	95. C	96. A	97. B	98. D	99. C
100. E	101. A	102. B	103. B	104. A	105. D	106. C	107. E	108. A
109. D	110. B	111. B	112. A	113. C				

专业知识

一、以下每一道题下面有 A、B、C、D、E 五个备选答案，请从中选择一个最佳答案，并在答题卡上将相应题号的相应字母所属的方框涂黑。

A1/A2 型题

1. 临床血液学的研究对象来源于
   A. 血液和造血组织的原发性血液病和非血液病所致的继发性血液病
   B. 多器官衰竭
   C. 呼吸系统疾病
   D. 神经系统疾病
   E. 消化系统疾病

2. 以下疾病属于临床血液学的研究内容的是
   A. 原发性脑出血　B. 脊髓血管病
   C. 脉管炎　D. 原发性脑栓塞
   E. 组织细胞病

3. 血液系统疾病合并非血液病的是
   A. 感染合并类白血病
   B. 伤寒合并白细胞减少
   C. 巨幼细胞贫血合并周围神经炎
   D. 肾功能衰竭合并出血
   E. 严重感染合并弥散性血管内凝血

4. 可以<u>不进行</u>骨髓检查的疾病是
   A. 血清病

B. 不明原因的发热、肝脾肿大
C. 白血病
D. 溶血性贫血
E. 败血症

5. 通过骨髓检查可以提高诊断阳性率的寄生虫病是
A. 黑热病　B. 血吸虫病　C. 绦虫病
D. 丝虫病　E. 旋毛虫病

6. 在骨髓增生程度分级标准中，有核细胞与成熟红细胞的比值为 1∶20 时，属于
A. 增生极度活跃　B. 增生明显活跃
C. 增生活跃　D. 增生减低
E. 增生极度减低

7. 对增生极度减低的骨髓片，可计数
A. 50 个有核细胞　B. 100 个有核细胞
C. 200 个有核细胞　D. 300 个有核细胞
E. 400 个有核细胞

8. 粒红比值是指
A. 成熟粒细胞与成熟红细胞数量之比
B. 各阶段粒细胞百分率总和与各阶段有核红细胞百分率总和之比
C. 各阶段粒细胞百分率总和与各阶段红细胞百分率总和之比
D. 幼稚阶段粒细胞百分率总和与有核红细胞百分率总和之比
E. 原始粒细胞与原始红细胞之比

9. 正常骨髓象的粒红比值应为
A. 1∶1　B. (1～2)∶1
C. (2～3)∶1　D. (2～4)∶1
E. 5∶1

10. 正常骨髓象应具备以下条件，但<u>除外</u>
A. 有核细胞增生活跃
B. 各系、各阶段有核细胞所占百分比基本在正常参考范围内
C. 核被膜、染色质、核仁和核骨架结构完整
D. 各种血细胞形态无明显异常
E. 无寄生虫和明显异常细胞

11. 骨髓象显示有核细胞增生极度活跃的疾病是
A. 慢性粒细胞白血病
B. 慢性淋巴细胞白血病
C. 骨髓增生异常综合征
D. 巨幼细胞贫血
E. 阵发性睡眠性血红蛋白尿症

12. 传染性单核细胞增多症患者骨髓象有核细胞增生程度属于
A. 增生极度活跃　B. 增生明显活跃
C. 增生活跃　D. 增生减低
E. 增生极度减低

13. 骨髓象分析显示粒红比值增加的疾病是
A. 真性红细胞增多症
B. 原发性血小板减少性紫癜
C. 传染性单核细胞增多症
D. 多发性骨髓瘤
E. 粒细胞白血病

14. 骨髓象分析显示粒红比值正常的贫血是
A. 缺铁性贫血
B. 巨幼细胞贫血
C. 铁粒幼细胞性贫血
D. 溶血性贫血
E. 再生障碍性贫血

15. 骨髓象分析显示粒红比值降低的疾病是
A. 纯红细胞再生障碍性贫血
B. 红白血病
C. 类白血病反应
D. 骨髓纤维化
E. 原发性血小板增多症

16. 骨髓象以中性中幼粒细胞增多为主的疾病是
A. 急性粒细胞白血病
B. 急性粒-单细胞白血病
C. 慢性粒细胞白血病
D. 汞中毒
E. 粒细胞缺乏症恢复期

17. 骨髓象以原始红细胞和早幼红细胞增多为主的疾病是
A. 真性红细胞增多症

B. 急性失血性贫血
C. 溶血性贫血
D. 骨髓增生异常综合征
E. 急性红血病

18. 骨髓象中铁粒幼红细胞增多的疾病是
A. 骨髓增生异常综合征
B. 急性红白血病
C. 急性红血病
D. 缺铁性贫血
E. 急性失血性贫血

19. 铅中毒时骨髓象中红系细胞变化可见
A. 以原始红细胞和早幼红细胞增多为主
B. 以中幼红细胞和晚幼红细胞增多为主
C. 巨幼红细胞或巨幼样变增多
D. 铁粒幼红细胞增多
E. 破碎红细胞增多

20. 巨核细胞减少见于
A. Evans 综合征
B. 脾功能亢进
C. 原发性血小板减少性紫癜
D. 急性白血病
E. 急性血管内溶血

21. 骨髓象以原始及幼稚单核细胞增多为主的疾病是
A. 单核细胞型类白血病
B. 慢性单核细胞白血病
C. 急性单核细胞白血病
D. 慢性粒细胞白血病
E. 慢性粒-单细胞白血病

22. 慢性淋巴细胞白血病的骨髓象特点是
A. 以原始淋巴细胞增多为主
B. 以幼稚淋巴细胞增多为主
C. 以成熟淋巴细胞增多为主
D. 以成熟浆细胞增多为主
E. 以幼稚淋巴细胞减少为主

23. 属于细胞核形态异常改变的是
A. Pelger-Huët 异常
B. Chediak-Higashi 畸形
C. Alder-Reilly 畸形
D. May-Hegglin 畸形
E. Howell-Jolly 小体

24. 在细胞质中出现紫红色非特异性的嗜天青颗粒的粒细胞是
A. 原始粒细胞　　B. 早幼粒细胞
C. 中幼粒细胞　　D. 晚幼粒细胞
E. 杆状核粒细胞

25. 下列疾病中存在骨髓细胞核质发育<u>不平衡</u>的是
A. 缺铁性贫血
B. 免疫性溶血性贫血
C. 失血性贫血
D. 再生障碍性贫血
E. 阵发性睡眠性血红蛋白尿症

26. 异常骨髓细胞形态变化中，属于红细胞形态异常的是
A. Auer 小体　　B. Cabot 环
C. Russell 小体　　D. Döhle 小体
E. May-Hegglin 畸形

27. 在正常骨髓象中，在 1.5cm×3cm 的片膜上，数量最少的巨核细胞是
A. 原始巨核细胞
B. 幼稚巨核细胞
C. 颗粒巨核细胞
D. 产血小板巨核细胞
E. 裸核

28. 中性杆状核粒细胞，胞核凹陷程度超过核假设直径的
A. 1/2　　B. 1/3　　C. 1/4
D. 1/5　　E. 1/6

29. 成熟中性粒细胞过氧化物酶活性增高见于
A. 急性粒细胞白血病
B. 慢性粒细胞白血病
C. 急性单核细胞白血病
D. 急性淋巴细胞白血病
E. 骨髓增生异常综合征

30. 成熟中性粒细胞过氧化物酶活性减低见于
A. 放射病

B. 化脓性感染
C. 再生障碍性贫血
D. 急性淋巴细胞白血病
E. 慢性淋巴细胞白血病

31. 正常血细胞的染色反应中，碱性磷酸酶染色阳性见于
A. 成熟中性粒细胞
B. 成熟淋巴细胞
C. 成熟嗜酸性粒细胞
D. 成熟嗜碱性粒细胞
E. 成熟单核细胞

32. 成熟中性粒细胞碱性磷酸酶积分值计算应在油镜下计数成熟中性粒细胞
A. 10个　B. 20个　C. 50个
D. 100个　E. 1000个

33. 中性晚幼粒细胞碱性磷酸酶染色呈阳性反应的疾病是
A. 慢性粒细胞白血病
B. 类白血病反应
C. 急性粒细胞白血病
D. 急性单核细胞白血病
E. 阵发性睡眠性血红蛋白尿症

34. 碱性磷酸酶染色积分值增高见于
A. 真性红细胞增多症
B. 继发性红细胞增多症
C. 骨髓增生异常综合征
D. 红白血病
E. 镰状细胞贫血

35. 碱性磷酸酶染色积分值减低见于
A. 感染
B. 再生障碍性贫血
C. 严重型嗜酸性粒细胞增多症
D. 骨髓纤维化
E. 原发性血小板增多症

36. 感染时碱性磷酸酶染色结果的特点是
A. 积分值无明显变化
B. 细菌性感染时积分值减低
C. 病毒性感染时积分值增高
D. 慢性感染时积分值高于急性感染
E. 球菌性感染积分值高于杆菌性感染

37. 可以用来鉴别阵发性睡眠性血红蛋白尿症与再生障碍性贫血的化学染色是
A. 过氧化物酶染色
B. 过碘酸-雪夫反应
C. 碱性磷酸酶染色
D. 碱性α-丁酸萘酚酯酶染色
E. 酸性磷酸酶染色

38. 可以用来鉴别真性红细胞增多症与继发性红细胞增多症的化学染色是
A. 碱性α-丁酸萘酚酯酶染色
B. 氯乙酸AS-D萘酚酯酶染色
C. α-乙酸萘酚酯酶染色
D. 酸性磷酸酶染色
E. 碱性磷酸酶染色

39. 再生障碍性贫血时碱性磷酸酶染色积分值变化特点是
A. 病情严重时积分值增高，病情好转时积分值可下降，完全缓解时积分值可恢复到正常
B. 病情严重时积分值减低，病情好转时积分值可增高，完全缓解时积分值可恢复到正常
C. 病程各阶段积分值均正常
D. 病程各阶段积分值均增高
E. 病程各阶段积分值均减低

40. 氯乙酸AS-D萘酚酯酶染色鉴别急性白血病类型的原理是
A. 粒细胞系统各阶段细胞多呈阳性反应，此反应不被氟化钠抑制
B. 粒细胞系统各阶段细胞多呈阳性反应，单核细胞为阴性反应
C. 单核细胞系统各阶段细胞多呈阳性反应，此反应不被氟化钠抑制
D. 淋巴细胞呈弱阳性反应，此反应不被氟化钠抑制
E. 淋巴细胞呈阳性反应，此反应不被氟化钠抑制

41. α-乙酸萘酚酯酶染色中阳性反应可以被氟化钠抑制的细胞是

A. 早幼粒细胞　　B. 中幼粒细胞
C. 幼稚红细胞　　D. 幼稚单核细胞
E. 淋巴细胞

42. 急性粒-单核细胞白血病时，α-乙酸萘酚酯酶染色阳性反应特点是
A. 全部原始白血病细胞均呈阴性反应
B. 全部原始白血病细胞均呈阳性反应，并能被氟化钠抑制
C. 全部原始白血病细胞均呈阳性反应，且不被氟化钠抑制
D. 部分原始白血病细胞呈阳性反应，并能被氟化钠抑制，部分白血病细胞呈阴性反应
E. 全部原始白血病细胞均呈阳性反应，部分能被氟化钠抑制，部分不能被氟化钠抑制

43. 乙酸 AS-D 萘酚酯酶染色和氟化钠抑制试验中可以呈阳性反应，被氟化钠抑制的系统是
A. 粒细胞系统
B. 淋巴细胞系统
C. 单核细胞系统
D. 红细胞系统
E. 单核细胞系统和淋巴细胞系统

44. 分化差的原始单核细胞呈阴性，分化好的原始单核细胞呈阳性，阳性反应能被氟化钠抑制，具备上述特点的化学染色是
A. 氟化钠抑制试验
B. 乙酸 AS-D 萘酚酯酶染色
C. α-乙酸萘酚酯酶染色
D. 氯乙酸 AS-D 萘酚酯酶染色
E. 碱性 α-丁酸萘酚酯酶染色

45. 急性单核细胞白血病与恶性组织细胞病鉴别时，碱性 α-丁酸萘酚酯酶染色结果特点是
A. 异常组织细胞可呈阳性，阳性反应被氟化钠抑制
B. 异常组织细胞可呈阳性，阳性反应不被氟化钠抑制
C. 异常组织细胞可呈阳性，部分细胞被氟化钠抑制，部分细胞不被氟化钠抑制
D. 单核系细胞均呈阳性，阳性反应被氟化钠抑制，异常组织细胞呈阴性
E. 单核系细胞大多数呈阳性，阳性反应被氟化钠抑制，异常组织细胞呈阴性

46. 多毛细胞白血病酸性磷酸酶染色为阳性反应，且
A. 可被 L-酒石酸抑制
B. 耐 L-酒石酸的抑制
C. 可被氟化钠抑制
D. 不被氟化钠抑制
E. 可被 L-酒石酸和氟化钠同时抑制

47. 中度贫血时，血红蛋白浓度为
A. 110～91g/L　　B. 90～60g/L
C. 60～50g/L　　D. 50～40g/L
E. 40～31g/L

48. 贫血患者合并贫血性心脏病时，血红蛋白浓度应
A. ≤30g/L　　B. ≤40g/L
C. ≤50g/L　　D. ≤60g/L
E. ≤70g/L

49. 血清铁降低见于
A. 肝脏疾病　　B. 感染
C. 巨幼细胞性贫血　　D. 慢性溶血
E. 铁负荷过重

50. 血清铁增高见于
A. 失血　　B. 营养缺乏
C. 慢性病　　D. 缺铁性贫血
E. 反复输血

51. 缺铁性贫血时，骨髓象显示红系明显增生，以
A. 原始红细胞和早幼红细胞为主
B. 原始红细胞和中幼红细胞为主
C. 中幼红细胞和晚幼红细胞为主
D. 晚幼红细胞和网织红细胞为主
E. 网织红细胞和成熟红细胞为主

52. 缺铁性贫血的骨髓象中，幼红细胞
A. 体积大，血红蛋白饱满
B. 体积大，胞核偏于一侧，胞质中出现颗粒

C. 体积小，胞质量少，血红蛋白着色偏碱
D. 体积小，胞质量不变，细胞核大而疏松
E. 体积、胞质和细胞核无显著改变

53. 缺铁性贫血骨髓铁染色显示铁粒幼红细胞
A. <5% B. <10% C. <15%
D. <20% E. <25%

54. 属于铁粒幼细胞性贫血的特征是
A. 网织红细胞增多
B. 靶形红细胞增多
C. 有核红细胞增多
D. 红细胞的双形性
E. 红细胞的多形性

55. 铁粒幼细胞贫血的骨髓象显示红系明显增生，特别是以
A. 原始红细胞 B. 早幼红细胞
C. 中幼红细胞 D. 晚幼红细胞
E. 网织红细胞

56. 铁粒幼细胞性贫血时环形铁粒幼红细胞增多为本病特征和重要诊断依据，该细胞水平常占幼红细胞的
A. 3% B. 5% C. 9%
D. 10% E. 15%

57. 无巨幼细胞改变的大细胞性贫血是
A. 感染
B. 失血
C. 铁粒幼细胞性贫血
D. 酒精中毒
E. 珠蛋白生成障碍性贫血

58. 再生障碍性贫血时，骨髓病理组织检验显示，造血组织与脂肪组织容积比降低，小于
A. 0.13 B. 0.17 C. 0.25
D. 0.34 E. 0.65

59. 属于血红蛋白病的是
A. 遗传性球形红细胞增多症
B. 遗传性椭圆形红细胞增多症
C. 镰状细胞贫血
D. 遗传性口形红细胞增多症
E. 阵发性睡眠性血红蛋白尿症

60. 属于获得性膜缺陷所致的溶血性贫血是
A. 冷凝集素综合征
B. 溶血性输血反应
C. 行军性血红蛋白尿症
D. 阵发性睡眠性血红蛋白尿症
E. 阵发性冷性血红蛋白尿症

61. 属于获得性物理因素所致的溶血性贫血是
A. 脾功能亢进
B. 微血管病性溶血性贫血
C. 镰状细胞贫血
D. 丙酮酸激酶缺乏症
E. 球形红细胞增多症

62. 在溶血存在时，水平降低的参数是
A. 网织红细胞绝对值
B. 异形红细胞
C. 嗜多色性红细胞
D. 血清结合珠蛋白
E. 血清乳酸脱氢酶

63. RDW 增加的贫血是
A. 再生障碍性贫血
B. 急性失血
C. 珠蛋白生成障碍性贫血
D. 酶缺陷所致的贫血
E. 铁粒幼细胞性贫血

64. MCV 增加见于
A. 骨髓增生异常综合征
B. 免疫性贫血
C. 骨髓增生低下
D. 珠蛋白生成障碍性贫血
E. 早期缺铁

65. 血浆高铁血红素白蛋白测定结果阳性见于
A. 蚕豆病
B. G6PD-CNSHA
C. 珠蛋白生成障碍性贫血
D. 温抗体型自身免疫性溶血性贫血
E. 冷凝集素综合征

66. 血红蛋白随尿排出时，血浆中游离血红蛋白应超过
A. 200mg/L B. 500mg/L

C. 800mg/L　　D. 1000mg/L
E. 1500mg/L

67. 不出现血红蛋白尿的疾病是
A. 血型不合的输血　B. 大面积烧伤
C. 蚕豆病　D. 溶血性中毒症
E. 缺铁性贫血

68. 下列疾病中属于血管外溶血的是
A. 阵发性睡眠性血红蛋白尿症
B. 自身免疫性溶血性贫血
C. 血红蛋白病
D. 心源性溶血性贫血
E. 脾功能亢进

69. 下列细胞形态中靶形红细胞多见于
A. 缺铁性贫血
B. 巨幼细胞贫血
C. 阵发性睡眠性血红蛋白尿症
D. 蚕豆病
E. 珠蛋白生成障碍性贫血

70. 下列不符合溶血性贫血实验室诊断的是
A. 血红蛋白降低
B. 外周血网织红细胞计数增高
C. 血液总胆红素、间接胆红素增高
D. 尿胆红素阳性
E. 骨髓有核红细胞明显增高

71. 下列不符合缺铁性贫血实验室诊断的是
A. MCV、MCH均减低
B. 血清铁减低
C. 铁染色显示细胞内、外铁均增高
D. 血清铁蛋白减低
E. 转铁饱和度降低

72. 下列不符合急性再障的骨髓象特点的是
A. 骨髓有核细胞增生活跃
B. 骨髓红、粒、巨三系均减低
C. 淋巴细胞明显增高
D. 网状细胞、浆细胞明显增多
E. 骨髓小粒呈空网状结构

73. 原发性再障的诊断依据中错误的是
A. 网织红细胞减少
B. 全血细胞减少
C. 一般无肝、脾、淋巴结肿大
D. 骨髓有核细胞增生减低
E. 骨髓巨核细胞增生成熟障碍

74. 下列组合中错误的是
A. PNH——酸化血清溶血试验阳性
B. 遗传性球形红细胞增多症——红细胞渗透脆性试验增加
C. 蚕豆病——高铁血红蛋白还原率降低
D. 不稳定血红蛋白病——异丙醇试验阳性
E. 自身免疫性溶血性贫血——抗人球蛋白试验阴性

75. 下列属于小细胞低色素性贫血的是
A. MCV 80fl、MCH 30pg、MCHC 375g/L
B. MCV 95fl、MCH 38pg、MCHC 388g/L
C. MCV 70fl、MCH 34pg、MCHC 368g/L
D. MCV 69fl、MCH 24pg、MCHC 295g/L
E. MCV 85fl、MCH 36pg、MCHC 375g/L

76. 下列贫血中可以通过骨髓涂片诊断的是
A. 巨幼细胞贫血
B. 缺铁性贫血
C. 再生障碍性贫血
D. 血红蛋白病
E. 自身免疫性溶血性贫血

77. 增生性贫血的血象中不出现
A. 镰刀形红细胞
B. Cabot环
C. Howell-Jolly小体
D. 嗜多色性红细胞
E. 点彩红细胞

78. 细胞外铁呈阴性，铁粒幼红细胞占13%，可能是
A. 正常骨髓铁粒染色
B. 溶血性贫血
C. 难治性贫血
D. 珠蛋白生成障碍性贫血
E. 缺铁性贫血

79. 增生性贫血时

A. 血片中不可见形态、染色正常的红细胞
B. 外周血红细胞、血红蛋白减低
C. 血片中原粒细胞>5%
D. 外周血网织红细胞<5%
E. 巨核细胞减少

80. 确定缺铁性贫血最有意义的是
A. 血清铁减低
B. 血清总铁结合力增高
C. 骨髓细胞外铁缺乏
D. 骨髓铁粒幼红细胞减少
E. 骨髓增生活跃

81. 缺铁性贫血可以出现
A. 红细胞苍白区缩小
B. 血清转铁蛋白饱和度<15%
C. 血清总铁结合力减低
D. 铁蛋白>12μg/L
E. 尿含铁血黄素试验阳性

82. 铁粒幼细胞性贫血可以出现
A. 转铁蛋白饱和度增高
B. 血清铁减少
C. 血清总铁结合力增高
D. 血浆铁转换率减少
E. 尿含铁血黄素试验阳性

83. 铁粒幼细胞性贫血时
A. 组织铁储量增多
B. 铁利用不良
C. 血清铁缺乏
D. 丙酮酸激酶缺陷
E. 缺乏叶酸

84. 铁粒幼细胞性贫血可以出现
A. 血红蛋白增多
B. 见"双形性"红细胞
C. 中性粒细胞减少
D. 网织红细胞减少
E. 红细胞体积增大呈球状

85. 巨幼细胞性贫血实验室可见到以下表现
A. 中性粒细胞核左移
B. MCV 110~160fl、MCH 33~50pg、MCHC 0.32~0.35
C. 血清铁缺乏
D. 珠蛋白生成障碍
E. G6PD 缺乏

86. 早期缺铁性贫血时，可见
A. 有贫血，血清铁正常，转铁蛋白饱和度正常
B. 无贫血，血清铁减低，总铁结合力降低
C. 有贫血，血清铁减低，转铁蛋白饱和度升高
D. 有贫血，血清铁减低，转铁蛋白饱和度降低
E. 无贫血，血清铁减低，转铁蛋白饱和度降低

87. 血清铁减低见于
A. 溶血性贫血
B. 缺铁性贫血
C. 铁粒幼细胞性贫血
D. 含铁血黄素沉着症
E. 珠蛋白生成障碍性贫血

88. 正细胞正色素性贫血见于缺铁性贫血的
A. 缺铁潜伏期
B. 缺铁初期
C. 缺铁性贫血各期均不可见
D. 重度缺铁性贫血期
E. 早期缺铁性贫血

89. 患者男性，25 岁。急淋经治疗后骨髓象：原始淋巴细胞 1%，幼稚淋巴细胞 2%，粒系、红系及巨核细胞系基本正常。外周血象：血红蛋白 110g/L，血小板 113×10^9/L，血涂片未见原始及幼稚淋巴细胞。临床一般情况良好。该患者目前处于
A. 部分缓解期
B. 未缓解前
C. 完全缓解期
D. 复发期
E. 中枢神经系统白血病期

90. 血涂片及骨髓中篮细胞多见的白血病是
A. AML-M_2 B. ALL C. AML-M_3
D. AML-M_4 E. AML-M_5

91. 对 ALL-L_3 的白血病细胞形态特点描述正确的是
A. 胞质深蓝,空泡呈蜂窝状
B. 核染色质较粗
C. 以大细胞为主,大小不一致
D. 核仁小而不清楚
E. 以小细胞为主,大小较一致

92. AML-M_1 骨髓中最多见的原始细胞是
A. 原始淋巴细胞 B. 原始单核细胞
C. 原始红细胞 D. 原始粒细胞
E. 原始巨核细胞

93. 在 FAB 分型中,M_{2A} 骨髓中原始粒细胞的百分数(NEC)是
A. 10%~30% B. 20%~70%
C. 30%~89% D. 30%~80%
E. 40%~70%

94. AML-M_{2A} 骨髓白血病细胞的特点是
A. 以原始粒细胞增多为主
B. 以幼稚单核细胞增多为主
C. 异常中性中幼粒细胞增多
D. 幼稚淋巴细胞增多
E. 原始及幼稚巨核细胞增多

95. 最容易并发 DIC 的白血病是
A. AML-M_1 B. AML-M_3
C. AML-M_4Eo D. CML
E. ALL

96. 原始细胞内不会见到 Auer 小体的白血病是
A. AML-M_1 B. AML-M_{2A}
C. AML-M_3 D. AML-M_5
E. ALL

97. 下列符合 AML-M_4 描述的是
A. 粒、淋巴两系同时增生
B. 粒、单核两系同时增生
C. 淋巴、单核两系同时增生
D. 淋巴、红系两系同时增生
E. 粒、巨核两系同时增生

98. 下列符合 AML-M_4Eo 骨髓象特点的是
A. 嗜酸性粒细胞增多
B. 嗜碱性粒细胞增多
C. 组织嗜碱细胞增多
D. 浆细胞增多
E. 淋巴细胞增多

99. AML-M_{5A} 血涂片及骨髓中最多见的原始及幼稚细胞是
A. 幼稚单核细胞 B. 幼稚淋巴细胞
C. 原始单核细胞 D. 原始淋巴细胞
E. 早幼粒细胞

100. AML-M_{5B} 骨髓中原始单核细胞应
A. <30% B. <40% C. <60%
D. <70% E. <80%

101. AML-M_{5A} 骨髓中原始单核细胞(NEC)百分数应
A. >30% B. >50% C. >60%
D. >80% E. >90%

102. AML-M_6 血涂片及骨髓中幼红细胞常见的形态学异常是
A. 巨幼样改变
B. Howell-Jolly 小体
C. 嗜碱性点彩红细胞
D. 核染色质明显固缩
E. 细胞质嗜碱性增强

103. AML-M_6 红白血病期骨髓中增生明显的是
A. 网织红细胞 B. 原始红细胞
C. 早幼红细胞 D. 中晚幼红细胞
E. 异形红细胞

104. 患者男性,21 岁。发热、鼻出血,血红蛋白 85g/L,脾左肋缘下 5cm,骨髓增生明显活跃,红细胞系统占 61%,幼红细胞呈巨幼样变,原始粒细胞 34%,该患者最可能的诊断是
A. 巨幼细胞贫血
B. AML-M_1
C. AML-M_6
D. 铁粒幼细胞性贫血
E. 溶血性贫血

105. AML-M_7＞30％的原始或幼稚细胞是
A. 颗粒型巨核细胞
B. 产板型巨核细胞
C. 裸核巨核细胞
D. 幼稚巨核细胞
E. 原始巨核细胞

106. AML-M_7 未成熟型主要增多的巨核细胞是
A. 产板型巨核细胞
B. 原始巨核细胞
C. 裸核巨核细胞
D. 颗粒型巨核细胞
E. 幼稚巨核细胞

107. 慢性粒细胞白血病白细胞总数为
A. 正常　B. 显著减低
C. 轻度增高　D. 轻度减低
E. 显著增高

108. 慢性粒细胞白血病的特征之一是
A. 晚幼红细胞增多
B. 嗜碱性粒细胞增多
C. 淋巴细胞增多
D. 网织红细胞增多
E. 组织嗜碱细胞增多

109. 慢性粒细胞白血病的贫血类型是
A. 小细胞低色素性贫血
B. 正细胞正色素性贫血
C. 单纯小细胞性贫血
D. 大细胞性贫血
E. 双相性贫血

110. 有关慢性粒细胞白血病外周血象特点说法正确的是
A. 发病初期即出现血小板进行性减少
B. 嗜酸性粒细胞减少
C. 可见各阶段粒细胞，以中性中、晚幼粒细胞为主
D. 发病初期即出现血红蛋白明显减少
E. 原始粒细胞大于10％

111. 下述慢性粒细胞白血病慢性期骨髓特点**错误**的是
A. 原始粒细胞≤10％
B. 嗜碱性粒细胞增多
C. 骨髓增生减低
D. NAP积分明显降低或消失
E. 粒系增生以中、晚幼粒和杆状核为主

112. 下述慢性粒细胞白血病加速期说法**错误**的是
A. 不明原因的发热，贫血，出血加重
B. 脾脏进行性肿大
C. 外周血嗜碱性粒细胞＞20％
D. 传统的抗慢粒药物治疗无效
E. 血中及(或)骨髓中原始粒细胞＜10％

113. 慢性粒细胞白血病患者近期出现不明原因的发热，贫血，出血加重，脾脏进行性肿大，外周血嗜碱性粒细胞占25％，该病例的分期在
A. 急变期(慢粒急粒变)
B. 急变期(慢粒急淋变)
C. 慢性期
D. 加速期
E. 急变期(慢粒急单变)

114. 慢性粒细胞白血病患者出现高热，抗生素治疗无效，出血加重，骨骼疼痛，外周血原始粒细胞＋早幼粒细胞占38％，该患者疾病的分期在
A. 急变期(慢粒急粒变)
B. 加速期
C. 慢性期
D. 急变期(慢粒急淋变)
E. 急变期(慢粒急单变)

115. 慢性粒细胞白血病患者近期出现高热，乏力，脾脏明显增大，贫血加重，骨髓中原始淋巴细胞＋幼稚淋巴细胞占27％，该病例的分期在
A. 加速期
B. 急变期(慢粒急淋变)
C. 急变期(慢粒急单变)
D. 慢性期
E. 急变期(慢粒急粒变)

116. 慢性粒细胞白血病患者近来脾脏明显肿

大，发热，贫血加重，骨髓中原始单核+幼稚单核细胞占29%，该病例的分期在
A. 急变期(慢粒急淋变)
B. 慢性期
C. 急变期(慢粒急单变)
D. 加速期
E. 急变期(慢粒急粒变)

117. 对慢性淋巴细胞白血病血常规特点描述正确的是
A. 红细胞和血小板减少为早期表现
B. 白细胞总数常减低
C. 篮细胞明显增多
D. 淋巴细胞<30%
E. 绝对不见原始及幼稚淋巴细胞

118. 慢性淋巴细胞白血病骨髓中显著增多的细胞是
A. 异常淋巴细胞 B. 原始淋巴细胞
C. 幼稚淋巴细胞 D. 淋巴细胞
E. 单核细胞

119. 浆细胞白血病外周血涂片分类特点是
A. 异常淋巴细胞增多
B. 浆细胞增多，>20%
C. 少见浆细胞
D. 淋巴细胞增多
E. 不见浆细胞

120. 浆细胞白血病血象及骨髓象描述<u>不正确</u>的是
A. 白细胞总数多升高
B. 血小板计数多减少
C. 骨髓增生极度或明显活跃
D. 各阶段异常浆细胞明显增生
E. 浆细胞形态正常，不见原始及幼稚浆细胞

121. 浆细胞白血病与多发性骨髓瘤的鉴别点是
A. 骨髓增生程度
B. 贫血的类型
C. 外周血片分类浆细胞>20%
D. 血小板计数
E. 血沉

122. 下述<u>不符合</u>慢性淋巴细胞白血病诊断标准的是
A. 白细胞总数>10×10^9/L
B. 骨髓中以原始及幼稚淋巴细胞为主
C. 外周血以成熟淋巴细胞为主
D. 骨髓增生明显活跃或极度活跃，淋巴细胞≥40%
E. 篮细胞明显增多

123. 下述描述多毛细胞白血病<u>错误</u>的是
A. 绝大多数人呈全血细胞减少
B. 具有特征性的多毛细胞出现
C. 常有骨髓"干抽"现象
D. 毛细胞白血病来源于T细胞系
E. 发病以中老年居多

124. "多毛细胞"的形态学特点是
A. 胞体大小一致
B. 核染色质呈明显块状
C. 边缘不齐，有许多不规则纤绒毛突起
D. 胞质少，嗜碱性增强
E. 胞质内嗜天青颗粒很多

125. 双表型急性混合细胞白血病表示
A. 同时存在T细胞和B细胞
B. 一个细胞既有淋巴细胞系又有髓细胞系特征
C. 一个细胞既有T细胞又有B细胞标志
D. 同时存在淋巴细胞系和髓系原始细胞
E. 同时存在原始淋巴细胞和原始单核细胞

126. 双系型急性混合细胞白血病表示
A. 同时存在原始淋巴细胞和原始单核细胞
B. 同时存在T细胞和B细胞
C. 一部分表达髓系特征，另一部分表达淋巴系特征
D. 一个细胞既有T细胞又有B细胞标志
E. 同时存在原始粒细胞和原始单核细胞

127. 骨髓增生异常综合征(MDS)下述正确的是
A. 不伴有骨髓增生及病态造血
B. 主要发生于年轻人

C. 是一组获得性的造血干细胞克隆性疾病
D. 不会发展为急性白血病
E. 病程中不出现贫血

128. 对骨髓增生异常综合征(MDS)骨髓红系病态造血描述正确的是
A. 胞质嗜碱性明显增强
B. 胞质中出现颗粒聚集
C. 成熟红细胞形态正常
D. 幼红细胞核质发育正常
E. 可有类巨幼样变

129. 有助于早期诊断 MDS 的巨核细胞类型是
A. 原始巨核细胞
B. 颗粒型巨核细胞
C. 幼稚巨核细胞
D. 小巨核细胞
E. 产板型巨核细胞

130. 霍奇金病组织学分型<u>不包括</u>
A. 混合细胞型　B. 淋巴细胞消减型
C. 低分化型　D. 结节硬化型
E. 淋巴细胞为主型

131. 霍奇金病晚期病变浸润骨髓后外周血象为
A. 血红蛋白减少,其他正常
B. 全血细胞减少
C. 白细胞减少,其他正常
D. 血小板轻度减少,其他正常
E. 中性粒细胞、淋巴细胞减少

132. 霍奇金病骨髓中对诊断有重要意义的细胞是
A. 原始淋巴细胞　B. 幼稚淋巴细胞
C. 异常组织细胞　D. 幼稚浆细胞
E. R-S 细胞

133. 下述非霍奇金淋巴瘤的特点正确的是
A. 淋巴结外的病变较少见
B. 青壮年多见
C. 以无痛性淋巴结肿大为主
D. 比霍奇金病发病率低
E. 不会出现单发在结外淋巴组织

134. 下述非霍奇金淋巴瘤患者血象和骨髓象检查正确的是
A. 不会出现自身免疫性溶血性贫血
B. 血小板不会减少
C. 病情早期出现淋巴细胞减少
D. 晚期可并发急性淋巴细胞白血病
E. 白细胞计数明显减少

135. 下述多发性骨髓瘤描述正确的是
A. 只能分泌免疫球蛋白的重链
B. 单克隆浆细胞过度增生,并产生单克隆免疫球蛋白
C. 只能分泌免疫球蛋白轻链
D. 正常多克隆浆细胞增生没有受到抑制
E. 多克隆免疫球蛋白的分泌不受抑制

136. 对多发性骨髓瘤外周血象描述正确的是
A. 白细胞总数升高
B. 多属小细胞低色素性贫血
C. 红细胞常呈缗钱状排列
D. 外周血片绝对不见骨髓瘤细胞
E. 可见大量晚幼红细胞

137. 对多发性骨髓瘤骨髓象描述正确的是
A. 骨髓瘤细胞<5%
B. 骨髓增生减低
C. 骨髓瘤细胞形态与正常浆细胞形态一致
D. 早期患者骨髓瘤细胞可呈灶性分布
E. 原始淋巴细胞可增多

138. 原发性巨球蛋白血症骨髓中明显增多的细胞是
A. 异常淋巴细胞
B. 原始及幼稚浆细胞
C. 淋巴样浆细胞
D. 大淋巴细胞
E. 幼稚淋巴细胞

139. 对真性红细胞增多症骨髓象的描述<u>不正确</u>的是
A. 骨髓偶有“干抽”现象
B. 红系、粒系增生
C. 以红系增生显著
D. 巨核细胞减少

E. 各阶段有核细胞形态大致正常

140. 下述对真性红细胞增多症的描述不正确的是
A. 红细胞数增多 B. 血红蛋白增高
C. 全血黏度减低 D. 白细胞数增高
E. 血小板数增高

141. 下列对骨髓纤维化描述不正确的是
A. 是克隆性骨髓增生性疾病
B. 血涂片可见幼红、幼粒细胞
C. 有贫血和脾肿大
D. 血涂片可见大量原始粒细胞
E. 骨髓常有“干抽”现象

142. 下述骨髓纤维化与慢粒的鉴别要点正确的是
A. 贫血程度 B. 血小板计数
C. 肝脏、脾脏 D. 免疫学检查
E. 骨髓活检

143. 恶性组织细胞病最为突出和首发的症状是
A. 贫血 B. 肝脏肿大
C. 黄疸 D. 发热
E. 出血

144. 对恶性组织细胞病诊断有重要意义的细胞是
A. 淋巴样组织细胞
B. 多核巨组织细胞
C. 正常形态组织细胞
D. 吞噬性组织细胞
E. 单核样组织细胞

145. 对恶性组织细胞病描述错误的是
A. 白细胞明显增高
B. 贫血进行性加重
C. 骨髓查到异常组织细胞
D. 肝脾淋巴结肿大
E. 黄疸

146. 对恶性组织细胞病描述正确的是
A. 起病缓慢，低热
B. 无肝脾淋巴结肿大
C. 全血细胞减少
D. 多见于老年人
E. 无贫血和出血

147. 对反应性组织细胞增多描述错误的是
A. 原发病去除病因后可愈
B. 一般无明显贫血及出血
C. 对抗生素、激素治疗反应好
D. 骨髓中可查见较多异常组织细胞
E. 无多核巨细胞

148. 对粒细胞缺乏症骨髓象特点描述不正确的是
A. 可见原始粒及早幼粒细胞
B. 粒细胞系统明显增加
C. 粒细胞系统明显减低
D. 缺乏成熟阶段的中性粒细胞
E. 当病情恢复时，所缺乏的粒细胞相继恢复到正常

149. 对类白血病反应外周血象描述不正确的是
A. 白细胞计数一般正常或减低
B. 粒细胞胞质中可有中毒性改变
C. 红细胞和血红蛋白无明显变化
D. 血小板正常或增多
E. 血涂片可见幼稚细胞

150. 对类白血病反应骨髓象描述不正确的是
A. 粒细胞系统可见核左移
B. 粒细胞系统可见中毒性改变
C. 少数病例原始和幼稚细胞增多
D. 异常淋巴细胞明显增多
E. 红细胞和巨核细胞系无明显异常

151. 传染性单核细胞增多症有意义的细胞是
A. 幼稚单核细胞 B. 原始单核细胞
C. 幼稚淋巴细胞 D. 原始淋巴细胞
E. 异常淋巴细胞

152. 传染性单核细胞增多症骨髓象正确的是
A. 异常淋巴细胞明显增多
B. 原始及幼稚淋巴细胞增多
C. 淋巴细胞稍增多，可见异常淋巴细胞
D. 原始及幼稚单核细胞增多
E. 红系及巨核细胞明显减少

153. 下述不符合慢性淋巴细胞白血病特点

的是
A. PAS染色阳性
B. 以成熟淋巴细胞增多为主
C. 篮细胞明显增多
D. 骨髓原始及幼稚淋巴细胞明显增多
E. 白细胞总数增高

154. 患者女性，高热4天就诊，血常规血红蛋白60g/L，血小板 $36\times10^9/L$，血涂片原始及幼稚细胞占82%，该病例最可能的诊断是
A. 再生障碍性贫血　B. 慢性白血病
C. 急性白血病　D. 类白血病反应
E. 溶血性贫血

155. 患者男性，72岁。头晕乏力1年余，白细胞 $18\times10^9/L$，淋巴细胞 $8\times10^9/L$，骨髓增生明显活跃，成熟淋巴细胞占56%，浅表淋巴结肿大，脾左肋缘下3cm。该病例最可能的诊断是
A. 急性淋巴细胞白血病
B. 多毛细胞白血病
C. 慢性粒细胞白血病
D. 慢性淋巴细胞白血病
E. 浆细胞性白血病

156. 患者男性，65岁。因低热，头晕，乏力7个月就诊，脾肋下4cm，血常规发现白细胞 $41\times10^9/L$，血涂片分类：早幼粒细胞4%，中幼粒细胞16%，晚幼粒细胞17%，中性杆状核20%，中性分叶核19%，嗜碱性粒细胞10%，嗜酸性粒细胞5%，淋巴细胞6%，单核细胞3%，血小板 $170\times10^9/L$，NAP积分为0，该病例最可能的诊断是
A. 慢性粒细胞白血病(慢性期)
B. 类白血病反应
C. 急性粒细胞白血病
D. 慢性淋巴细胞白血病
E. 传染性单核细胞增多症

157. 患者男性，25岁。起病急骤，高热，皮肤可见散在出血点，巩膜轻度黄染，肝肋下2.5cm，脾肋下5cm，血红蛋白72g/L，白细胞 $2.1\times10^9/L$，血小板 $32\times10^9/L$，骨髓异常组织细胞占26%，片尾部较多，该病例最可能的诊断是
A. 霍奇金病
B. 非霍奇金淋巴瘤
C. 恶性组织细胞病
D. 反应性组织细胞增多
E. 急性淋巴细胞白血病

158. 患者男性，54岁。头晕头胀，皮肤及颜面紫红，肝脾肿大，血红蛋白195g/L，白细胞 $17.3\times10^9/L$，血小板 $460\times10^9/L$，骨髓增生明显活跃，粒红巨核系均呈现增生，细胞形态无特殊异常变化。该病例最可能的诊断是
A. 慢性粒细胞白血病
B. 原发性血小板增多症
C. 骨髓纤维化
D. 真性红细胞增多症
E. MDS

159. 粒细胞缺乏症血常规结果正确的是
A. 白细胞总数 $>4.0\times10^9/L$
B. 中性粒细胞低于 $0.5\times10^9/L$
C. 血小板明显减低
D. 红细胞明显减低
E. 淋巴细胞相对减少

160. 患者女性，31岁。发热1周，乏力贫血，皮肤可见紫癜，骨髓象可见增生明显活跃，原始粒细胞6%，早幼粒细胞65%，其最可能的FAB分型应为
A. AML-M_1　B. AML-M_2B
C. ALL　D. AML-M_3
E. AML-M_5

161. 急性白血病患者发病时查骨髓象，可见增生明显活跃，原始粒细胞占93%，其最可能的FAB分型为
A. AML-M_1　B. AML-M_2B
C. ALL　D. AML-M_3
E. AML-M_5

162. 狼疮抗凝物质筛选试验测定值/确诊试验测定值等于
A. 0.8～1.2　B. 0.8～1.5
C. 1.0～1.5　D. 1.0～2.0
E. 1.5～2.0

163. 在凝血酶时间甲苯胺蓝纠正试验中，延长的 TT 明显恢复正常，表示
A. 血浆中狼疮抗凝物质增多
B. 血浆中狼疮抗凝物质减少
C. 血浆中肝素或类肝素样物质增多
D. 血浆中肝素或类肝素样物质减少
E. 血浆中活化蛋白 C 增多

164. 纤溶酶原增高见于
A. 原发性纤溶症　B. DIC
C. 肝硬化　D. 血栓前状态
E. 前置胎盘

165. α_2-抗纤溶酶活性减低见于
A. DIC　B. 静脉血栓
C. 动脉血栓　D. 恶性肿瘤
E. 分娩后

166. 血浆鱼精蛋白副凝固试验阴性见于
A. DIC　B. DIC 前期
C. DIC 早期　D. DIC 中期
E. DIC 晚期

167. 可导致血浆鱼精蛋白副凝固试验出现假阳性的是
A. 原发性纤溶症　B. DIC 晚期
C. 败血症　D. DIC 早期
E. DIC 中期

168. 血浆 D-二聚体增高的病理条件是
A. 纤维蛋白原形成和继发性纤溶亢进
B. 纤维蛋白形成和继发性纤溶亢进
C. 纤维蛋白原形成和原发性纤溶亢进
D. 纤维蛋白形成和原发性纤溶亢进
E. 纤维蛋白形成和纤溶系统功能减低

169. D-二聚体阴性见于
A. 静脉血栓
B. 恶性肿瘤
C. 肝脏疾病
D. 继发性纤溶亢进
E. 原发性纤溶亢进

170. 将 D-二聚体作为重要诊断依据的疾病是
A. 肾脏疾病
B. 肝脏疾病
C. 器官移植的排斥反应
D. 恶性肿瘤
E. DIC

171. 由于缺陷可导致血友病的凝血因子是
A. Ⅶ和Ⅷ　B. Ⅷ和Ⅸ　C. Ⅸ和Ⅹ
D. Ⅹ和Ⅺ　E. Ⅺ和Ⅻ

172. 下列选项中属于常染色体显性遗传的是
A. 血友病 A
B. 血友病 B
C. 血管性血友病Ⅰ型
D. 血管性血友病ⅡN 亚型
E. 血管性血友病Ⅲ型

173. 下列选项中可导致血栓形成的是
A. 肝素样抗凝物质增多
B. 狼疮样抗凝物质增多
C. 因子Ⅷ抑制剂增多
D. 组织因子途径抑制剂增多
E. 组织型纤溶酶原激活物增多

174. 符合 DIC 时变化特征的是
A. 纤维蛋白原含量增高
B. D-二聚体水平正常
C. FDP 水平正常
D. 血小板数量增多
E. 抗凝血酶含量和活性降低

175. 原发性纤溶亢进症是指纤溶酶活性增强，降解
A. 纤维蛋白原　B. 纤维蛋白
C. 抗凝血酶　D. 蛋白 C
E. 蛋白 S

176. 下列易栓症中，属于常染色体隐性遗传的是
A. 蛋白 C 缺陷
B. AT 缺陷
C. 高半胱氨酸血症
D. 富组氨酸糖蛋白血症
E. 异常纤维蛋白原血症

177. 可导致静脉和动脉血栓的是
A. PAI-1 过多　B. APC 抵抗

C. t-PA缺乏　D. AT缺陷
E. 蛋白C缺陷

D. 凝血因子Ⅷ含量增加
E. 血流淤滞

178. 属于易栓症的是
A. 纤溶酶原缺乏
B. 血小板活化
C. 血管内皮损伤

179. 在口服抗凝药的起始阶段，首先迅速减低的凝血因子是
A. FⅡ　B. FⅦ　C. FⅨ
D. FⅩ　E. FⅪ

二、以下提供若干个案例，每个案例下设若干个考题，请根据各考题题干所提供的信息，在每题下面A、B、C、D、E五个备选答案中选择一个最佳答案，并在答题卡上将相应题号的相应字母所属的方框涂黑。

A3型题

（180～181题共用题干）

胞体直径8～15μm，圆形。胞核圆形或椭圆形，约占细胞的1/2，核染色质凝聚成条索状或块状，其中有明显空隙，核仁消失。胞质内血红蛋白形成逐渐增多，可呈嗜多色性。

180. 符合上述形态特点的细胞是
A. 早幼粒细胞
B. 中幼粒细胞
C. 早幼红细胞
D. 中幼红细胞
E. 幼稚单核细胞

181. 在正常骨髓象中，符合上述形态特点的细胞占有核细胞的比例是
A. 1%　B. 2%　C. 5%
D. 10%　E. 20%

（182～184题共用题干）

原始粒细胞大多呈阴性反应，自早幼粒细胞至成熟中性粒细胞均呈阳性反应，随细胞的成熟，阳性反应的程度逐渐增强。中性分叶核粒细胞呈强阳性反应，嗜酸性粒细胞阳性反应程度最强，其阳性颗粒比中性粒细胞粗大，有折光性，嗜碱性粒细胞呈阴性反应。

182. 符合上述正常血细胞染色反应特点的化学染色是
A. 过氧化物酶染色
B. 过碘酸-雪夫反应
C. 碱性磷酸酶染色
D. 酸性磷酸酶染色
E. α-乙酸萘酚酯酶染色

183. 此化学染色可以辅助鉴别诊断的疾病是
A. 小型原始粒细胞与原始淋巴细胞
B. 戈谢细胞与尼曼-皮克细胞
C. 不典型巨核细胞与霍奇金细胞
D. 白血病细胞与腺癌骨髓转移的腺癌细胞
E. 急性单核细胞白血病与恶性组织细胞病

184. 此化学染色呈阳性反应时显示的颜色是
A. 鲜红色　B. 淡红色
C. 深红色　D. 蓝色
E. 乳白色

（185～186题共用题干）

原始粒细胞为阴性反应或阳性反应，自早幼粒细胞至成熟中性粒细胞均为阳性反应，酶活性并不随细胞的成熟而增强。嗜酸性粒细胞为阴性反应或弱阳性反应，嗜碱性粒细胞为阳性反应。单核细胞为阴性反应，个别可呈弱阳性反应。淋巴细胞、浆细胞、幼稚红细胞和血小板均呈阴性反应。

185. 符合上述特征的化学染色是
A. α-乙酸萘酚酯酶染色
B. 氯乙酸AS-D萘酚酯酶染色
C. 乙酸AS-D萘酚酯酶染色
D. 碱性α-丁酸萘酚酯酶染色
E. 过碘酸-雪夫反应

186. 此化学染色在鉴别急性白血病类型时显示
A. 个别白血病性原始粒细胞可呈阳性反应，此反应不被氟化钠抑制
B. 白血病性单核细胞呈阳性反应，此反

应被氟化钠抑制

C. 幼稚单核细胞、单核细胞为阴性反应，此反应被氟化钠抑制

D. 红白血病时，幼红细胞可呈阴性反应，此反应被氟化钠抑制

E. 白血病性原始粒细胞可呈阳性反应，白血病性单核细胞呈阴性反应

（187～189 题共用题干）

患者女性，45 岁。1 个月前发现四肢散在紫癜，并有牙龈出血，后出现鼻出血，出血量大。发热，乏力。血常规血红蛋白 102g/L，白细胞 3.4×10^9/L，血涂片分类可见异常早幼粒细胞占 63%，血小板 15×10^9/L。骨髓分类：增生极度活跃，原始粒细胞 5%，早幼粒细胞 76%，胞质内可见束状 Auer 小体。

187. 此患者最可能的临床诊断是

A. AML-M_1　　B. AML-M_{2A}

C. AML-M_3　　D. ALL

E. AML-M_5

188. 该病例细胞化学染色的结果是

A. PAS 染色强阳性

B. POX 染色强阳性

C. POX 染色阴性

D. 非特异性酯酶染色阳性可被 NaF 抑制

E. SBB 染色阴性

189. 此病最容易并发

A. 肺部感染　　B. 口腔溃疡

C. 溶血反应　　D. 骨骼破坏

E. DIC

（190～191 题共用题干）

患者男性，56 岁。乏力，苍白，肝脏轻度肿大，脾脏明显肿大，血红蛋白 65g/L，白细胞 31×10^9/L，血小板 121×10^9/L，血涂片可见中、晚幼粒细胞及晚幼红细胞，成熟红细胞大小不均，部分为泪滴状红细胞。骨髓穿刺有“干抽”现象。

190. 此患者最可能的诊断是

A. 多发性骨髓瘤

B. 骨髓纤维化

C. 慢性粒细胞白血病

D. 慢性淋巴细胞白血病

E. 恶性组织细胞病

191. 为明确诊断首选的检查是

A. 骨髓活检

B. Ph 染色体检查

C. 造血祖细胞培养

D. 免疫学检查

E. POX 染色

（192～193 题共用题干）

甲苯胺蓝可纠正肝素的抗凝作用，在 TT 延长的血浆中加入少量的甲苯胺蓝，若延长的 TT 明显恢复正常或缩短，表示受检血浆中肝素或类肝素样物质增多，否则为其他类抗凝物或是纤维蛋白原异常。

192. 提示血浆中肝素或类肝素样物质增多，应是加入甲苯胺蓝后，TT 缩短

A. 3s 以上　　B. 5s 以上

C. 7s 以上　　D. 9s 以上

E. 10s 以上

193. TT 的原理是在测定开始出现纤维蛋白丝所需的时间之前，应在受检血浆中加入

A. “标准化”凝血酶溶液

B. “标准化”凝血酶原溶液

C. “标准化”抗凝血酶溶液

D. “标准化”凝血活酶溶液

E. “标准化”血小板磷脂溶液

三、以下提供若干组考题，每组考题共同在考题前列出 A、B、C、D、E 五个备选答案。请从中选择一个与考题关系最密切的答案，并在答题卡上将相应题号的相应字母所属的方框涂黑。每个备选答案可能被选择一次、多次或不被选择。

B 型题

（194～198 题共用备选答案）

A. MCV 正常，RDW 正常

B. MCV 增加，RDW 正常

C. MCV 减低，RDW 正常

D. MCV 增加，RDW 增加

E. MCV 减低，RDW 增加

194. 再生障碍性贫血的 Bessman 分类特点是
195. 缺铁性贫血的 Bessman 分类特点是
196. 急性失血的 Bessman 分类特点是
197. 巨幼细胞贫血的 Bessman 分类特点是
198. 珠蛋白生成障碍性贫血的 Bessman 分类特点是

(199～203 题共用备选答案)

A. 是可出现绿色瘤的白血病
B. 是牙龈溃疡、出血坏死较多见的白血病
C. 是容易发生中枢神经系统的白血病
D. 是最容易并发 DIC 的白血病
E. 是常可出现巨脾的白血病

199. AML-M_1
200. AML-M_3
201. AML-M_5
202. ALL
203. CML

(204～208 题共用备选答案)

A. 真性红细胞增多症
B. 骨髓纤维化
C. 传染性单核细胞增多症
D. 粒细胞缺乏症
E. 类白血病反应

204. 中性粒细胞$<0.5\times10^9/L$
205. 白细胞明显升高，NAP 积分明显增高
206. 血涂片异常淋巴细胞增多($>10\%$)
207. 红细胞明显升高($>7.0\times10^9/L$)
208. 骨髓出现“干抽”，血涂片可见泪滴状红细胞

(209～213 题共用备选答案)

A. 多毛细胞
B. 异常浆细胞
C. 异常淋巴细胞
D. R-S 细胞
E. 异常组织细胞

209. 恶性组织细胞病
210. 传染性单核细胞增多症
211. 多毛细胞白血病
212. 霍奇金病
213. 多发性骨髓瘤

(214～216 题共用备选答案)

A. 大细胞为主，大小较一致
B. 细胞大小不一，有许多不规则纤绒毛突起
C. 小细胞为主，大小较一致
D. 多为成熟淋巴细胞，原幼淋巴细胞少见
E. 大细胞为主，大小不一致

214. ALL-L_1 型
215. ALL-L_2 型
216. ALL-L_3 型

参 考 答 案

1. A　2. E　3. C　4. A　5. A　6. C　7. B　8. B　9. D
10. C　11. A　12. C　13. E　14. E　15. B　16. C　17. E　18. A
19. B　20. D　21. C　22. C　23. A　24. B　25. A　26. B　27. A
28. A　29. D　30. A　31. A　32. D　33. B　34. A　35. C　36. E
37. C　38. E　39. A　40. B　41. D　42. D　43. C　44. E　45. B
46. B　47. B　48. A　49. B　50. E　51. C　52. C　53. C　54. D
55. C　56. E　57. D　58. D　59. C　60. D　61. B　62. D　63. E
64. A　65. A　66. D　67. E　68. C　69. E　70. D　71. C　72. A
73. E　74. E　75. D　76. A　77. A　78. E　79. B　80. C　81. B
82. A　83. B　84. B　85. B　86. D　87. B　88. E　89. C　90. B
91. A　92. D　93. C　94. C　95. B　96. E　97. B　98. A　99. C
100. E　101. D　102. A　103. D　104. C　105. E　106. B　107. E　108. B
109. B　110. C　111. C　112. E　113. D　114. A　115. B　116. C　117. C
118. D　119. B　120. E　121. C　122. B　123. D　124. C　125. B　126. C
127. C　128. E　129. D　130. C　131. B　132. E　133. C　134. D　135. B
136. C　137. D　138. C　139. D　140. C　141. D　142. E　143. D　144. B

145. A　146. C　147. D　148. B　149. A　150. D　151. E　152. C　153. D
154. C　155. D　156. A　157. C　158. D　159. B　160. D　161. A　162. A
163. D　164. D　165. A　166. E　167. C　168. B　169. E　170. E　171. B
172. C　173. B　174. E　175. A　176. C　177. A　178. A　179. B　180. B
181. D　182. A　183. A　184. D　185. B　186. E　187. C　188. B　189. E
190. B　191. A　192. B　193. A　194. B　195. E　196. A　197. D　198. C
199. A　200. D　201. B　202. C　203. E　204. D　205. E　206. C　207. A
208. B　209. E　210. C　211. A　212. D　213. B　214. C　215. E　216. A

专业实践能力

一、以下每一道题下面有 A、B、C、D、E 五个备选答案，请从中选择一个最佳答案，并在答题卡上将相应题号的相应字母所属的方框涂黑。

A1 型题

1. 骨髓检查的适应证不包括
A. 外周血细胞成分及形态异常
B. 恶性血液病化疗后的疗效观察
C. 不明原因的发热、肝肿大、脾肿大
D. 血友病
E. 不明原因的骨痛、骨质破坏、紫癜

2. 骨髓检查的禁忌证不包括
A. 血友病 A
B. 血友病 B
C. 血小板减少
D. 穿刺部位有炎症或畸形
E. 晚期妊娠

3. 骨髓穿刺的常用部位是
A. 髂骨、胸骨、髌骨
B. 髂骨、胸骨、肱骨
C. 髂骨、股骨、肱骨
D. 髂骨、胸骨、胫骨
E. 腓骨、胸骨、髌骨

4. 临床上成人最理想的骨髓穿刺部位是
A. 胸骨　B. 髂骨后上棘
C. 髂骨前上棘　D. 胫骨
E. 腓骨

5. 骨髓穿刺首选髂骨后上棘作为穿刺部位的原因是
A. 骨髓液虽不丰富，但远离重要脏器，便于反复采集
B. 骨髓腔小但易于固定，且骨髓液丰富
C. 穿刺部位较深，但被血液稀释的可能性小
D. 常用于翻身困难、需要多部位穿刺的患者
E. 骨质薄，且骨髓腔大，骨髓液丰富

6. 以低倍镜观察，判断骨髓涂片质量的标准不包括
A. 涂片的厚薄　B. 骨髓小粒多少
C. 油滴　D. 染色
E. 脱色

7. 低倍镜观察骨髓片的目的中不包括
A. 判断骨髓涂片的质量
B. 判断骨髓增生程度
C. 观察核染色质结构
D. 巨核细胞计数并分类
E. 全片观察有无体积较大或成堆分布的异常细胞

8. 由于在涂片中数量较少，不被列入骨髓有核细胞分类百分比内，而单独计数分类的细胞是
A. 组织细胞　B. 网状细胞
C. 肥大细胞　D. 纤维细胞

E. 巨核细胞

9. 骨髓涂片观察内容中的火焰细胞出现于
A. 粒细胞系统　B. 红细胞系统
C. 单核细胞系统　D. 淋巴细胞系统
E. 浆细胞系统

10. 属于染色良好的指标是
A. 细胞膜完整，胞质颗粒清楚
B. 成熟红细胞互不重叠
C. 血膜有头、体、尾三部分
D. 涂片上有较多的骨髓小粒
E. 骨髓中有核细胞数大于外周血

11. 血象、骨髓象有形态改变，可解释临床表现，同时可建议作相应检查的属于
A. 肯定性诊断　B. 支持性诊断
C. 可疑性诊断　D. 排除性诊断
E. 形态学描述

12. 骨髓象检查时，应注意以下事项，但**除外**
A. 游离核糖体和粗面内质网
B. 细胞的体积大小、形态
C. 胞核大小、形态、位置、核染色质、核仁
D. 胞质量、染色、颗粒、空泡
E. 与周围细胞比较

13. 急性白血病时，推测原始细胞的归属时应结合观察
A. 胞质中特异性颗粒的分布、颜色以及类型
B. 胞质的颜色和量的多少
C. 核染色质的形态特点以及核仁的数量
D. 伴随出现的幼稚细胞、成熟细胞
E. 胞体大小、细胞核的形态及位置

14. 骨髓象检查时，对形态学特点介于浆细胞与幼稚红细胞之间的细胞，应归入
A. 原始细胞
B. 浆细胞
C. 淋巴细胞
D. 幼稚红细胞
E. 分类不明细胞

15. 酸性磷酸酶染色呈阳性反应的细胞是
A. 尼曼-匹克细胞和戈谢细胞
B. 戈谢细胞和B淋巴细胞
C. 尼曼-匹克细胞和T淋巴细胞
D. T淋巴细胞和B淋巴细胞
E. 戈谢细胞和T淋巴细胞

16. 铁粒幼红细胞百分比的计算方式是观察中幼红细胞和晚幼红细胞
A. 10个　B. 50个　C. 100个
D. 500个　E. 1000个

17. 铁粒幼红细胞百分率减低见于
A. 铁粒幼细胞贫血
B. 骨髓增生异常综合征
C. 溶血性贫血
D. 再生障碍性贫血
E. 缺铁性贫血

18. 骨髓细胞外铁明显减低见于
A. 感染　B. 肝硬化
C. 尿毒症　D. 缺铁性贫血
E. 血色病

19. 珠蛋白生成障碍性贫血与缺铁性贫血的鉴别点是
A. HB　B. MCV　C. MCH
D. MCHC　E. RDW

20. 慢性系统性疾病所致贫血与缺铁性贫血的实验室检查鉴别点为
A. HB　B. MCV　C. MCH
D. MCHC　E. 细胞外铁

21. 缺铁性贫血属于
A. 正常细胞性贫血
B. 小细胞低色素性贫血
C. 单纯小细胞性贫血
D. 大细胞性贫血
E. 均一性贫血

22. 大细胞贫血最常见的病因是
A. 急、慢性失血
B. 缺铁
C. 感染
D. 中毒

E. 维生素 B_{12} 和叶酸缺乏

23. 贫血患者的 MCV 85fl，MCH 28pg，MCHC 34%，上述特征属于
A. 正常细胞性贫血
B. 小细胞低色素性贫血
C. 单纯小细胞性贫血
D. 大细胞性贫血
E. 不均一性贫血

24. 血液透析可导致
A. 铁丢失过多
B. 维生素 B_{12} 丢失过多
C. 叶酸丢失过多
D. 内因子丢失过多
E. 维生素 B_6 丢失过多

25. 再生障碍性贫血的血象呈
A. 小细胞低色素性贫血
B. 单纯小细胞性贫血
C. 大细胞性贫血
D. 大细胞不均一性贫血
E. 正细胞正色素性贫血

26. 再生障碍性贫血时，各部位的骨髓象可显示
A. 干抽　B. 纤维化
C. 增生明显活跃　D. 增生极度活跃
E. 增生重度减低

27. 属于急、慢性再生障碍性贫血鉴别点的是
A. 网织红细胞
B. 成熟红细胞
C. 粒细胞比例
D. 淋巴细胞比例
E. 单核细胞比例

28. 属于获得性免疫因素所致的溶血性贫血是
A. 心源性溶血性贫血
B. 不稳定血红蛋白病
C. 溶血性链球菌感染所致的贫血
D. 疟原虫感染所致的贫血
E. 冷凝集素综合征

29. 发生血管内溶血时常见
A. 肝、脾肿大
B. 贫血、黄疸
C. 红细胞形态学改变
D. 骨髓再障危象
E. 尿含铁血黄素

30. 发生血管外溶血时，<u>不常见</u>的是
A. 贫血、黄疸
B. 肝、脾肿大
C. 血红蛋白尿
D. 红细胞形态学改变
E. 红细胞脆性改变

31. 筛选试验为 Rous 试验，确诊试验为 Ham 试验，可能的溶血性贫血是
A. 血红蛋白病
B. 冷凝集素综合征
C. 蚕豆病
D. 阵发性睡眠性血红蛋白尿症
E. 丙酮酸激酶缺乏症

32. 筛选/排除试验选用 Rous 试验，可能的溶血性贫血是
A. 遗传性口形红细胞增多症
B. 阵发性冷性血红蛋白尿症
C. 药物致免疫性溶血性贫血
D. 急发性溶血性输血反应
E. 微血管病性溶血性贫血

33. 筛选/排除试验选用 Coombs 试验，可能的溶血性贫血是
A. 嘧啶-5′-核苷酸缺乏症
B. 血红蛋白病
C. 蚕豆病
D. 珠蛋白生成障碍性贫血
E. 冷凝集素综合征

34. 确诊试验选用 Coombs 试验，可能的溶血性贫血是
A. 遗传性球形红细胞增多症
B. 温抗体型自身免疫性溶血性贫血
C. 新生儿同种免疫性溶血症
D. G6PD-CNSHA
E. 微血管病性溶血性贫血

35. 确诊试验选用红细胞 G6PD 活性测定，可能的溶血性贫血是
A. 遗传性椭圆形红细胞增多症
B. 嘧啶-5′-核苷酸缺乏症
C. 蚕豆病
D. 丙酮酸激酶缺乏症
E. 阵发性睡眠性血红蛋白尿症

36. 筛选/排除试验选用蔗糖溶血试验，可能的溶血性贫血是
A. 遗传性椭圆形红细胞增多症
B. 嘧啶-5′-核苷酸缺乏症
C. 蚕豆病
D. 丙酮酸激酶缺乏症
E. 阵发性睡眠性血红蛋白尿症

37. RDW 正常的贫血是
A. 巨幼细胞贫血
B. 骨髓增生异常综合征
C. 缺铁性贫血
D. 免疫性贫血
E. 混合性贫血

38. 筛选/排除试验选用渗透脆性试验，可能的溶血性贫血是
A. 血红蛋白病
B. 嘧啶-5′-核苷酸缺乏症
C. 遗传性口形红细胞增多症
D. 珠蛋白生成障碍性贫血
E. 阵发性睡眠性血红蛋白尿症

39. 筛选/排除试验选用 PK 荧光斑点试验，可能的溶血性贫血是
A. 嘧啶-5′-核苷酸缺乏症
B. 迟发性溶血性输血反应
C. 急发性溶血性输血反应
D. 冷凝集素综合征
E. 遗传性椭圆形红细胞增多症

40. 用热变性试验筛选/排除的溶血性贫血是
A. 温抗体型自身免疫性溶血性贫血
B. 阵发性冷性血红蛋白尿症
C. 蚕豆病
D. G6PD-CNSHA
E. 血红蛋白病

41. 筛选/排除试验选用红细胞形态学检查，可能的溶血性贫血是
A. G6PD-CNSHA
B. 阵发性睡眠性血红蛋白尿症
C. 蚕豆病
D. 珠蛋白生成障碍性贫血
E. 阵发性冷性血红蛋白尿症

42. 血清结合珠蛋白测定值增高见于
A. 无结合珠蛋白血症
B. 肝病
C. 各种溶血
D. 妊娠
E. 巨幼细胞贫血

43. Rous 试验结果阳性见于
A. 阵发性冷性血红蛋白尿症
B. 血红蛋白病
C. 冷凝集素综合征
D. 丙酮酸激酶缺乏症
E. 珠蛋白生成障碍性贫血

44. 红细胞脆性增高见于
A. 缺铁性贫血
B. 遗传性球形红细胞增多症
C. 阻塞性黄疸
D. 珠蛋白生成障碍性贫血
E. 血红蛋白病

45. 属于获得性红细胞膜缺陷的疾病是
A. 珠蛋白生成障碍性贫血
B. 脾功能亢进
C. 异常血红蛋白病
D. 阵发性睡眠性血红蛋白尿症
E. 微血管病性溶血性贫血

46. 诊断温抗体型自身免疫性溶血性贫血的试验是
A. Ham 试验
B. Coombs 试验
C. 免疫球蛋白测定
D. 血红蛋白电泳
E. 酸化甘油溶血试验

47. 贫血患者，轻度黄疸，肝轻度肿大，HB 70g/

L，网织红细胞7%，血清铁80μg/L，ALT正常，Coombs阳性，应诊断为
A. 黄疸性肝炎
B. 早期肝硬化
C. 自身免疫性溶血性贫血
D. 巨幼细胞贫血
E. 肝炎合并继发性贫血

48. 同时存在贫血及脾肿大的是
A. 真性红细胞增多症
B. 缺铁性贫血
C. 珠蛋白生成障碍性贫血
D. 再生障碍性贫血
E. 铁粒幼细胞性贫血

49. 再生障碍危象表现为
A. 慢性溶血者突发全血细胞和网织红细胞减少
B. 红细胞数、血红蛋白量骤降，出现血红蛋白血症
C. 急发全血细胞减少，网织红细胞＞5%，出现肾衰
D. 急发全身症状，发热，休克，出现血红蛋白尿症
E. 出现大量低色素小红细胞

50. 急性溶血性贫血**不出现**
A. 左肘关节肿胀　B. 急性贫血伴黄疸
C. 肾功能衰竭　D. 发热可伴休克
E. 血红蛋白尿

51. **不符合**溶血性贫血骨髓象的是
A. 骨髓增生明显活跃
B. 粒红比值减低
C. 三系显著减低
D. 中晚幼红增多
E. 无巨幼红细胞

52. 对慢性溶血性贫血叙述**错误**的是
A. 粪中尿胆原增高比尿中尿胆原增高为早
B. 尿胆原增高同时隐血试验阳性
C. 受肝脏及消化功能影响
D. 受肠道菌群及使用抗生素影响
E. 尿含铁血黄素试验阳性

53. 患者4岁，贫血外貌，红细胞$3.0\times10^{12}/L$，血清铁5μmol/L，血红蛋白70g/L，骨髓增生活跃，属于
A. 大细胞性贫血
B. 正常细胞性贫血
C. 单纯小细胞性贫血
D. 小细胞低色素性贫血
E. 溶血性贫血

54. 巨幼细胞贫血的病因是
A. 维生素B_{12}缺乏造成DNA合成障碍
B. 细胞发育，胞质落后于细胞核
C. 叶酸缺乏导致DNA合成增多
D. 血清铁缺乏导致DNA合成减少
E. 血清钙磷缺乏

55. **不出现**骨髓象巨幼样变的疾病是
A. 红白血病　B. 溶血危象
C. 缺铁性贫血　D. 白血病前期
E. 叶酸缺乏症

56. 在缺铁性贫血哪个时期呈典型小细胞低色素性贫血
A. 缺铁初期
B. 缺铁中期
C. 缺铁潜伏期
D. 轻度缺铁性贫血
E. 重度缺铁性贫血

57. ALL细胞化学染色说法正确的是
A. POX染色阳性
B. PAS染色阳性
C. NAP染色积分降低
D. α-NAE染色阳性
E. α-NBE染色阳性

58. AML-M_1 POX染色原始细胞阳性率正确的是
A. ＞3%　B. ＞5%　C. ＞10%
D. ＞30%　E. ＞50%

59. AML-M_2 POX染色结果为
A. 阳性反应　B. 弱阳性反应
C. 强阳性反应　D. 不定
E. 阴性反应

60. AML-M_{2A}原始粒细胞 PAS 染色结果应为
A. 阳性反应　B. 阴性反应
C. 不定　D. 强阳性反应
E. 弱阳性反应

61. AML-M_{2A}成熟中性粒细胞的 NAP 活性应为
A. 正常
B. 明显升高
C. 中度升高
D. 不定
E. 明显降低甚至消失

62. 下述 AML-M_3 细胞化学染色正确的是
A. α-萘酸丁酸酯酶染色阳性
B. AS-D-NAE 染色阴性
C. AS-D-NAE 染色阳性，可被氟化钠抑制
D. POX 染色强阳性
E. POX 染色阴性

63. AML-M_4 非特异性酯酶染色呈阳性反应，可被 NaF 抑制的原始细胞是
A. 原始粒细胞　B. 原始红细胞
C. 原始淋巴细胞　D. 原始巨核细胞
E. 原始单核细胞

64. AML-M_4 的白血病细胞主要表达的抗原在
A. 粒系及单核细胞系统
B. 淋巴细胞系统
C. 浆细胞系统
D. 巨核细胞系统
E. 红细胞系统

65. AML-M_5 的细胞化学染色特点是
A. PAS 染色原始单核细胞多为阳性
B. POX 染色强阳性
C. 非特异性酯酶染色阳性，可被 NaF 抑制
D. SBB 染色强阳性
E. 非特异性酯酶染色阳性，不被 NaF 抑制

66. AML-M_6 细胞化学染色，其幼红细胞的结果是
A. PAS 染色阴性
B. POX 染色强阳性
C. PAS 染色强阳性
D. SBB 染色阳性
E. 非特异性酯酶染色阳性

67. AML-M_7 的细胞化学染色特点是
A. PAS 染色阴性
B. 5′-核苷酸酶染色阳性
C. ACP 染色阴性
D. SBB 染色阳性
E. MPO 阳性

68. 慢性粒细胞白血病典型的细胞化学染色结果是
A. NAP 阳性率明显增高
B. 非特异性酯酶染色阳性，可被 NaF 抑制
C. POX 染色阴性
D. NAP 阳性率及积分明显减低
E. SBB 染色阴性

69. 下述符合慢性淋巴细胞白血病细胞化学染色特点的是
A. PAS 染色阴性
B. PAS 染色阳性
C. POX 染色阳性
D. NAP 染色积分减低
E. SBB 染色阳性

70. 属于 B 细胞性慢性淋巴细胞白血病的免疫学标志是
A. CD3　B. CD14　C. CD19
D. CD7　E. CD33

71. 证实“多毛细胞”最可靠和有效的手段是
A. 免疫学检查
B. 细胞化学染色
C. 染色体检查
D. 骨髓象分析
E. 扫描电镜超微结构检查

72. 大多数“多毛细胞”的免疫学标志为
A. CD14 阳性　B. SmIg 阳性
C. CD33 阳性　D. CD13 阳性
E. CD7 阳性

73. 多毛细胞白血病特征性的细胞化学染色是
A. NAP 染色阳性
B. NAE 染色阳性

C. POX 染色阳性
D. ACP 染色阳性，不被酒石酸抑制(TRAP)
E. SBB 染色阳性

74. 属于毛细胞白血病的染色体异常是
A. del(14)(q22;q23)
B. inv(14)(q11;q32)
C. t(9;22)(q34;q11)
D. t(8;14)(q24;q32)
E. t(8;21)(q22;q22)

75. 诊断急性混合细胞白血病的重要方法是
A. 染色体检查
B. 形态学检查
C. 细胞化学染色
D. 免疫表型检查
E. 骨髓组织病理检查

76. 多发性骨髓瘤临床化学检查正确的是
A. 血钙升高
B. 碱性磷酸酶明显升高
C. 血磷一定升高
D. 血尿酸减低
E. 乳酸脱氢酶增高与疾病的严重程度无关

77. 恶性组织细胞病细胞化学染色下述正确的是
A. POX 染色阳性
B. NAP 染色阳性率和积分明显减低
C. SBB 染色强阳性
D. ACP 染色阴性
E. PAS 染色强阳性

78. 下述类白血病反应正确的是
A. Ph 染色体阳性
B. NAP 积分明显增高
C. NAP 积分明显减低
D. 粒系不见核左移
E. 胞质内不见中毒性改变

79. 下述诊断传染性单核细胞增多症具有重要价值的检查是
A. 骨髓检查　　B. 血沉测定
C. 白细胞计数　　D. 血涂片检查
E. 冷凝集试验

80. 鉴别类白血病反应与慢粒首选细胞化学染色是
A. POX 染色　　B. PAS 染色
C. ACP 染色　　D. SBB 染色
E. NAP 染色

81. NAP 活性明显减低甚至缺如见于
A. 骨髓纤维化
B. 慢性粒细胞白血病
C. 急性淋巴细胞白血病
D. 类白血病反应
E. 慢性淋巴细胞白血病

82. 多发性骨髓瘤具有决定性诊断意义的检查是
A. 免疫球蛋白测定
B. 血清钙、磷测定
C. 骨髓检查
D. 外周血涂片检查
E. 血沉测定

83. 采用凝血酶作用于待测血浆中的纤维蛋白原的方法是
A. PT 衍生法　　B. 单向免疫扩散法
C. 免疫比浊法　　D. Clauss 法
E. ELISA 法

84. 由于纤维蛋白原的异质性，当 FDP 增高时，受影响的试验方法是
A. PT 衍生法　　B. 单向免疫扩散法
C. Clauss 法　　D. ELISA 法
E. 免疫比浊法

85. 抗凝治疗中，如怀疑肝素抵抗，可测定
A. 血浆肝素　　B. 蛋白 C
C. 抗凝血酶　　D. FⅩ活性
E. APTT

86. 若血浆中存在狼疮抗凝物质，则应延长的血浆凝固时间是
A. PT　　B. APTT　　C. FIB
D. BT　　E. ACT

87. 凝血酶时间延长见于
A. 凝血酶原含量减低
B. 凝血酶原活性减低
C. 巨球蛋白血症
D. 组织液混入血浆
E. 低纤维蛋白原血症

88. 凝血酶时间观察的是加入“标准化”凝血酶溶液后
A. 形成凝血酶所需的时间
B. 形成纤维蛋白丝所需的时间
C. 形成纤维蛋白原所需的时间
D. 形成纤溶酶所需的时间
E. 降解纤维蛋白丝所需的时间

89. TT 值延长是指超过正常对照
A. 3s B. 5s C. 10s
D. 16s E. 18s

90. 采用发色底物法进行血浆纤溶酶原活性测定，需要向受检血浆中加入
A. 对硝基苯胺和链激酶
B. 对硝基苯胺和发色底物
C. 组织型纤溶酶原激活物和发色底物
D. 组织型纤溶酶原激活物和链激酶
E. 链激酶和发色底物

91. 血清纤维蛋白降解产物胶乳凝集法中，血清 FDP 与胶乳颗粒上的抗体结合需要的浓度为
A. ≥1μg/ml B. ≥5μg/ml
C. ≥10μg/ml D. ≥1g/ml
E. ≥5g/ml

92. 血友病患者筛选试验中发生延长的凝血时间是
A. PT B. APTT C. TT
D. BT E. RVVT

93. RIPA 增高见于血管性血友病
A. Ⅰ型 B. ⅡA 亚型
C. ⅡB 亚型 D. ⅡN 亚型
E. Ⅲ型

94. vWF∶Ag 和 vWF∶Rcof 均正常的是
A. Ⅰ型 B. ⅡA 亚型
C. ⅡB 亚型 D. ⅡN 亚型
E. Ⅲ型

95. 原发性纤溶亢进症时，实验室指标正常的是
A. PT B. APTT C. TT
D. FDP E. D-二聚体

96. 脑梗死时水平或活性降低的指标是
A. TXB_2 B. TF C. t-PA
D. PAI E. FDP

97. 属于血小板活化标志物的指标是
A. 凝血酶调节蛋白
B. 纤维蛋白肽 A
C. 凝血酶原片段 1+2
D. 5-羟色胺
E. 组织因子

98. 深静脉血栓形成时水平或活性降低的指标是
A. vWF∶Ag B. FDP
C. D-二聚体 D. 纤维蛋白原
E. 蛋白 S

99. 抗凝治疗中，监测普通肝素的首选试验指标是
A. PT B. APTT C. TT
D. FIB E. D-二聚体

100. 抗因子ⅩA 活性用于监测
A. 精制蝮蛇抗栓酶 B. 阿司匹林
C. 低分子量肝素 D. 口服抗凝药
E. 普通肝素

101. 抗栓酶治疗的监测指标是
A. 蛋白 C 和蛋白 S
B. t-PA 和 PAI
C. 抗凝血酶活性和含量
D. vWF∶Ag 和凝血酶调节蛋白
E. 纤维蛋白原和血小板

102. 监测口服抗凝药的可靠指标是
A. 凝血酶原时间
B. 凝血酶原时间百分活动度

C. 凝血酶原时间比率
D. 凝血酶原时间国际标准化比值
E. 凝血酶时间

二、以下提供若干个案例，每个案例下设若干个考题，请根据各考题题干所提供的信息，在每题下面 A、B、C、D、E 五个备选答案中选择一个最佳答案，并在答题卡上将相应题号的相应字母所属的方框涂黑。

A3 型题

（103～105 题共用题干）

患者男性，68 岁，近 1 个月来乏力，盗汗，食欲不振，左颈及两侧腋下淋巴结肿大，脾肋下 3cm，血红蛋白 102g/L，白细胞 54×10^9/L，血小板 123×10^9/L，血涂片成熟小淋巴细胞 78%，篮细胞多见。

103. 此患者最可能的临床诊断是
A. 急性淋巴细胞白血病
B. 慢性淋巴细胞白血病
C. 传染性单核细胞增多症
D. 非霍奇金淋巴瘤
E. 霍奇金病

104. 为确定诊断首选的检查是
A. 骨髓检查　B. 免疫学检查
C. 淋巴结活检　D. 骨髓活检
E. 染色体检查

105. 如果进行骨髓涂片检查，结果应该是
A. 骨髓增生减低
B. 异常淋巴细胞增多
C. 成熟小淋巴细胞占 40%以上
D. 原始及幼稚淋巴细胞>30%
E. 可见 R-S 细胞

（106～107 题共用题干）

患者女性，29 岁。于 20 天前发现颌下淋巴结肿大，后出现皮肤紫癜、面色苍白、发热。近 1 周来症状加重，肝脾肿大，血红蛋白 53g/L，白细胞 75×10^9/L，血小板 31×10^9/L，血涂片分类原始及幼稚淋巴细胞占 63%，篮细胞多见。骨髓增生明显活跃，原始及幼稚淋巴细胞占 89%。

106. 此患者最可能的临床诊断是
A. 急性粒细胞白血病
B. 急性单核细胞白血病
C. 非霍奇金淋巴瘤
D. 霍奇金病
E. 急性淋巴细胞白血病

107. 该病例细胞化学染色的结果是
A. NAP 染色活性减低
B. POX 染色阴性
C. SBB 染色阳性
D. POX 染色阳性
E. PAS 染色阴性

（108～110 题共用题干）

纤维蛋白原(Clauss 法)的检测原理是以凝血酶作用于待测血浆中的纤维蛋白原，使其转变为纤维蛋白，血浆凝固。血浆中的纤维蛋白原含量与凝固时间呈负相关，检测结果与参比血浆制成的标准曲线对比可得出纤维蛋白原的含量。

108. Clauss 法为
A. 免疫检测　B. 含量检测
C. 功能检测　D. 化学检测
E. 理学检测

109. 可以影响 Clauss 法测定结果的物质是
A. vWF　B. 蛋白 C
C. D-二聚体　D. FDP
E. 抗凝血酶

110. 纤维蛋白原成人参考值是
A. 2～4mg/dl
B. 2～4g/L
C. 200～400g/L
D. 200～400g/dl
E. 2～4mg/L

（111～112 题共用题干）

D-二聚体在 DIC、高凝状态和血栓性疾病时为阳性或增高，在原发性纤溶症时为阴性或不升高。

111. 上述变化特点表明，D-二聚体是一种
A. 凝血酶降解产物

B. 凝血酶原降解产物
C. 凝血活酶降解产物
D. 纤维蛋白原降解产物
E. 纤维蛋白降解产物

112. D-二聚体的增高还基于血栓形成后发生的
A. 原发性纤溶活性增强
B. 继发性纤溶活性增强
C. 原发性抗凝活性增强
D. 继发性抗凝活性增强
E. 凝血因子消耗过度

三、以下提供若干组考题，每组考题共同在考题前列出A、B、C、D、E五个备选答案。请从中选择一个与考题关系最密切的答案，并在答题卡上将相应题号的相应字母所属的方框涂黑。每个备选答案可能被选择一次、多次或不被选择。

B型题

（113～117题共用备选答案）
A. 过氧化物酶染色
B. 过碘酸-雪夫反应
C. 碱性磷酸酶染色
D. 碱性 α-丁酸萘酚酯酶染色
E. 酸性磷酸酶染色

113. 各期粒细胞均呈阴性的化学染色是
114. 帮助诊断多毛细胞白血病的化学染色是
115. 自早幼粒细胞至中性分叶核粒细胞均呈阳性反应，并随细胞的成熟，阳性反应的程度逐渐增强，嗜碱性粒细胞呈阳性反应的化学染色是
116. 自早幼粒细胞至中性分叶核粒细胞均呈阳性反应，并随细胞的成熟，阳性反应的程度逐渐增强，嗜碱性粒细胞呈阴性反应的化学染色是
117. 常用来鉴别慢性粒细胞白血病和类白血病反应的化学染色是

（118～121题共用备选答案）
A. Coombs 试验
B. Ham 试验
C. Rous 试验
D. Heinz 小体生成试验
E. Ret 试验

118. 微血管病性溶血性贫血的筛选/排除试验是
119. 阵发性睡眠性血红蛋白尿症的确诊试验是
120. 急发性溶血性输血反应的筛选/排除试验是
121. 丙酮酸激酶缺乏症的筛选/排除试验是

（122～125题共用备选答案）
A. AML-M_0
B. AML-M_{2B}
C. AML-M_5
D. AML-M_6
E. CML

122. POX 染色阴性反应的白血病是
123. PAS 染色其幼红细胞呈强阳性反应的是
124. NAP 染色积分明显降低的白血病是
125. NBE 染色阳性，可被 NaF 抑制的白血病是

（126～130题共用备选答案）
A. CD41
B. CD33
C. CD14
D. CD19
E. CD7

126. AML-M_3 最敏感的免疫标志是
127. AML-M_7 最敏感的免疫标志是
128. AML-M_5 最敏感的免疫标志是
129. T 系淋巴细胞白血病最敏感的免疫标志是
130. B 系淋巴细胞白血病最敏感的免疫标志是

参考答案

1. D	2. C	3. D	4. B	5. E	6. E	7. C	8. E	9. E
10. A	11. B	12. A	13. D	14. D	15. E	16. C	17. E	18. D
19. E	20. E	21. B	22. E	23. A	24. C	25. E	26. E	27. A

28. E　29. B　30. C　31. D　32. B　33. E　34. B　35. C　36. E
37. B　38. C　39. A　40. E　41. D　42. D　43. A　44. B　45. D
46. B　47. C　48. C　49. A　50. A　51. C　52. B　53. D　54. A
55. C　56. E　57. B　58. A　59. A　60. B　61. E　62. D　63. E
64. A　65. C　66. C　67. B　68. D　69. B　70. C　71. E　72. B
73. D　74. A　75. D　76. A　77. B　78. B　79. D　80. E　81. B
82. C　83. D　84. C　85. C　86. B　87. E　88. B　89. A　90. E
91. B　92. B　93. C　94. D　95. E　96. C　97. D　98. E　99. B
100. C　101. E　102. D　103. B　104. A　105. C　106. E　107. B　108. C
109. D　110. B　111. E　112. B　113. D　114. E　115. B　116. A　117. C
118. E　119. B　120. A　121. D　122. A　123. D　124. E　125. C　126. B
127. A　128. C　129. E　130. D

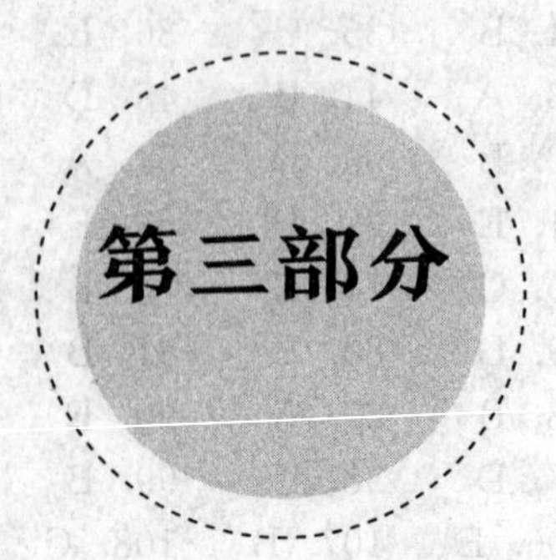

临床化学

基础知识

以下每一道题下面有 A、B、C、D、E 五个备选答案，请从中选择一个最佳答案，并在答题卡上将相应题号的相应字母所属的方框涂黑。

A1 型题

1. 糖化血红蛋白种类有多种，不正确的有
   A. HbE　B. HbA_0　C. HbA_1
   D. HbA_2　E. HbF

2. 胰岛素原的生物活性为胰岛素的
   A. 1%　B. 3%　C. 15%
   D. 5%　E. 10%

3. 长期饥饿后血中下列哪种物质的含量增加
   A. 葡萄糖　B. 酮体　C. 丙酮酸
   D. 乙酰 CoA　E. 胆固醇

4. 脑组织主要依赖的能源是
   A. 葡萄糖　B. 脂肪　C. 蛋白质
   D. 氨基酸　E. 核酸

5. 体内糖、脂肪、氨基酸彻底氧化的共同途径是通过
   A. 三羧酸循环
   B. 鸟氨酸循环
   C. 乳酸循环
   D. 丙氨酸-葡萄糖循环
   E. 柠檬酸-丙酮酸循环

6. 在评价血糖水平时，下列各项中错误的是
   A. 全血葡萄糖浓度等于静脉血浆葡萄糖浓度
   B. 全血葡萄糖浓度水平受血细胞比容影响
   C. 全血分析前放置一段时间会使结果偏低
   D. 无特殊原因，应空腹抽血测试
   E. 标本尽量不要溶血

7. 糖原分子中主要的化学键是
   A. 3,5-糖苷键　B. 2,6-糖苷键
   C. 1,4-糖苷键　D. 1,6-糖苷键
   E. 1,5-糖苷键

8. 有关葡萄糖代谢的说法，不正确的是
   A. 供氧充足时葡萄糖进行有氧氧化
   B. 供氧不足时葡萄糖进行无氧氧化
   C. 葡萄糖可进行磷酸戊糖代谢
   D. 葡萄糖可合成糖原
   E. 葡萄糖代谢可迅速提供能量的是有氧氧化

9. 胰岛素原与胰岛素和C-肽相比较
   A. 胰岛素原是分子量比胰岛素小的多肽
   B. 胰岛素是分子量比C-肽小的多肽
   C. 胰岛素原与胰岛素在免疫效应方面无交叉反应
   D. 胰岛素和C-肽在免疫效应方面有交叉反应
   E. C-肽无胰岛素的生物活性

10. 有关糖尿病引起血糖升高机制的叙述正确的是
   A. 组织对葡萄糖的利用增加
   B. 糖异生增多
   C. 糖异生减少
   D. 糖原分解减少
   E. 糖原合成增多

11. 糖化血红蛋白的测定可以反映多久的血糖水平
   A. 1～2周　B. 3～4周
   C. 5～6周　D. 6～8周
   E. 20周以后

12. 空腹血糖的正常参考值为
   A. 3.33～3.89mmol/L
   B. 3.89～6.11mmol/L
   C. 7.0mmol/L
   D. 8.0mmol/L
   E. 7.8mmol/L

13. 血浆胆固醇酯约占血浆胆固醇的
   A. 30%　B. 50%　C. 60%
   D. 70%　E. 80%

14. 胆固醇含量最少的脂蛋白为
   A. HDL　B. CM　C. VLDL
   D. LDL　E. IDL

15. 以下有关胆固醇功能叙述**错误**的是
   A. 是所有细胞膜的重要成分
   B. 是所有亚细胞器膜的重要成分
   C. 是胆汁酸的唯一前体
   D. 并非所有类固醇激素的前体
   E. 是肾上腺激素的前体

16. 经超速离心法血浆脂蛋白自下而上分别为
   A. CM，VLDL，IDL，LDL，HDL
   B. HDL，LDL，IDL，VLDL，CM
   C. CM，VLDL，LDL，IDL，HDL
   D. HDL，IDL，LDL，VLDL，CM
   E. HDL，LDL，IDL，CM，VLDL

17. 血浆脂蛋白密度由高到低为
   A. CM，VLDL，IDL，LDL，HDL
   B. HDL，LDL，IDL，VLDL，CM
   C. CM，VLDL，LDL，IDL，HDL
   D. HDL，IDL，LDL，VLDL，CM
   E. HDL，LDL，IDL，CM，VLDL

18. 血浆脂蛋白分子由大至小排列为
   A. CM，VLDL，IDL，LDL，HDL
   B. HDL，LDL，IDL，VLDL，CM
   C. CM，VLDL，LDL，IDL，HDL
   D. HDL，IDL，LDL，VLDL，CM
   E. HDL，LDL，IDL，CM，VLDL

19. 乳糜微粒中主要的载脂蛋白是
   A. Apo B-48　B. Apo B-100
   C. Apo CⅡ　D. Apo E
   E. Apo AⅡ

20. LDL中载脂蛋白主要为
   A. Apo A　B. Apo B-48
   C. Apo B-100　D. Apo CⅡ
   E. Apo E

21. 载脂蛋白AⅠ是下列脂蛋白的主要结构蛋白的是
   A. Lp(a)　B. LDL　C. VLDL
   D. CM　E. HDL

22. 运输内源性甘油三酯的脂蛋白主要是
   A. CM　B. VLDL　C. LDL
   D. HDL　E. Lp(a)

23. 运输内源性胆固醇的脂蛋白主要是
   A. HDL　B. VLDL　C. LDL
   D. CM　E. Lp(a)

24. 脂肪消化的主要部位是
A. 胃 B. 食管 C. 小肠
D. 结肠 E. 直肠

25. **不影响**血清酶变异的生理因素有
A. 性别 B. 年龄 C. 进食
D. 运动 E. 体重

26. 对血清诊断酶描述**错误**的是
A. 组织和血清酶活性差异大
B. 组织损伤后，酶能较快地释放到血液中
C. 生物半寿期较长
D. 同工酶组织分布特异性强
E. 酶的组织分布广

27. 细胞外液含量较多的离子是
A. K^{+}、HCO_3^{-} B. Na^{+}、Cl^{-}
C. Ca^{2+}、HCO_3^{-} D. Mg^{2+}、Cl^{-}
E. Ca^{2+}、Cl^{-}

28. 关于钾描述**错误**的是
A. 是细胞内液的主要阳离子
B. 正常人排钾的主要途径是尿液
C. 血浆中 K^{+} 对维持渗透压起决定性作用
D. 人体钾的来源全靠从食物获得
E. 细胞膜上 Na^{+}-K^{+}-ATP 酶的作用是将 3 个 Na^{+} 从细胞内泵到细胞外，将 2 个 K^{+} 和 1 个 H^{+} 由细胞外泵到细胞内

29. 机体调节维持酸碱平衡的作用**不包括**
A. 肾脏回收 HCO_3^{-} 以维持血中 HCO_3^{-} 的浓度
B. 肾脏的排 H^{+} 保 Na^{+} 和排 K^{+} 保 Na^{+} 作用
C. 血液的缓冲作用
D. 肝脏生成尿素的作用
E. 肺脏的调节

30. 对等渗性脱水解释**不正确**的是
A. 主要是细胞外液的丢失
B. 常见于呕吐和腹泻等情况
C. 血浆 Na^{+}、Cl^{-} 浓度正常
D. 细胞内液量正常
E. 细胞内液量随细胞外液量减少而减少

31. 人体中的常量元素是
A. 锌 B. 铁 C. 铅
D. 钙 E. 硒

32. 人体必需的微量元素是
A. 钾 B. 锌 C. 钙
D. 镁 E. 钠

33. 关于必需微量元素说法**错误**的是
A. 必需微量元素机体自身不能合成，必须从外界摄入
B. 必需微量元素的最佳摄入剂量有一定的范围
C. 必需微量元素摄入过多时，人体会出现中毒反应甚至死亡
D. 人体中某种必需微量元素缺乏时，其他元素可以替代它的作用
E. 是具有明显营养作用及生理功能，维持正常生命活动不可缺少的微量元素

34. 属于人体必需微量元素的是
A. 铁、碘、氟、锌、锰
B. 铜、钙、硒、铁、铬
C. 碘、铜、汞、锌、铬
D. 硅、铅、钒、锌、碘
E. 氟、硒、铅、铁、碘

35. 微量元素是指其含量少于人体总重量的
A. 1/10 B. 1/100
C. 1/1000 D. 1/10 000
E. 1/100 000

36. 构成谷胱甘肽过氧化物酶组分的是
A. 锰 B. 铜 C. 硒
D. 硅 E. 钼

37. 克山病的发病原因之一是缺乏
A. 硒 B. 铁 C. 磷
D. 锰 E. 钙

38. 在人体内调节钙磷代谢的物质是
A. 胆钙化醇 B. β-胡萝卜素
C. 1,25-$(OH)_2D_3$ D. 7-脱氢胆固醇
E. 维生素 D_3

39. 升高血钙、降低血磷的激素是

A. 甲状腺激素 B. 甲状旁腺素
C. 降钙素 D. 1,25-$(OH)_2D_3$
E. 25-$(OH)D_3$

40. 关于血钙描述**错误**的是
A. 正常人血钙浓度波动较小
B. 血钙分为扩散和非扩散钙
C. 血钙有游离、结合两种形式
D. 结合钙具有生理活性
E. 蛋白结合钙受血液 pH 影响

41. 降低血钙的激素是
A. 甲状腺激素 B. 甲状旁腺素
C. 降钙素 D. 1,25-$(OH)_2D_3$
E. 25-$(OH)D_3$

42. 在细胞内作为第二信使的物质是
A. Ca^{2+} B. Na^+ C. Fe^{2+}
D. K^+ E. Cu^{2+}

43. 有关心肌标志物的描述,**不正确**的是
A. CK-MB 和 CK 总酶常同时测定
B. 免疫抑制法测 CK-MB 时,称为 CK-MB/CK 比值
C. 以 CK-MB 抗原质量法测定时为 CK-MB/CK 百分相对指数(RI)
D. RI 值需超过 10%,才表示有心肌损伤
E. "冲洗现象"是指再灌注后,CK-MB 还继续升高

44. 乳酸脱氢酶属于的酶类是
A. 水解酶类 B. 氧化-还原酶类
C. 转移酶类 D. 异构酶类
E. 裂解酶类

45. CK-MB 有几种亚型
A. 2 B. 3 C. 4
D. 5 E. 6

46. 分子量最小的心肌标志物是
A. CK-MB B. cTnI C. MYO
D. Mb E. LD

47. 下列心肌标志物中分子量最大的是
A. CK-MB B. LD C. cTnI
D. Mb E. AST

48. 肝细胞对胆红素的转化主要发生在
A. 微粒体 B. 线粒体
C. 滑面内质网 D. 细胞核
E. 溶酶体

49. 体内进行生物转化的主要器官是
A. 肾脏 B. 胃肠道 C. 心脏
D. 胰腺 E. 肝脏

50. 肝脏在脂肪代谢中的作用**不包括**
A. 生成酮体
B. 利用酮体
C. 合成脂蛋白
D. 分泌胆汁酸进入肠道帮助脂类消化吸收
E. 能排泄胆固醇

51. 肝脏在蛋白质代谢中的作用**不包括**
A. 能合成和分泌血浆清蛋白
B. 合成和分泌一些血浆功能酶
C. 合成尿素以解氨毒
D. 转化和分解氨基酸
E. 合成和分泌 γ-球蛋白

52. 关于生物转化叙述**错误**的是
A. 生物转化是指非营养物质的代谢
B. 生物转化具有解毒与致毒的双重性
C. 生物转化具有连续性与多样性
D. 对各种药物的转化能力与年龄、性别及健康状态有关
E. 转化后的代谢产物必须全部随胆汁从粪便排出

53. 肾脏要排出体内代谢废物,每日尿量至少应为
A. 100ml B. 300ml C. 500ml
D. 1000ml E. 1500ml

54. 正常成人每日通过肾小球滤过的原尿达到
A. 1.5L B. 3L C. 50L
D. 100L E. 180L

55. 表示肾小球滤过率的单位是

A. L/24h B. mg/100ml C. ml/min
D. mmol/L E. %

56. 正常情况下，能被肾小管完全重吸收的物质是
A. 尿酸 B. 肌酐 C. 尿素
D. 葡萄糖 E. 白蛋白

57. 尿酸是
A. 黄嘌呤氧化酶的竞争抑制物
B. 胸腺嘧啶的降解产物
C. 胞嘧啶的降解产物
D. 在氧参与下由黄嘌呤生成
E. 尿嘧啶的降解产物

58. 与肾脏诊断有关的微量尿酶<u>不包括</u>
A. LDH B. ALP C. LYS
D. NAG E. THP

59. 几乎<u>不被</u>肾小管重吸收的物质是
A. 尿素 B. 肌酐
C. 氨基酸 D. 葡萄糖
E. 谷胱甘肽

60. 可自由通过肾小球滤过膜的蛋白质是
A. IgG B. α_2 巨球蛋白
C. β_2 微球蛋白 D. IgM
E. 清蛋白

61. 下列属于选择性蛋白尿的蛋白是
A. IgG B. Hb
C. 清蛋白 D. 铜蓝蛋白
E. β_2-微球蛋白

62. 蛋白尿是指
A. 成人每日尿蛋白持续超过 150mg
B. 成人每日尿蛋白持续超过 200mg
C. 成人每日尿蛋白持续超过 250mg
D. 成人每日尿蛋白持续超过 300mg
E. 成人每日尿蛋白持续超过 350mg

63. 下列<u>不是</u>判定肾功能好坏的指标是
A. 尿蛋白测定 B. 非蛋白氮测定
C. 酚红排泄试验 D. CO_2-CP 测定
E. 尿比重测定

64. 选择性蛋白尿的特点为
A. 仅有白蛋白滤过增高
B. 运动后出现一过性蛋白尿
C. 每日尿蛋白超过 3.5g
D. 24 小时尿蛋白少于 150mg
E. 少量的球蛋白

65. 成人每天胰腺分泌的胰液量大约为
A. 300ml B. 600ml C. 900ml
D. 1200ml E. 1500ml

66. 胰腺分泌的胰液中最主要的阳离子为
A. K^+ B. Na^+ C. Mg^{2+}
D. Ca^{2+} E. Li^+

67. 胰腺分泌的胰液中最主要的阴离子为
A. Cl^- B. Br^- C. HCO_3^-
D. SO_4^{2-} E. CO_3^{2-}

68. 胰液的 pH 值为
A. 5.1～7.1 B. 5.2～6.3
C. 7.1～7.4 D. 7.4～8.4
E. 8.1～9.1

69. 下列物质可激活胰蛋白酶活性的是
A. Cl^- B. Br^- C. Ca^{2+}
D. Na^+ E. K^+

70. 胰腺分泌的脂肪类消化酶<u>不包括</u>
A. 磷脂酶 B B. 磷脂酶 A
C. 胰脂酶 D. 脂蛋白脂肪酶
E. 胆固醇酯酶

71. 淀粉酶的特征<u>不包括</u>
A. 可作用于淀粉 α-1,4 糖苷键和 α-1,6 糖苷键
B. 分子量为 5.5～6.0kD
C. 最适 pH 为 6.9
D. 由胰腺分泌
E. 是正常时唯一能在尿中出现的血浆酶

72. 正常胰液中主要存在的阳离子<u>不包括</u>
A. K^+ B. Na^+ C. Ca^{2+}
D. Cu^{2+} E. Mg^{2+}

73. 胰泌素释放的刺激因子**不包括**
A. 胆汁 B. 生长抑素
C. 盐酸 D. 胆汁酸钠
E. 蛋白质分解产物

74. 淀粉酶的生化特性**不包括**
A. 分为唾液淀粉酶和胰腺淀粉酶
B. 存在6个亚型
C. 电泳可有1～7条带
D. 淀粉酶以 Mg^{2+} 为必需因子并作为稳定因子
E. 血清中的巨淀粉酶是淀粉酶与血浆白蛋白聚合而成

75. 以下**不属于**内分泌方式分泌的物质是
A. 甲状腺素 B. 醛固酮
C. 雌二醇 D. 胰蛋白酶
E. 泌乳素

76. 激素等超微量物质分析史上，具有里程碑价值的分析方法是
A. CIA B. EIA C. FIA
D. IRMA E. RIA

77. 以下受采血时间影响最明显的测定项目是
A. TSH B. 皮质醇 C. 睾酮
D. T_4 E. PTH

78. 下列激素的血液浓度随体位而改变的是
A. 醛固酮 B. TSH C. 睾酮
D. T_4 E. 胰岛素

79. 下列激素的血液浓度随进食引起明显改变的是
A. 甲状腺素 B. FSH
C. 胰岛素 D. 生长激素
E. 雌二醇

80. 以下也可以引起甲亢的疾病是
A. 胃溃疡 B. 肺癌 C. 肠结核
D. 肝炎 E. 胰腺炎

81. 可引起 TT_4 测定结果明显升高的是
A. 垂体功能低下 B. 活跃性肝炎
C. 肾病 D. 餐后
E. 运动后

82. 对于初诊需明确甲亢诊断的患者，下列最合理的组合是
A. T_3＋T_4
B. T_3＋T_4＋TSH
C. FT_3＋FT_4
D. FT_3＋FT_4＋TSH
E. T_3＋T_4＋FT_3＋FT_4＋TSH

83. 以下符合亚临床甲亢诊断结果的是(↑表示升高，↓表示下降，→表示正常)
A. T_3↑，T_4→，TSH→
B. T_3→，T_4↑，TSH→
C. T_3→，T_4→，TSH↑
D. T_3→，T_4→，TSH↓
E. T_3↑，T_4↑，TSH→

84. 以下符合亚临床甲减诊断结果的是(↑表示升高，↓表示下降，→表示正常)
A. T_3↑，T_4→，TSH→
B. T_3→，T_4↑，TSH→
C. T_3→，T_4→，TSH↑
D. T_3→，T_4→，TSH↓
E. T_3↑，T_4↑，TSH→

85. 进行新生儿甲减筛查一般在出生后
A. 1天 B. 3天 C. 5天
D. 1周 E. 1个月

86. 新生儿甲减筛查一般一起检测的组合是
A. T_3＋T_4 B. T_3＋TSH
C. T_4＋TSH D. FT_3＋TSH
E. FT_4＋TSH

87. 作为甲亢(Graves病)治疗后停药最重要的指标是
A. T_3 B. T_4 C. TSH
D. TPOAb E. TSAb

88. 通过以下检查来完成 T_3 抑制试验的是
A. 摄^{131}I率 B. CT C. B超
D. TSH E. T_4

89. 甲亢可引起改变的指标是

A. 胆固醇↑ B. 甘油三酯↑
C. 血糖↑ D. 蛋白质合成↑
E. TRH↑

90. 既可能引起甲亢，也可能引起甲减的疾病是
A. 肺癌 B. 肾病 C. 肝炎
D. 垂体瘤 E. 糖尿病

91. 除原发性甲减外，可引起TSH升高的情况是
A. 甲状腺激素抵抗综合征
B. PRL瘤
C. Cushing病
D. 肢端肥大症
E. 应用抗甲状腺药物过量

92. 以下有关甲状腺激素描述正确的是
A. 甲状腺激素在血液中主要与前白蛋白结合
B. 甲状腺激素在血液中主要与白蛋白结合
C. 结合的甲状腺激素才能进入细胞发挥作用
D. 游离的甲状腺激素才能进入细胞发挥作用
E. 游离的甲状腺激素主要由甲状腺上皮细胞分泌

93. 以下有关下丘脑-垂体-甲状腺激素的描述正确的是
A. TRH的主要作用是促进甲状腺激素的合成
B. TSH的主要作用是抑制甲状腺激素的合成
C. T_3和T_4对垂体的负反馈调控最重要
D. 游离的T_3和T_4对垂体的负反馈调控最重要
E. 肾上腺素、雌激素不参与下丘脑-垂体-甲状腺激素的调控

94. 临床上引起甲减最常见的病因是
A. 垂体肿瘤
B. 先天性甲状腺发育不良
C. 慢性淋巴细胞性甲状腺炎
D. 甲状腺酶系异常
E. 亚急性甲状腺炎

95. 对诊断Graves病意义最大的抗体检测是
A. TPOAb B. TSAb C. IgE
D. ANA E. IgM

96. 测定VMA时可引起假阴性的食品或药物是
A. 芬氟拉明 B. 巧克力
C. 多巴胺 D. 柠檬
E. 茶

97. 诊断嗜铬细胞瘤最可靠的实验方法是
A. 尿VMA测定 B. 尿游离儿茶酚胺
C. 血肾上腺素 D. 血儿茶酚胺
E. 血多巴胺

98. 有关ACTH实验检测的描述**错误**的是
A. 血浆ACTH呈脉冲式分泌
B. 血浆ACTH分泌功能检测应配合血皮质醇测定
C. 血浆ACTH检测有助于原发性和继发性肾上腺皮质功能亢进的鉴别诊断
D. 血浆ACTH极不稳定，室温放置易分解
E. 血浆ACTH由下丘脑分泌

99. 影响血、尿醛固酮测定结果因素较多，**不影响**的因素是
A. 取血时间 B. 体位
C. 妊娠 D. 钠摄入量
E. 糖摄入量

100. 与TSH测定有免疫交叉反应的激素是
A. LH B. MSH C. GH
D. TRH E. ADH

101. 以下有关生长激素测定的描述**错误**的是
A. 生长激素的分泌有时间性
B. 生长激素半衰期短，仅20min
C. 生长激素抑制试验，通常采用口服葡萄糖的方法
D. 生长激素兴奋试验，可进行运动或药物刺激
E. 生长激素兴奋或抑制试验结果可靠，无假阳性或假阴性

102. 成人时期生长激素分泌过多，常导致
   A. 巨人症　　B. 肢端肥大症
   C. 早老痴呆　　D. 性功能障碍
   E. 脂肪肝

103. 以下有关催乳素的描述正确的是
   A. 血中催乳素升高，不会影响女性月经
   B. 血中催乳素升高，不会影响男性生育功能
   C. 乳腺增生是引起高催乳素血症最主要原因
   D. 垂体腺瘤是引起高催乳素血症最主要原因
   E. 下丘脑病变是引起高催乳素血症最主要原因

104. 不产生雌激素的器官是
   A. 乳腺　　B. 睾丸
   C. 胎盘　　D. 卵巢
   E. 肾上腺皮质

105. 甲亢时，雌激素测定发生变化的是
   A. 血中雌激素总浓度升高，游离部分亦升高
   B. 血中雌激素总浓度降低，游离部分亦降低
   C. 血中雌激素总浓度升高，游离部分降低
   D. 血中雌激素总浓度降低，游离部分升高
   E. 血中雌激素总浓度升高，游离部分变化不大

106. 绝经后妇女，雌二醇的主要来源是
   A. 雄激素在性腺外的转化
   B. 肾上腺皮质束状带
   C. 肾上腺皮质球状带
   D. 乳腺
   E. 子宫

107. 在青年男性，睾酮的分泌有昼夜节律，分泌高峰在
   A. 8:00am　　B. 12:00am
   C. 4:00pm　　D. 8:00pm
   E. 12:00pm

108. 对摩尔吸光系数(ε)的意义描述正确的是在特定波长下
   A. 当液层厚度为1cm，物质浓度为1mol/L时在特定波长下的吸光度值
   B. 当液层厚度为1cm，物质浓度为0.5mol/L时在特定波长下的吸光度值
   C. 当液层厚度为0.5cm，物质浓度为0.5mol/L时在特定波长下的吸光度值
   D. 当液层厚度为0.5cm，物质浓度为1mol/L时在特定波长下的吸光度值
   E. 当液层厚度一定时，物质浓度为1mol/L时在特定波长下的吸光度值

109. 光谱分析中基于发射光谱分析的三种方法是
   A. 火焰光度法，原子吸收分光光度法，紫外、可见光分光光度法
   B. 火焰光度法，原子发射光谱法，荧光光谱法
   C. 原子发射光谱法，原子吸收分光光度法，紫外、可见光分光光度法
   D. 原子发射光谱法，荧光光谱法，原子吸收分光光度法
   E. 火焰光度法，原子发射光谱法，紫外、可见光分光光度法

110. 基于发射光谱分析法的光谱分析是
   A. 原子吸收分光光度法
   B. 火焰光度法
   C. 紫外、可见光分光光度法
   D. 红外吸收分光光度法
   E. 比浊法

111. 光谱分析中基于吸收光谱分析的三种方法是
   A. 紫外、可见光分光光度法，原子吸收分光光度法和红外光谱法
   B. 火焰光度法，原子发射光谱法，荧光光谱法
   C. 原子发射光谱法，原子吸收分光光度法，紫外、可见光分光光度法
   D. 原子发射光谱法，荧光光谱法，原子吸收分光光度法

E. 火焰光度法，原子发射光谱法，紫外、可见光分光光度法

112. 分光光度计的基本结构一般包括五大部分，分别为
A. 电源、透光器、比色杯、放大器和检测器
B. 电源、单色器、比色杯、放大器和检测器
C. 电源、单色器、比色杯、检测器和记录仪
D. 电源、单色器、比色杯、检测器和显示器
E. 光源、单色器、比色杯、检测器和显示器

113. 光谱分析中基于散射光谱分析的方法为
A. 紫外、可见光分光光度法，原子吸收分光光度法，红外光谱法
B. 火焰光度法，原子发射光谱法，荧光光谱法
C. 比浊法
D. 原子发射光谱法，荧光光谱法，原子吸收分光光度法
E. 火焰光度法，原子发射光谱法，紫外、可见光分光光度法

114. 分光光度法是光谱分析技术中最常用的一种，应用最多的方法为
A. 紫外、可见光分光光度法
B. 原子发射光谱法
C. 比浊法
D. 荧光光谱法
E. 火焰光度法

115. 分光光度分析技术测定物质浓度时运用的基本定律是
A. Lambert-Beer 定律
B. Lambert 定律
C. Beer 定律
D. Faraday 定律
E. Coulomb 定律

116. 电位法是基于测量原电池的电动势，构成电池的两个电极，电极的电位则不受试液组成变化的影响，具有较恒定的数值，称为
A. 指示电极　　B. 参比电极
C. 离子选择电极　　D. 酶电极
E. 气敏电极

117. 电化学分析法有多种，借助某些物理量的突变作为滴定分析终点的指示则称为
A. 电位法　　B. 电导法
C. 电容量法　　D. 电流法
E. 电离法

118. 离子选择电极的结构中有一个对特定离子具有选择性响应的敏感膜。按照膜电位的响应机制、膜的组成和结构特点，离子选择电极可分为
A. 晶体膜电极和非晶体膜电极
B. 基本电极和敏化电极
C. 气敏电极和酶电极
D. 基本电极和晶体膜电极
E. 敏化电极和酶电极

119. 利用带电粒子在电场作用下定向移动的特性，对混合物组分进行分离、纯化和测定的技术为
A. 电泳技术　　B. 电化学技术
C. 层析技术　　D. 超速离心技术
E. 光谱技术

120. 电泳技术分离、纯化、测定蛋白质和核酸等生物大分子时，控制粒子在溶液中的电离状态和荷电量可以通过调节溶液的
A. pKa　　B. pH　　C. pI
D. η　　E. I

121. 电泳技术分离、纯化、测定蛋白质和核酸等生物大分子时，若使粒子带负电荷，此时的溶液 pH 是
A. pH<pK　　B. pH>pI
C. pH<pI　　D. pH>pK
E. pH=pI

122. 在单位电场强度下，带电粒子的移动速度称为
A. 电泳速度　　B. 电泳迁移率

C. 电泳速率 D. 电泳比移值
E. 电泳强度

123. 下列可用来表示电泳时缓冲液的导电能力的是
A. 电泳缓冲液的黏滞性
B. 电泳缓冲液的体积
C. 电泳缓冲液的组成
D. 电泳的离子强度
E. 电泳缓冲液的 pH

124. 缓冲液溶质作为影响电泳的重要因素，缓冲液的离子活度直接影响到电泳速度，离子价数与离子活度的关系为
A. 离子价数低，离子活度低
B. 离子价数高，离子活度高
C. 离子价数低，离子活度高
D. 离子价数与离子活度无关
E. 离子价数高，离子强度低

125. 缓冲液溶质作为影响电泳的重要因素，缓冲液的离子强度、缓冲容量、pH 的稳定性三者的关系为
A. 离子强度大、缓冲容量小、pH 稳定
B. 离子强度小、缓冲容量大、pH 稳定
C. 离子强度大、缓冲容量大、pH 稳定
D. 离子强度大、缓冲容量大、pH 不稳定
E. 离子强度小、缓冲容量小、pH 稳定

126. 分光光度技术中 Lambert-Beer 定律是分光分析的理论基础，其表达式为
A. A=KLC B. A=LC
C. A=KC D. A=KL
E. A=KLM

127. 分光光度法中常用“A”表示
A. 透光率 B. 散射光强度
C. 吸光度 D. 物质的浓度
E. 透光度

128. 电极法测定原理的理论依据是
A. Heidelberger 曲线
B. Nernst 方程式
C. Rayleigh 方程式
D. 朗伯-比尔定律
E. 波义耳公式

129. 下列蛋白质通过凝胶层析柱时，最后被洗脱的是
A. 过氧化氢酶(分子量 247 500)
B. 血清清蛋白(分子量 68 500)
C. β乳球蛋白(分子量 35 000)
D. 肌红蛋白(分子量 16 900)
E. 牛胰岛素(分子量 5700)

130. 聚丙烯酰胺凝胶电泳的分离原理除包括浓缩效应、电荷效应外，还包括
A. 重力效应 B. 电渗效应
C. 扩散效应 D. 分子筛效应
E. 渗透压效应

131. 利用流动相中的离子能与固定相进行可逆的交换性质来分离离子型化合物的方法是
A. 凝胶层析法 B. 吸附层析法
C. 分配层析法 D. 亲和层析法
E. 离子交换层析法

132. 在区带电泳中，能产生分子筛效应的支持介质有
A. 淀粉、乙酸纤维素薄膜、纤维素
B. 纤维素
C. 硅胶
D. 淀粉、琼脂糖、聚丙烯酰胺凝胶
E. 硅胶、纤维素、乙酸纤维素薄膜

133. 常用于测定蛋白质分子量的方法是
A. SDS-聚丙烯酰胺凝胶电泳
B. 280/260nm 紫外吸收比值
C. 圆二色性
D. 凯氏定氮法
E. 荧光分光光度法

134. 荧光分析中温度升高可引起
A. Rayleigh 散射 B. Mie 散射
C. 自熄灭现象 D. 温度效应
E. 荧光强度增大

135. 自动生化分析技术指机械化的仪器设备模仿代替手工操作，但在生化分析中**未实**

现自动化的仅有一个步骤是
A. 加样、加试剂　B. 混合、保温反应
C. 清洗、打印　D. 结果计算
E. 仪器维修

136. 高压液相层析法中最常使用的检测器是
A. 紫外分光检测器
B. 荧光检测器
C. 示差检测器
D. 电化学检测器
E. 可见分光检测器

参考答案

1. A　2. B　3. B　4. A　5. A　6. A　7. C　8. E　9. E
10. B　11. D　12. B　13. D　14. B　15. D　16. B　17. B　18. C
19. A　20. C　21. E　22. B　23. C　24. C　25. E　26. E　27. B
28. C　29. D　30. E　31. D　32. B　33. D　34. A　35. D　36. C
37. A　38. C　39. B　40. D　41. C　42. A　43. D　44. B　45. A
46. D　47. B　48. C　49. E　50. B　51. E　52. E　53. C　54. E
55. C　56. D　57. D　58. E　59. B　60. C　61. C　62. A　63. D
64. A　65. D　66. B　67. C　68. D　69. C　70. D　71. A　72. D
73. B　74. D　75. D　76. E　77. B　78. A　79. C　80. B　81. B
82. D　83. D　84. C　85. B　86. C　87. E　88. A　89. C　90. D
91. A　92. D　93. D　94. C　95. B　96. A　97. C　98. E　99. E
100. A　101. E　102. B　103. D　104. A　105. E　106. A　107. A　108. A
109. B　110. B　111. A　112. E　113. C　114. A　115. A　116. B　117. C
118. B　119. A　120. B　121. B　122. B　123. D　124. C　125. C　126. A
127. C　128. B　129. E　130. D　131. E　132. D　133. A　134. C　135. E
136. A

相关专业知识

以下每一道题下面有 A、B、C、D、E 五个备选答案，请从中选择一个最佳答案，并在答题卡上将相应题号的相应字母所属的方框涂黑。

A1 型题

1. 对于 1 型糖尿病的叙述不正确的是
A. 好发于 20 岁以下的青少年
B. 胰岛素绝对不足
C. 胰岛 β 细胞的破坏
D. 此类患者依靠胰岛素治疗才能生存
E. 有遗传易感性但与环境因素无关

2. 通常质控范围是 $\overline{x}\pm 2s$，正常质控血清反复 100 次会有几次可能超过该范围
A. 没有　B. 1　C. 3
D. 5　E. 10

3. 血糖超过肾糖阈值时将出现
A. 生理性血糖升高　B. 病理性血糖升高
C. 生理性血糖降低　D. 病理性血糖降低
E. 尿糖

4. 胰岛素在体内的生物半寿期是
A. 5～10s　B. 5～10min
C. 5～10h　D. 5～10 天
E. 5～10 个月

5. 分泌胰岛素的细胞是
   A. 胰岛α细胞
   B. 胰岛β细胞
   C. 胰岛δ细胞
   D. 胰岛α细胞和胰岛β细胞
   E. 胰岛δ细胞和胰岛β细胞

6. 关于果糖胺叙述**错误**的是
   A. 反映血糖控制效果比糖化血红蛋白敏感
   B. 测定果糖胺主要是测定血清清蛋白
   C. 果糖胺的生成量与血糖浓度有关
   D. 反映的是过去8～10周的平均血糖浓度
   E. 葡萄糖通过非酶促糖基化反应与血清蛋白结合形成

7. 下列疾病脑脊液中葡萄糖含量明显减少的是
   A. 病毒性脑膜炎　B. 化脓性脑膜炎
   C. 梅毒性脑膜炎　D. 结核性脑膜炎
   E. 风湿性脑膜炎

8. 下列论述中正确的选项是
   A. 血清蛋白较低的标本糖化血清蛋白结果不受影响
   B. 某些不明原因的肾病患者尿中可以检出葡萄糖
   C. 糖尿病患者蛋白质和脂肪的代谢不会出现紊乱
   D. 糖尿病病情进展监测需每周测糖化血清蛋白
   E. 糖尿病不具有遗传易感性

9. 正常成人空腹血糖水平是
   A. 3.89～6.11mmol/L
   B. 6.1～7.0mmol/L
   C. 7.0～11.1mmol/L
   D. 5.6～7.0mmol/L
   E. 3.0～7.5mmol/L

10. 血浆胆固醇主要存在于
    A. HDL　B. CM　C. VLDL
    D. LDL　E. IDL

11. 蛋白质含量最高的脂蛋白是
    A. HDL　B. CM　C. VLDL
    D. LDL　E. IDL

12. 正常人空腹时与血浆中胆固醇结合的主要脂蛋白为
    A. CM　B. VLDL　C. LDL
    D. IDL　E. Lp(a)

13. 有关低密度脂蛋白叙述正确的是
    A. 其主要载脂蛋白为Apo B-48
    B. 肝脏不能合成LDL
    C. LDL经化学修饰后可与清道夫受体结合，从而促进胆固醇在血管壁内沉积
    D. LDL经化学修饰后可与LDL受体结合，从而促进胆固醇在血管壁内沉积
    E. LDL功能是逆向转运胆固醇

14. 关于载脂蛋白AⅠ叙述正确的是
    A. 组成LDL并为维持其结构稳定的成分
    B. 反映HDL颗粒合成与分解情况
    C. 可以激活LPL，从而促进胆固醇酯化
    D. 是组织液中浓度最低的载脂蛋白
    E. 冠心病患者Apo AⅠ水平偏高

15. 血浆脂蛋白经电泳分析，β-脂蛋白、前β-脂蛋白和α-脂蛋白分别对应于
    A. CM，LDL，HDL
    B. VLDL，LDL，HDL
    C. LDL，VLDL，HDL
    D. HDL，LDL，VLDL
    E. HDL，VLDL，LDL

16. 在**没有**CM存在的血浆中甘油三酯的水平主要反映
    A. HDL水平
    B. IDL水平
    C. LDL水平
    D. VLDL水平
    E. VLDL和LDL水平

17. IDL的主要载脂蛋白是
    A. Apo A　B. Apo B-48
    C. Apo B-100　D. Apo CⅡ
    E. Apo CⅢ

18. LDL中的胆固醇含量约占血浆胆固醇的

A. 30%　B. 40%　C. 50%
D. 60%　E. 70%

19. **不由**肝脏合成的脂蛋白为
A. HDL　B. VLDL　C. CM
D. Apo A　E. Lp(a)

20. 载脂蛋白的功能**错误**的是
A. 构成和维持脂蛋白结构
B. 是一些酶的辅助因子
C. 参与脂蛋白受体的识别
D. 调节脂蛋白代谢关键酶的活性
E. 不能由肾脏合成

21. 血清总蛋白浓度升高的原因是
A. 血浆蛋白分布异常
B. 失水过多血液浓缩
C. 因肝功能障碍合成减少
D. 营养不良和消耗增加
E. 血浆蛋白丢失过多

22. 蛋白质含量测定常用的紫外分光光度法吸收峰为
A. 280nm　B. 243nm　C. 265nm
D. 234nm　E. 286nm

23. 血浆中**不在**肝脏中合成的蛋白质是
A. 清蛋白　B. 纤维蛋白原
C. 凝血酶原　D. 免疫球蛋白
E. 转铁蛋白

24. 维持血浆胶体渗透压主要的蛋白质是
A. α_1-酸性糖蛋白　B. 清蛋白
C. 纤维蛋白原　D. 凝血酶原
E. 免疫球蛋白

25. 与血浆蛋白质功能**无关**的是
A. 维持血液的渗透压
B. 参与免疫功能
C. 参与凝血与纤维蛋白溶解
D. 代谢调控
E. 运输氧

26. 转氨酶的辅酶是
A. 烟酸　B. 泛酸
C. 硫胺素　D. 磷酸吡哆醛
E. 四氢叶酸

27. 天冬氨酸氨基转移酶(AST)含量最高的组织是
A. 心肌　B. 肾脏　C. 肝脏
D. 脾脏　E. 肺

28. 关于乳酸脱氢酶(LD)性质的叙述**错误**的是
A. 由两种亚单位组成
B. 有5种同工酶
C. 在肝脏中含量最高
D. 具有"冷变性"的特点
E. 血清中LD的增高对任何单一组织或器官都是非特异性的

29. 心肌中主要含有的CK同工酶是
A. CK-BB
B. CK-MB
C. CK-MM
D. CK-BB和CK-MB
E. CK-MM和CK-MB

30. CK同工酶由几个亚基组成
A. 2　B. 3　C. 4
D. 5　E. 6

31. 胞质中CK的同工酶有几种
A. 2　B. 3　C. 4
D. 5　E. 6

32. 乳酸脱氢酶由H和M亚基组成几种同工酶
A. 2　B. 3　C. 4
D. 5　E. 6

33. 肌钙蛋白由几个亚单位组成
A. 2　B. 3　C. 4
D. 5　E. 6

34. 测定血浆中的CK活性,应采用的抗凝剂为
A. 肝素　B. EDTA　C. 柠檬酸
D. 氟化物　E. 叠氮钠

35. CK的变异体是
A. CK-BB　B. CK-MB　C. CK-MM
D. 巨CK　E. 巨CK_1

36. 心肌酶谱**不包括**
A. ALT　B. AST　C. CK
D. α-HBD　E. LD

37. LD_5主要组织来源是
A. 心脏　B. 肺　C. 肝脏
D. 脾脏　E. 肾脏

38. 肝脏功能严重受损时**不可能**出现的情况是
A. 血清ALT升高
B. A/G比值降低
C. 生物转化作用加强
D. 血清总胆红素升高
E. 胆汁酸合成障碍

39. 用于反映肝脏合成能力的血清酶学检查主要是
A. ALT和ALP　B. AST和γ-GT
C. CHE和LCAT　D. MAO和AST
E. LD和CK

40. 尿素的生成部位是
A. 肾小球　B. 肝脏　C. 集合管
D. 肾小管　E. 肾脏

41. 肾脏远曲小管及集合管对水重吸收受哪种激素支配
A. 前列腺素　B. ACTH
C. 类固醇激素　D. 肾素
E. 抗利尿激素

42. 促进肾小管Na^+-K^+交换的主要激素是
A. 抗利尿激素　B. 肾素
C. 醛固酮　D. 血管紧张素
E. ADH

43. 造成肾病综合征低蛋白血症的主要原因是
A. 肾小球滤过膜通透性增强
B. 清蛋白分解代谢增强
C. 肝脏合成清蛋白不足
D. 蛋白质摄入量减少
E. 肾小管重吸收不足

44. 肾小管的排酸方式**不包括**
A. 直接排H^+
B. 和磷酸根结合排泄
C. 和硫酸根结合排泄
D. 以CO_2形式排出
E. 以NH_4^+形式排出

45. 下述**不是**影响尿素水平的因素是
A. 肌肉总量
B. 每日蛋白质摄入量
C. 肾脏功能状态
D. 水化作用状态
E. 肝脏功能状态

46. 肾脏的内分泌功能是指它能分泌
A. 肾素、促红细胞生成素、前列腺素
B. 肾上腺素、去甲肾上腺素
C. 降钙素
D. 肾素、肾上腺素、去甲肾上腺素
E. 前列腺素、肾上腺素、去甲肾上腺素

47. 关于肾脏对钾盐排泄的叙述正确的是
A. 多吃多排、少吃少排、不吃也排
B. 多吃多排、少吃少排、不吃不排
C. 多吃少排、少吃少排、不吃不排
D. 多吃少排、少吃少排、不吃也排
E. 多吃多排、少吃多排、不吃也排

48. 属于外分泌酶的是
A. 淀粉酶　B. 乳酸脱氢酶
C. 肌酸激酶　D. 胆碱酯酶
E. 酸性磷酸酶

49. 血清中的淀粉酶主要的组织来源是
A. 心肌　B. 肾脏　C. 骨骼肌
D. 胰腺　E. 肝脏

50. 在胰腺分泌的酶中**不经过**肠激酶与胰蛋白酶激活的酶是
A. 弹性蛋白酶　B. 糜蛋白酶
C. 淀粉酶　D. 羧基激肽酶
E. 核糖核酸酶

51. 不是由胰腺分泌的酶有
A. 胆固醇酯酶　B. 肠激酶
C. 脂肪酸酶　D. 尿素酶
E. 胰蛋白酶

52. 胰腺不分泌的酶是
A. 淀粉酶　B. 核糖核酸酶
C. 脱氧核糖核酸酶　D. 羧基肽酶
E. 寡肽酶

53. 胰泌素属于下列一类的是
A. 核苷酸类　B. 脂肪酸类
C. 多肽类　D. 糖蛋白类
E. 类固醇类

54. 胰腺炎的常见病因一般不包括
A. 高脂血症
B. 酗酒
C. 十二指肠反流
D. 甲状旁腺功能低下
E. 胆石症

55. 下列离子对淀粉酶有激活作用的是
A. K^+　B. Na^+　C. Cl^-
D. Ca^{2+}　E. Mg^{2+}

56. 测定血浆淀粉酶时，抗凝剂最好选用
A. 肝素　B. 草酸钠　C. 草酸锂
D. EDTA　E. 枸橼酸

57. 胰泌素的作用不包括
A. 刺激胆囊收缩
B. 促进胰腺的生长
C. 加强胃和十二指肠的运动
D. 促进胰腺 HCO_3^-、酶和胰岛素的释放
E. 促进肝和十二指肠腺液的分泌

58. 影响胰泌素释放的激素不包括
A. 胰多肽　B. 生长抑素
C. 胰岛素　D. 脑啡肽
E. 抑胃肽

59. 调节胰腺分泌的因素不包括
A. 舒血管肠多肽　B. 缩胆囊素
C. 迷走神经　D. 胰岛素
E. 促胰酶

参考答案

1. E　2. D　3. E　4. B　5. B　6. D　7. B　8. B　9. A
10. D　11. A　12. C　13. C　14. B　15. C　16. D　17. C　18. E
19. C　20. E　21. B　22. A　23. D　24. B　25. E　26. D　27. A
28. C　29. E　30. A　31. B　32. D　33. B　34. A　35. A　36. A
37. C　38. C　39. C　40. B　41. E　42. C　43. A　44. D　45. A
46. A　47. A　48. A　49. D　50. C　51. D　52. E　53. C　54. D
55. C　56. A　57. C　58. C　59. D

专业知识

一、以下每一道题下面有 A、B、C、D、E 五个备选答案，请从中选择一个最佳答案，并在答题卡上将相应题号的相应字母所属的方框涂黑。

A1 型题

1. 己糖激酶法测定葡萄糖主要是
A. 测定 NADPH 的生成量
B. 测定 NADPH 的减少量
C. 测定 NADH 的生成量

D. 测定NADH的减少量
E. 测定红色醌类化合物的生成量

2. 我国临床中心推荐的血糖测定常规方法是
A. 葡萄糖氧化酶法
B. 己糖激酶法
C. 邻甲苯胺法
D. 葡萄糖脱氢酶法
E. 酚试剂法

3. 国际上推荐的血糖测定参考方法为
A. 葡萄糖氧化酶法 B. 己糖激酶法
C. 邻甲苯胺法 D. 葡萄糖脱氢酶法
E. 酚试剂法

4. GOD法测血糖时用到的酶有
A. 葡萄糖氧化酶
B. 己糖激酶
C. 葡萄糖-6-磷酸脱氢酶
D. 乳酸脱氢酶
E. 过氧化氢酶

5. 对于一急诊昏迷患者，下列试验能最有效鉴别是否由血糖引起昏迷的是
A. 血液pH B. C-肽
C. 血糖 D. 电解质
E. 糖化血红蛋白

6. 糖尿病患者注射胰岛素量过多会出现
A. 血糖升高 B. 胰岛素升高
C. 胰岛素降低 D. C-肽升高
E. C-肽降低

7. 糖尿病患者多尿的原因是
A. 高血糖引起的渗透性利尿
B. 饮水过多
C. 体内产生水过多
D. 水中毒
E. 抗利尿激素减少

8. 急症检查一位糖尿病急性并发症的患者，可能有酮症酸中毒、低血糖、高血糖高渗性非酮症昏迷(HHNC)等，生化实验室检查是必需的，但<u>不检查</u>
A. 血糖 B. 酮体
C. 电解质 D. 血气
E. 糖化血红蛋白

9. 一位头部外伤的急症患者，测得血糖值较高，为了确定是否由糖尿病引发的高血糖，选项指标比较合理的是
A. 葡萄糖 B. OGTT
C. 糖化血红蛋白 D. 胰岛素
E. C-肽

10. 在血糖质控图中，有连续10个数据落在均值一侧者可判断为
A. 系统误差 B. 随机误差
C. 偶然误差 D. 固有误差
E. 其他误差

11. 在多次重复测定血糖时，正负误差代数和常会出现
A. 零 B. 非零 C. 正误差
D. 负误差 E. 不确定

12. 多次重复测定同一标本血糖时，$\overline{x}\pm 2s$范围包含全体的
A. 31.6% B. 68.3% C. 95.5%
D. 99.7% E. 100%

13. 实验室应拒收下列<u>不符合</u>要求的标本是
A. 脑脊液标本放入4℃冰箱2h后检测血糖
B. 极度溶血的标本GOD法测定葡萄糖
C. 采取后1h内送到实验室检测
D. 及时分离血清后－20℃放置24h内测血糖
E. 饭后取血测糖化血红蛋白

14. 以下有关胆固醇临床意义叙述<u>错误</u>的是
A. 吸烟、饮酒可使血液胆固醇水平升高
B. 胆固醇是动脉粥样硬化的危险因素之一
C. 可作为动脉粥样硬化的诊断指标
D. 动脉粥样硬化的预防、发病估计等参考指标
E. 胆固醇升高可见于甲状腺功能低下

15. 以下叙述正确的是

A. 甘油三酯水平的个体内和个体间变异都比胆固醇大
B. 血中乳糜微粒的半寿期为2～4h
C. 目前常用检测甘油三酯的方法为化学法
D. 甘油三酯不是冠心病的独立危险因素
E. 甲亢患者甘油三酯常升高

16. 高密度脂蛋白胆固醇中主要的脂质为
A. 磷脂 B. 胆固醇酯
C. 甘油三酯 D. 游离胆固醇
E. 甘油三酯和磷脂

17. LDL主要的载脂蛋白为
A. Apo AⅠ B. Apo AⅡ
C. Apo B48 D. Apo B100
E. Apo E

18. 药物在体内有药理作用的形式是
A. 与血浆蛋白结合型药物
B. 与血浆蛋白结合型药物、游离型的药物
C. 游离型的药物
D. 经生物转化极性增高的药物
E. 药物分子从组织反扩散到血液循环的形式

19. 有关Lp(a)叙述**错误**的是
A. 其结构与LDL相似
B. 其电泳图谱与VLDL相似
C. 含有特殊的Apo(a)
D. 在Lp(a)中Apo B-100与Apo(a)以双硫键相连
E. Lp(a)由肾脏合成

20. 冠心病危险因素的血脂指标**不包括**
A. LDL B. Apo A C. Apo B
D. TG E. Lp(a)

21. WHO建议将高脂血症分为
A. Ⅰ，Ⅱa，Ⅱb，Ⅲ，Ⅳ，Ⅴ
B. Ⅰ，Ⅱ，Ⅲa，Ⅲb，Ⅳ，Ⅴ
C. Ⅰ，Ⅱ，Ⅲ，Ⅳ，Ⅴ，Ⅵ
D. Ⅰa，Ⅰb，Ⅱ，Ⅲ，Ⅳ，Ⅴ
E. Ⅰ，Ⅱ，Ⅲ，Ⅳ，Ⅴa，Ⅴb

22. 以下叙述正确的为
A. Ⅰ型高脂血症又称为家族性高胆固醇血症
B. Ⅱa型高脂血症是由LDL受体缺陷引起的
C. Ⅱa型高脂血症是由于Apo CⅡ的遗传性缺陷引起的
D. Ⅱb型为隐性遗传性疾病，由于体内VLDL合成量过多导致
E. Ⅳ型电泳图谱可见宽β带

23. LDL受体缺陷或活性减低可导致
A. Ⅰ型 B. Ⅱa型 C. Ⅱb型
D. Ⅲ型 E. Ⅴ型

24. 下列叙述正确的是
A. 乳糜微粒主要功能为运输内源性甘油三酯
B. 乳糜微粒主要功能为运输内源性胆固醇
C. 极低密度脂蛋白主要功能为运输内源性甘油三酯
D. 极低密度脂蛋白主要功能为运输外源性甘油三酯
E. 极低密度脂蛋白主要功能为运输内源性胆固醇

25. 以下叙述**错误**的是
A. LDL的胆固醇不由肝脏合成
B. HDL主要是将胆固醇从肝外组织转运至肝脏进行代谢的
C. IDL是VLDL向LDL转化的中间产物
D. VLDL主要功能为运输内源性甘油三酯
E. CM主要功能是运输外源性甘油三酯

26. 以下叙述**错误**的是
A. 肠道分泌的Apo B-48是LDL受体的配体，所以肝脏能清除完整的CM
B. LDL受体能够结合VLDL
C. LDL受体能结合含有Apo E的脂蛋白
D. LDL受体分布广泛
E. LDL受体活性差异很大

27. 在血清蛋白乙酸纤维素薄膜电泳图谱中出现清蛋白减少、β-γ区带融合可见于

A. 正常人　B. 肾病综合征
C. 肝硬化　D. 多发性骨髓瘤
E. 低蛋白血症

28. 关于血浆蛋白以下说法**错误**的是
A. 血浆中主要的含铁蛋白是转铁蛋白
B. 铜蓝蛋白可将 Fe^{2+} 氧化成 Fe^{3+}
C. 原发性肝癌时血浆甲胎蛋白含量升高
D. 缺铁性贫血时血浆转铁蛋白含量下降
E. 肝硬化时血浆纤维蛋白原含量降低

29. 以下病理情况，血浆白蛋白含量**不减少**的是
A. 手术后　B. 急性肝炎早期
C. 营养不良　D. 肾病综合征
E. 吸收功能紊乱

30. 关于血浆白蛋白表述**错误**的是
A. 等电点在 pH 4.7 左右
B. 是带负电荷较多的离子
C. 能结合 Ca^{2+}、Mg^{2+}、Cu^{2+} 等正离子
D. 能运载水溶性好的物质
E. 能运载胆汁酸、类固醇激素、长链脂肪酸等物质

31. 人群中 AAT 的遗传表型最多见的是
A. Pi^{MM}　B. Pi^{SS}　C. Pi^{MS}
D. Pi^{SZ}　E. Pi^{ZZ}

32. 在急性时相反应中血浆蛋白浓度降低的是
A. HP　B. CRP　C. AAG
D. ALB　E. Cp

33. 在急性时相时升高最早的血浆蛋白是
A. Cp　B. TRF　C. AAG
D. CRP　E. AMG

34. 血浆蛋白含量减少，与肝功能障碍**无关**的是
A. 白蛋白　B. 转铁蛋白
C. 前白蛋白　D. α_2 巨球蛋白
E. α_1 酸性糖蛋白

35. 下列检测指标对诊断缺铁性贫血有价值的是
A. AAT　B. AAG　C. TRF
D. HP　E. AMG

36. 发生血管内溶血时，血浆蛋白浓度降低的是
A. AAT　B. AAG　C. TRF
D. HP　E. AMG

37. 早年出现肺气肿患者，血浆蛋白可能存在缺陷的是
A. ALB　B. AAG　C. HP
D. AMG　E. AAT

38. **不属于** α_1 区带的血浆蛋白质是
A. AAG　B. AFP　C. HDL
D. Cp　E. AAT

39. 急性时相反应时血浆蛋白浓度升高的是
A. α_2 巨球蛋白　B. 前清蛋白
C. 转铁蛋白　D. 铜蓝蛋白
E. 清蛋白

40. 血清蛋白电泳时出现 M 带的疾病是
A. 病毒性肝炎
B. 血小板减少性紫癜
C. 骨髓异常增生综合征
D. 多发性骨髓瘤
E. 急性心肌梗死

41. 血清蛋白电泳图谱表现为：清蛋白下降，α_2 球蛋白、β 球蛋白增高和 γ 球蛋白不变，应考虑的疾病可能是
A. 慢性炎症　B. 营养不良
C. 肾病综合征　D. 多发性骨髓瘤
E. 肝硬化

42. 患者，女，20 岁，经常感到头晕无力，脸色较苍白。血常规检查提示小细胞低色素性贫血，Hb 70g/L，初诊为缺铁性贫血，可测定血清蛋白指标以明确诊断的是
A. AAT　B. AAG　C. TRF
D. Hp　E. AMG

43. 当底物浓度远大于 Km 时，反应速率不受反应物浓度的影响，此时反应为
A. 零级反应
B. 一级反应

C. 二级反应
D. 一级与零级反应的混合
E. 无法确定反应级数

44. 酶的活性国际单位(U)是指
A. 在25℃及其他最适条件下,每分钟催化1mol底物发生反应所需的酶量
B. 在特定的条件下,每分钟催化1μmol底物发生反应所需的酶量
C. 在37℃条件下,每分钟催化1mmol底物发生反应所需的酶量
D. 在规定条件下,每秒钟催化1mol底物发生反应所需的酶量
E. 在最适条件下,每小时催化1mol底物发生反应所需的酶量

45. 孕妇血清中酶活性增高最明显的是
A. LD　B. ALP　C. CK
D. AMY　E. LPS

46. ALT在人体各组织中含量最多的是
A. 肺脏　B. 心肌　C. 脑组织
D. 红细胞　E. 肝脏

47. 肝病时血清LD同工酶升高最明显的是
A. LD_1　B. LD_2　C. LD_3
D. LD_4　E. LD_5

48. 急性心肌梗死血清酶最早升高的是
A. ALT　B. LD　C. CK
D. AST　E. ALP

49. 酒精中毒时血清酶活力升高最明显的是
A. GGT　B. ALP　C. CK
D. LD　E. ALT

50. 在人体组织中ACP含量最多的是
A. 肝脏　B. 心肌　C. 红细胞
D. 血小板　E. 前列腺

51. 急性肝炎时AST/ALT比值
A. 小于1　B. 大于1　C. 等于1
D. 大于3　E. 大于2

52. 有助于诊断骨骼和肝脏疾病的血清酶是
A. AST　B. CK　C. ALP
D. ACP　E. LPS

53. 肌酸激酶组织含量最高的是
A. 肺脏　B. 骨骼肌　C. 肾脏
D. 红细胞　E. 肝脏

54. 血清碱性磷酸酶活性升高最常见于
A. 急性肾炎　B. 骨肿瘤
C. 恶性贫血　D. 甲状腺功能低下
E. 梗阻性黄疸

55. GOD用于检测
A. 葡萄糖　B. 转氨酶
C. 脂肪酶　D. 乳酸脱氢酶
E. 肌酸激酶

56. 急性心肌梗死时,最先恢复正常的酶是
A. ALT　B. LD　C. CK
D. AST　E. ALP

57. 血清酶测定标本溶血<u>不影响</u>结果的是
A. CK　B. LD　C. ALT
D. AST　E. GGT

58. 在病理情况下可从尿液中检测到的酶是
A. CK　B. LD　C. ALT
D. AMY　E. GGT

59. Hb与氧的亲和力<u>不受</u>影响的因素是
A. 温度　B. pH　C. 2,3-DPG
D. PO_2　E. Hb量

60. 氧含量是指
A. Hb结合的O_2量
B. 物理溶解O_2量
C. 血液与大气接触后,Hb与O_2结合的量
D. 循环过程中,血液释放给组织的氧量
E. 隔绝空气条件下,血液中实际的含氧量

61. 判别代谢性酸中毒较好的指标是
A. pH
B. PCO_2
C. CO_2结合力
D. 标准碳酸氢盐(SB)和实际碳酸氢盐

(AB)
E. H_2CO_3

62. 代谢性酸中毒失代偿期可出现
A. 血浆pH和HCO_3^-降低，PCO_2升高
B. 血浆PCO_2和HCO_3^-降低，pH升高
C. 血浆pH、PCO_2、HCO_3^-均降低
D. 血浆pH和PCO_2降低，HCO_3^-降低
E. 血浆pH、PCO_2、HCO_3^-均升高

63. 脱水时<u>不可能</u>出现的结果是
A. 水分由细胞内向细胞外转移
B. 水分由细胞外向细胞内转移
C. 血浆渗透压升高
D. 血浆渗透压降低
E. 血容量增多

64. 高血钾可导致酸中毒的原因是
A. K^+促进葡萄糖酵解成乳酸
B. 肾小管细胞H^+与Na^+的交换增加导致血浆[H^+]减少
C. K^+抑制肾的糖异生，间接减少铵盐生成
D. 血浆K^+与细胞内H^+交换，使血浆[H^+]升高
E. K^+促进脂肪动员，生成酮体

65. 维持体液正常渗透压的主要电解质是
A. Zn^{2+}　B. Na^+　C. Ca^{2+}
D. K^+　E. HPO_3^{2-}

66. 血氧饱和度主要取决于
A. 血O_2含量　B. PCO_2
C. Hb水平　D. PO_2
E. 血pH

67. 正常人血液pH范围为
A. 7.25～7.35　B. 7.15～7.25
C. 7.45～7.55　D. 7.35～7.45
E. 7.55～7.65

68. 血浆系缓冲系统中缓冲能力最强的是
A. $NaHCO_3/H_2CO_3$
B. 还原型Hb/Hb
C. 血浆蛋白-Na/血浆蛋白
D. Na_2HPO_4/NaH_2PO_4
E. $KHCO_3/H_2CO_3$

69. 37℃时，血浆中CO_2的溶解度系数约为
A. 0.003　B. 0.03　C. 0.3
D. 0.13　E. 1.03

70. 钾在体内主要分布于
A. 组织间液　B. 细胞内液
C. 骨骼　D. 血液
E. 肝细胞线粒体

71. 细胞外液中最主要的阳离子是
A. Ca^{2+}　B. Mg^{2+}　C. Na^+
D. K^+　E. H^+

72. 细胞内液中最主要的阳离子是
A. Mg^{2+}　B. Na^+　C. K^+
D. Mn^{2+}　E. Ca^{2+}

73. 正常血浆中[HCO_3^-]/[H_2CO_3]为
A. 20/1　B. 1/20　C. 15/1
D. 1/15　E. 2/1

74. 下列<u>不是</u>K^+的主要功能的是
A. 维持细胞外液容量
B. 参与细胞内的代谢
C. 调节酸碱平衡
D. 维持正常渗透压
E. 维持神经-肌肉应激性

75. 临床常规测定血液中的一组阴离子是
A. Cl^-与HCO_3^-　B. Cl^-与SO_4^{2-}
C. Cl^-与HPO_4^{2-}　D. HCO_3^-与HPO_4^{2-}
E. HCO_3^-与SO_4^{2-}

76. 有关阴离子隙(AG)描述<u>错误</u>的是
A. AG(mmol/L)＝Na^+－[Cl^-＋HCO_3^-]
B. 成人参考值为8～16mmol/L
C. AG是指血清中未测定的阴离子
D. AG是评价体液酸碱状况的指标
E. 血清钾对AG有严重影响

77. 关于铁代谢的叙述<u>错误</u>的是
A. 酸性条件有利于铁的吸收

B. 草酸与铁结合成难溶沉淀不利于吸收
C. Fe^{3+}较Fe^{2+}易吸收
D. 铁主要从胃肠道、泌尿道黏膜脱落丢失
E. 铁在血浆中与运铁蛋白结合运输

78. 关于铁代谢描述正确的是
A. 主要贮存于肾脏
B. 以Fe^{3+}形式被吸收
C. 转铁蛋白是铁在血浆中的运输形式
D. 铁参与细胞色素氧化酶的合成
E. 缺铁时血浆转铁蛋白降低

79. 碱中毒时引起抽搐的原因是
A. 血浆Ca^{2+}减少　B. 血钙增高
C. 蛋白结合钙减少　D. 血K^+降低
E. 血Na^+减少

80. 关于磷代谢表述错误的是
A. 血磷主要由肾脏排泄
B. 血磷的浓度成人有生理波动
C. 正常人钙磷乘积稳定在36～40之间
D. 儿童时期血磷浓度偏高
E. 血磷通常是指血液中的有机磷

81. 关于镁功能表述错误的是
A. 镁是常量元素之一
B. 镁离子是多种酶的辅助因子
C. 镁离子和钙离子在生理功能上有相互协同的作用
D. 镁离子对神经、肌肉的兴奋性有抑制作用
E. 体内镁50%以上存在于骨骼中

82. 正常人体内镁排泄的主要途径是
A. 从肾脏由尿液排泄
B. 从肝脏由胆汁排泄
C. 汗腺排泄
D. 从肠道由粪便排泄
E. 从呼吸道排泄

83. 促进新骨形成和钙化的物质是
A. 甲状腺激素　B. 甲状旁腺素
C. 降钙素　D. $1,25\text{-}(OH)_2D_3$
E. $25\text{-}(OH)D_3$

84. 高钙血症临床常见的原因是
A. 甲状腺功能亢进
B. 甲状旁腺功能亢进
C. 低清蛋白血症
D. 维生素E中毒
E. 甲状旁腺功能低下

85. 关于镁代谢叙述错误的是
A. 吸收部位主要在回肠
B. 肾脏是体内镁的主要排泄器官
C. 大量丢失消化液是造成缺镁的主要原因
D. 肌肉是维持镁平衡的重要组织
E. 溶血对血清酶测定影响不大

86. 离子钙测定的临床常用方法是
A. 火焰光度法
B. 原子吸收分光光度法
C. 邻甲酚酞络合铜法
D. 离子选择电极法
E. EDTA络合滴定法

87. 实验室测定血清总钙的参考方法是
A. 原子吸收分光光度法
B. 火焰光度法
C. 高效液相色谱法
D. 分光光度法
E. 离子选择电极法

88. 生理活性钙是指
A. 蛋白结合钙　B. 枸橼酸钙
C. 碳酸钙　D. 总钙
E. 离子钙

89. 影响血中游离钙浓度的主要因素是
A. 体温　B. 血液pH
C. 血浆球蛋白浓度　D. 血磷浓度
E. 血红蛋白浓度

90. 以下药物与地高辛同时使用时，会使地高辛血药浓度降低的是
A. 奎尼丁　B. 广谱抗生素
C. 苯妥英钠　D. 环孢素
E. 钙拮抗剂

91. 最常用于药物浓度监测的样品是

A. 尿　B. 血液　C. 唾液
D. 胃液　E. 头发

92. 在血液中与血细胞及血浆蛋白结合率达95%以上，而血细胞结合部分为与血浆蛋白结合的2倍的药物是
A. 苯妥英钠　B. 茶碱
C. 环孢素　D. 地高辛
E. 碳酸锂

93. 口服<u>不吸收</u>的药物是
A. 氨基糖苷类抗生素
B. 环孢素
C. 地高辛
D. 氨茶碱
E. 三环类抗抑郁药

94. 口服吸收慢、不完全且不规则的药物是
A. 氨基糖苷类抗生素
B. 环孢素
C. 地高辛
D. 氨茶碱
E. 三环类抗抑郁药

95. 药物通过肾小球排泄的方式主要是
A. 主动转运　B. 被动扩散
C. 滤过　D. 易化扩散
E. 胞饮

96. 药物经生物转化后，总的效果是
A. 药物活性的灭活
B. 药物活性的升高
C. 药物活性的改变
D. 药物的极性升高，有利于排泄
E. 药物的极性降低，有利于吸收

97. 下列有关药物生物利用度的描述正确的是
A. 是指经过肝脏首过消除前进入血液中的药物相对量
B. 反映药物吸收速度对药效的影响
C. 是评价原料药物质量的一个重要指标
D. 不同个体，口服等剂量药物后测得的量-效曲线的AUC相等
E. 口服用药方式的F值，是由口服一定剂量药物后的AUC与静注等剂药物后的AUC的比值计算得出的

98. 大多数单剂量用药恒速静脉滴注的药物消除方式是
A. 零级动力学　B. 一级动力学
C. 非线性动力学　D. 恒量消除
E. 首过消除

99. 要求用全血做治疗药物浓度监测标本的药物是
A. 地高辛　B. 苯妥英钠
C. 氨茶碱　D. 环孢素
E. 碳酸锂

100. 血药浓度存在"治疗窗"的药物是
A. 地高辛　B. 苯妥英钠
C. 利多卡因　D. 庆大霉素
E. 三环类抗抑郁药

101. 监测心肌梗死后再梗死的首选标志物是
A. ALT　B. cTn　C. CK-MB
D. AST　E. LD

102. 下列<u>不是</u>低血糖检查的常用项目的是
A. 血糖　B. OGTT
C. 胰岛素　D. C-肽
E. 糖化血清蛋白

103. 制备治疗药物浓度监测用的血浆样品时，下列<u>不宜</u>用肝素作为抗凝剂的药物是
A. 环孢素　B. 庆大霉素
C. 地高辛　D. 利多卡因
E. 苯妥英钠

104. 因临床需要选择长期给患者使用的强心苷类药物并需定期检测的是
A. 毒毛花苷K　B. 毛花苷C
C. 地高辛　D. 洋地黄毒苷
E. 二氢地高辛

105. 治疗癫痫大发作的首选药是
A. 苯巴比妥　B. 扑米酮
C. 苯妥英钠　D. 卡马西平
E. 氯硝西泮

106. 治疗药物浓度监测应特别注意同时测定原形药与代谢物浓度的是
A. 氨基糖苷类抗生素
B. 环孢素
C. 地高辛
D. 氨茶碱
E. 三环类抗抑郁药

107. 以下药物中，血浆蛋白结合率最低的是
A. 地高辛　B. 苯妥英钠
C. 环孢素　D. 氨茶碱
E. 三环类抗抑郁药

108. 下列关于三环类抗抑郁药的叙述，不正确的是
A. 存在“治疗窗”现象
B. 同剂量时血药浓度的个体差异不大
C. 口服吸收快而完全
D. 主要经肝脏代谢后再排泄
E. 广泛分布于各组织

109. 下列关于碳酸锂(Li_2CO_3)的叙述，不正确的是
A. 血浆蛋白结合率为零
B. 治疗药物浓度监测时一般检测用药12h后标准血清锂浓度
C. 口服吸收完全
D. 主要经肝脏消除，呈双相消除
E. 主要分布于细胞内

110. 下列关于氨基糖苷类抗生素的叙述，不正确的是
A. 口服不吸收，肌内注射吸收迅速且完全
B. 血浆蛋白结合率高达90%以上
C. 表观分布容积<0.6L/kg
D. 主要分布于细胞外液
E. 以原形从肾小球滤过排泄

111. 下列药物不需要进行血浓度监测的是
A. 地高辛　B. 苯妥英钠
C. 氨茶碱　D. 青霉素
E. 环孢素

112. 弱酸性药物中毒时，为加速其排出体外可
A. 碱化尿液，使解离度减小，增加肾小管再吸收
B. 碱化尿液，使解离度增大，增加肾小管再吸收
C. 碱化尿液，使解离度增大，减少肾小管再吸收
D. 酸化尿液，使解离度减小，增加肾小管再吸收
E. 酸化尿液，使解离度增大，减少肾小管再吸收

113. 有关抗躁狂药碳酸锂的叙述，错误的是
A. 增加钠盐摄入可促进其排泄
B. 对正常人精神活动几乎无影响
C. 促进脑内NA及DA的释放
D. 中毒时主要表现为中枢神经系统症状
E. 用药期间应定期测定血锂浓度

114. 在治疗药物浓度监测样品预处理中，要选择性地浓集待测组分，所采取的方法是
A. 去蛋白　B. 提取
C. 衍生化　D. 甲基化
E. 灰化

115. 检测三环类抗抑郁药的推荐方法是
A. 正相HPLC　B. 反相HPLC
C. CE　D. GC
E. 免疫学方法

116. 有关抗躁狂药碳酸锂消除的叙述，错误的是
A. 以离子态从肾脏排泄
B. 与Na^+协同排泄
C. 快消除相半寿期约24h
D. 慢消除相半寿期48～72h
E. 快消除相是分布至细胞内的Li^+的消除

117. 有关氨基糖苷类抗生素治疗药物浓度监测的叙述，错误的是
A. 可检测稳态谷浓度
B. 可检测稳态峰浓度
C. 多检测血清药物浓度
D. 可采用肝素抗凝血浆
E. 特别适用于免疫学方法检测

118. 有关三环类抗抑郁药治疗药物浓度监测的叙述,**错误**的是
A. 多采用 HPLC 方法
B. 可检测稳态峰浓度
C. 多检测血清
D. 可采用血浆
E. 特别适用于免疫学方法检测

119. 有关药物跨膜转运的叙述,**错误**的是
A. 药物分子质量过大,跨膜转运较困难
B. 分子极性过高,跨膜转运较困难
C. 分子水溶性过高,跨膜转运较困难
D. 分子脂溶性过高,难于在水相中分散而接近脂质膜
E. 非解离型药物,跨膜转运较困难

120. 对地高辛实施治疗药物浓度监测应
A. 按非线性动力学方式,选择相应的取血样时机
B. 在消除相,心肌与血清药物浓度的比值恒定,是取血样的正确时机
C. 在分布相,心肌与血清药物浓度的比值恒定,是取血样的正确时机
D. 在第一次用药后
E. 取唾液优于血液

121. 血药浓度受甲状腺功能影响最大的药物是
A. 氨茶碱 B. 环孢素 C. 地高辛
D. 苯妥英钠 E. 碳酸锂

122. 关于治疗药物监测标本的采集时间选择,**错误**的是
A. 任一次用药后 1 个半衰期时
B. 血药浓度达稳态浓度后任一次用药后
C. 血药浓度达稳态浓度后某一次用药后 1 个半衰期时
D. 血药浓度达稳态浓度后某一次用药前
E. 血药浓度达稳态浓度后的任何时间

123. 若某药的表观分布容积(V)=5L,则提示
A. 该药主要分布于细胞外
B. 该药主要分布于细胞内
C. 该药主要分布于血浆中
D. 该药可能是弱酸性药物
E. 该药在血浆中主要以分子态脂溶性存在

124. **不能**较多地以原形药形式从肾脏排泄的是
A. 地高辛
B. 苯妥英钠
C. 氨茶碱
D. 氨基糖苷类抗生素
E. 环孢素

125. 主要以原形药形式从肾脏排泄的是
A. 地高辛
B. 苯妥英钠
C. 氨茶碱
D. 氨基糖苷类抗生素
E. 环孢素

126. 大部分以原形药形式从肾脏排泄的是
A. 地高辛 B. 苯妥英钠
C. 氨茶碱 D. 阿米替林
E. 环孢素

127. **不宜**用肝素抗凝血进行治疗药物浓度监测的药物是
A. 地高辛
B. 苯妥英钠
C. 氨茶碱
D. 氨基糖苷类抗生素
E. 环孢素

128. 唾液中药物浓度近似于血清中游离药物浓度,约为血清中总药物浓度 50%的是
A. 地高辛
B. 碳酸锂
C. 氨茶碱
D. 氨基糖苷类抗生素
E. 环孢素

129. 血药浓度**不受**肾脏功能影响的是
A. 地高辛 B. 环孢素
C. 苯妥英钠 D. 碳酸锂
E. 妥布霉素

130. 患者男性,30 岁。饮酒饱餐后上腹部剧痛 6 小时,伴大汗,频繁呕吐。实验室检查:

血淀粉酶 740U/L。该患者首先考虑的诊断为

A. 急性胆囊炎 B. 肝性黄疸
C. 急性胰腺炎 D. 溶血性黄疸
E. 胆石症

131. 患者男性，72 岁。近 2 年进行性排尿困难。直肠指诊触及前列腺侧叶增大、中间沟左侧叶有 2cm 大小硬结，怀疑为前列腺癌。需检测的指标是

A. CK B. ACP C. ALP
D. GGT E. LD

132. 观察溶栓效果的指标是

A. AST B. cTn C. HBD
D. ALT E. LD

133. 标本溶血时升高最明显的是

A. γ-GT B. LD C. CHE
D. AST E. ALT

134. 下列指标中诊断心力衰竭最敏感的标志物是

A. 肌钙蛋白 B. B 钠尿肽
C. CK-MB D. D-二聚体
E. MYO

135. 下列酶与心肌缺血关系<u>不大</u>的是

A. CK B. AST C. LD
D. HBD E. ALP

136. 急性心肌梗死发作后，血液中下列酶达峰值增高幅度最大的是

A. AST B. CK-MB
C. LD D. LD_1/LD_2
E. cTnT

137. 急性心肌梗死时，下列在血液中出现最早的是

A. AST B. cTn C. LD
D. MYO E. CK-MB

138. 急性心肌损伤后，血液中 CK 达峰值的时间为

A. 6～9h B. 10～24h
C. 36～48h D. 49～72h
E. 73～96h

139. 急性心肌梗死时最先升高的酶是

A. LD B. AST C. HBD
D. CK E. ALT

140. 测定 α-羟丁酸脱氢酶，主要反映的是下列哪组同工酶的活性

A. LD_1+LD_2 B. LD_2+LD_3
C. LD_3+LD_4 D. LD_4+LD_5
E. LD_5+LD_1

141. 下列组织器官 CK-MM 的含量最高的是

A. 心 B. 骨骼肌 C. 肝
D. 肾 E. 肺

142. 下列酶在肝脏中含量最少的是

A. AST B. ALT C. LD
D. γ-GT E. CK

143. 含 LDH_1 丰富的组织是

A. 心肌 B. 肝细胞 C. 肾组织
D. 骨骼肌 E. 脑组织

144. 有关肌钙蛋白 cTn 的描述，正确的是

A. cTnT 存在于心肌，而 cTnI 存在于骨骼肌
B. cTn 动态变化曲线与 CK-MB 变化一致
C. cTn 持续时间短，需立即检测
D. cTn 非心肌特有，检测结果的解释需参考其他临床指标
E. 同型半胱氨酸应与 cTn 同时检测，才能反映心肌损伤情况

145. 计算 LD_1/LD_2 的比值，对于提高下列疾病诊断的敏感性和特异性有帮助的是

A. 肺癌 B. 溶血性黄疸
C. 心肌梗死 D. 肾炎
E. 肝炎

146. 在心肌标志物中半衰期最短的是

A. cTn B. CRP C. CK-MB
D. Mb E. AST

147. LD_1 主要存在于
A. 心肌　B. 肾脏
C. 骨骼肌　D. 心肌和骨骼肌
E. 心肌和肾脏

148. 肌酸激酶在组织器官中含量最高的是
A. 心肌　B. 脑组织　C. 骨骼肌
D. 红细胞　E. 肝脏

149. 乳酸脱氢酶的Ⅰ型同工酶主要存在于
A. 心肌和肝脏　B. 心肌和肾脏
C. 肝脏　D. 心肌和红细胞
E. 肾脏

150. 乳酸脱氢酶的同工酶在血清中含量的排列顺序为
A. $LD_2>LD_1>LD_3>LD_4>LD_5$
B. $LD_1>LD_2>LD_3>LD_4>LD_5$
C. $LD_3>LD_1>LD_2>LD_4>LD_5$
D. $LD_4>LD_1>LD_2>LD_3>LD_5$
E. $LD_1>LD_2>LD_4>LD_5>LD_3$

151. 骨骼肌中以 LD 的同工酶含量为主的类型是
A. LD_1　B. LD_2　C. LD_3
D. LD_4　E. LD_5

152. 下列酶半衰期最长的是
A. CK　B. LD　C. ALT
D. AMY　E. ALP

153. 下列新生儿血清中的浓度低于成年人的酶是
A. ALP　B. ALT　C. AMY
D. LD　E. CK

154. 反映肝细胞受损导致膜通透性增加的血清酶是
A. GGT　B. ALT　C. MAO
D. CHE　E. ALP

155. 有关甲胎蛋白(AFP)的论述错误的是
A. 主要在胎儿肝脏中合成
B. 健康成人肝细胞也能大量合成
C. 孕妇妊娠 6 个月后升高可达高峰
D. 原发性肝癌患者血中明显升高
E. 慢性活动性肝炎等患者血中也呈中等度升高

156. 胆红素在血液中运输，与其结合的血浆蛋白是
A. 白蛋白　B. α_1 球蛋白
C. β球蛋白　D. α_2 球蛋白
E. γ球蛋白

157. 对结合胆红素的叙述正确的是
A. 主要是双葡萄糖醛酸胆红素
B. 与重氮试剂呈间接反应
C. 水溶性小
D. 随正常人尿液排出
E. 易透过生物膜

158. 不属于肝纤维化诊断指标的是
A. 透明质酸　B. Ⅳ型胶原
C. Ⅲ型胶原前肽　D. 层黏蛋白(LN)
E. 干扰素

159. 急性肝炎早期急剧升高的血清酶是
A. 乳酸脱氢酶
B. 肌酸激酶
C. 碱性磷酸酶
D. 丙氨酸氨基转移酶
E. γ-谷氨酰转移酶

160. 血中胆红素主要来源于
A. 肌红蛋白
B. 胆素原
C. 衰老红细胞释放血红蛋白分解的血红素
D. 胆素
E. 球蛋白

161. 肝脏合成胆汁酸的原料是
A. 胆固醇　B. 脂肪酸　C. 蛋白质
D. 葡萄糖　E. 核酸

162. 在微粒体中使血红素氧化成胆绿素的酶是
A. 胆绿素还原酶　B. 加单氧酶
C. 胆绿素氧化酶　D. 细胞色素氧化酶

E. 过氧化物酶

163. 用于诊断胆道疾病的血清酶是
A. 乳酸脱氢酶
B. 肌酸激酶
C. 丙氨酸氨基转移酶
D. 酸性磷酸酶
E. γ-谷氨酰转移酶

164. 可疑原发性肝癌时首先考虑测定的指标是
A. A/G　B. AFP　C. γ-GT
D. AST　E. ALP

165. 尿液中出现胆红素最可能的是
A. 结合胆红素　B. 未结合胆红素
C. 游离胆红素　D. 间接胆红素
E. δ胆红素

166. 所谓直接胆红素是指
A. 与白蛋白结合的胆红素
B. 与葡萄糖醛酸结合的胆红素
C. 与重氮试剂直接反应的胆红素
D. 用加速剂催化后发生重氮反应的胆红素
E. 与肝细胞内 Y 或 Z 蛋白结合的胆红素

167. 胆红素与血浆清蛋白结合的优点是
A. 增加其溶解度便于随尿液排出
B. 使它易于进入细胞内储存
C. 限制其进入细胞以免引起细胞中毒
D. 便于随胆汁排出体外
E. 改变其生物活性

168. 肝功能实验室检查项目组合应遵循的原则不包括
A. 实验结果能说明肝脏的主要功能和损伤情况
B. 实验方法简便
C. 方法易于标准化
D. 项目越多越好
E. 患者痛苦小，经济负担轻

169. 胆结石患者出现黄疸，可能出现的检验结果是
A. 血清未结合胆红素增加
B. 尿胆红素阴性和尿胆原增加
C. 尿胆红素阳性和尿胆原减少
D. 尿胆红素阳性和尿胆原增加
E. 血清未结合胆红素增加和粪胆原增加

170. 黄疸发生的机制不包括
A. 胆红素形成过多
B. 肝细胞处理胆红素的能力下降
C. 肝细胞对胆红素的排泄增多
D. 胆红素在肝外排泄障碍，逆流入血
E. 肝细胞摄取障碍

171. 反映肝脏清除排泄物质能力的实验室检查项目有
A. 血清总胆红素测定
B. 血清胆汁酸测定
C. 血清转氨酶测定
D. 凝血酶原时间检测
E. 血浆总蛋白含量测定

172. 未结合胆红素不溶于水，不能与重氮试剂发生反应，其关键原因是
A. 与葡萄糖醛酸结合故不溶于水
B. 与白蛋白结合使亲水基团包含在内
C. 有分子内氢键故不溶于水
D. 与球蛋白结合使亲水基团包含在内，故不溶于水
E. 与球蛋白结合使亲水基团包含在内

173. 肝实质细胞性病变时，血清胆汁酸改变正确的是
A. CA 和 CDCA 浓度增加，但以 CDCA 为主，CA/CDCA<1
B. CA 和 CDCA 浓度增加，但以 CA 为主，CA/CDCA>1
C. CA 和 CDCA 浓度增加，但以 CA 为主，CA/CDCA<1
D. CA 和 CDCA 浓度增加，但以 CDCA 为主，CA/CDCA>1
E. CA 和 CDCA 浓度减少，但以 CDCA 为主，CA/CDCA>1

174. 不能反映肝内或肝外胆汁淤积的指标是
A. 血清 γ-GT
B. 血清 LD 及其同工酶

C. 血清总胆红素测定
D. 血清1分钟胆红素测定
E. 血清总胆汁酸及其比值测定

175. 有关血清胆汁酸测定的临床意义，**不正确**的是
A. 可灵敏地反映肝脏的清除能力
B. 各种肝胆疾病患者，血中总胆汁酸浓度升高
C. 血清CA/CDCA比值可作为胆道阻塞性病变与肝实质细胞性病变的鉴别指标
D. 在回肠切除、炎症等小肠疾病时，血清胆汁酸水平降低
E. 血清胆汁酸水平测定用于高脂血症的分型

176. “酶胆分离”现象常见于
A. 肝癌 B. 恶性贫血
C. 急性重症肝炎 D. 新生儿溶血
E. 胆结石

177. 尿素的生成要通过的生化反应是
A. 三羧酸循环
B. 葡萄糖的无氧酵解
C. 葡萄糖的有氧氧化
D. 鸟氨酸循环
E. 嘧啶代谢

178. 完全不能通过肾小球滤过膜的蛋白质分子量是
A. 1万～2万 B. 2万～3万
C. 3万～4万 D. 4万～5万
E. ＞7万

179. 能导致肾排钠增加的因素是
A. 利钠激素生成增多
B. 利钠激素生成减少
C. 肾神经兴奋增加
D. 血管舒缓素-激肽生成减少
E. 肾素生成增多

180. 某物质完全由肾小球滤过，再由肾小管完全重吸收，该物质的清除率是
A. 0 B. 25％ C. 50％
D. 75％ E. 100％

181. 尿中含量最多的非蛋白氮物质是
A. 乳清酸 B. 氨基酸 C. 尿酸
D. 氨 E. 尿素

182. 检测尿液β_2微球蛋白是用来监测
A. 恶性肿瘤 B. 泌尿系统感染
C. 肾小管功能 D. 良性肿瘤
E. 肾小球功能

183. 采用尿酸酶一步法测定尿酸时使用的波长是
A. 200nm B. 260nm C. 292nm
D. 340nm E. 360nm

184. 肾小球性蛋白尿和肾小管性蛋白尿的区别在于
A. 前者尿中仅β_2-M增高
B. 前者尿中β_2-M及清蛋白均增高
C. 前者尿中α_1-M增高
D. 后者尿中以清蛋白增高为主
E. 后者尿中β_2-M增高

185. 脲酶法测定尿素，尿素经尿素酶作用后生成
A. 过氧化氢 B. 氨基硫脲
C. 碳酸钠 D. 氨
E. 硫酸钠

186. 肾病综合征的患者血浆(清)蛋白电泳图谱中区带比例明显下降的是
A. α_1 B. α_2 C. β
D. γ E. 清蛋白

187. 尿液中不受尿量和饮食影响，排出量最为恒定的是
A. 尿酸 B. 尿素
C. 葡萄糖 D. 内生肌酐
E. 肌酸

188. 自由水清除率持续等于或接近零，则表示
A. 肾脏不能浓缩和稀释尿液
B. 肾脏功能轻度受损
C. 肾脏功能正常

D. 肾脏能浓缩尿液
E. 肾脏能稀释尿液

189. 目前被认为是肾小球滤过率测定"金标准"的方法是
A. 肌酐清除率
B. 菊粉清除率
C. 尿酸清除率
D. 尿素清除率
E. 对氨基马尿酸清除率

190. 反映肾小球滤过功能的最佳指标是
A. 血肌酐　B. 血尿酸
C. 尿肌酐　D. 血尿素
E. 内生肌酐清除率

191. 血清尿酸浓度增高可能是由于
A. 黄嘌呤氧化酶活性降低
B. 尿酸生成减少
C. 肾血流量降低
D. 肾排出尿酸减少
E. 肾排出尿酸增多

192. 用碱性苦味酸试剂测定血肌酐应准确地读取反应后哪两个时间点的吸光度
A. 20s和100s　B. 10s和20s
C. 60s和120s　D. 60s和100s
E. 20s和80s

193. 关于β_2微球蛋白叙述**错误**的是
A. 存在于所有有核细胞表面
B. 肾移植后如发生排斥反应，尿液β_2微球蛋白可出现增高
C. 急性白血病有神经浸润时，脑脊液中β_2微球蛋白可增高
D. 尿液β_2微球蛋白主要用于监测肾小管功能
E. 炎症及肿瘤时血浆中浓度可降低

194. 最能反映肾功能损伤程度的试验是
A. 肾小球滤过功能试验
B. 浓缩试验
C. 染料排泄试验
D. 清除试验
E. 稀释试验

195. **不能**自由通过肾小球滤过膜而在近曲小管全部重吸收的蛋白是
A. 视黄醇蛋白(RBP)
B. β_2微球蛋白
C. α_1微球蛋白
D. 清蛋白(Alb)
E. 溶菌酶(LYS)

196. 目前全自动生化分析仪上测定尿素最常用的方法是
A. 脲酶-波氏比色法
B. 酚-次氯酸盐显色法
C. 尿素酶-谷氨酸脱氢酶偶联法
D. 二乙酰一肟法
E. 纳氏试剂显色法

197. 引起低尿酸血症的原因是
A. 肾小管重吸收尿酸减少
B. 嘌呤氧化酶增多
C. 黄嘌呤氧化酶缺乏
D. PRPP合成酶增多
E. 肾小管重吸收尿酸增多

198. 滤过钠排泄分数(FeNa)是评价肾小管坏死程度的指标，其公式正确的是
A. FeNa(%)=(UNa×UCr)/(PCr×PNa)
B. FeNa(%)=(UNa−UCr)/(PCr−PNa)
C. FeNa(%)=(UNa×PCr)/(UCr×PNa)
D. FeNa(%)=(UCr×PNa)/(UNa×PCr)
E. FeNa(%)=(UNa−UCr)/(PNa−PCr)

199. 造成肾病综合征高脂血症的主要原因是
A. 肾小管重吸收增加
B. 肾小球滤过率减小
C. 脂蛋白分解减少
D. 蛋白质摄入量增加
E. 肝脏代偿性合成脂蛋白增加

200. 肾病综合征时可见
A. 血浆清蛋白下降

B. 血浆清蛋白升高
C. 血浆γ球蛋白升高
D. 血浆总蛋白正常
E. 尿蛋白阴性

201. 肾小管病变早期，尿中最早出现变化的物质是
A. 急性时相反应蛋白
B. 纤维蛋白降解产物
C. 清蛋白
D. β_2 微球蛋白
E. 转铁蛋白

202. 用干片法测定尿素时，干片的组成自上而下为
A. 支持层，扩散层，试剂层
B. 试剂层，支持层，扩散层
C. 扩散层，支持层，试剂层
D. 扩散层，试剂层，支持层
E. 试剂层，扩散层，支持层

203. 某患者血肌酐为 88.4μmol/L，尿肌酐浓度为 4420μmol/L，24h 尿量为 1584ml，其内生肌酐清除率为
A. 35ml/min　B. 55ml/min
C. 50ml/min　D. 175ml/min
E. 3300ml/min

204. 肾病综合征时血浆蛋白质的改变**不包括**
A. 清蛋白降低　B. 前清蛋白降低
C. IgM 升高　D. IgG 降低
E. 总蛋白降低

205. 代偿性代谢性酸中毒时，下列化验结果**错误**的是
A. pH<7.35
B. 碳酸氢盐浓度降低
C. 氧分压正常
D. 二氧化碳分压下降
E. 血 pH 正常

206. **不影响**胰泌素释放的激素有
A. 胰高血糖素　B. 血管活性肠肽
C. 神经降压肽　D. P 物质
E. C-肽

207. 脂肪酶的抑制剂是
A. 肝素钠　B. 血红蛋白　C. 四环素
D. 钙盐　E. 草酸盐

208. 淀粉酶/肌酐清除率值大于多少有临床意义
A. 3　B. 4　C. 5
D. 7　E. 8

209. 在急性胰腺炎发作几小时后尿淀粉酶开始升高
A. 1～6h　B. 6～12h
C. 12～24h　D. 24～36h
E. 36h 以上

210. 在胰腺外分泌功能试验时，对 PABA 试验（对氨基苯甲酸试验）**无显著**影响的是
A. 肝功能障碍　B. 肾功能障碍
C. 呼吸功能障碍　D. 服用磺胺类药物
E. 小肠的吸收不良

211. 反映胰腺外分泌功能的指标**不包括**
A. 淀粉酶　B. 胰多肽
C. 胰岛素　D. 弹性蛋白酶
E. 脂肪酶

212. 血淀粉酶达到峰值是在急性胰腺炎发作后
A. 1～12h　B. 12～24h
C. 12～36h　D. 12～72h
E. 72h 以上

213. 诊断急性出血性胰腺炎较好的指标是
A. 淀粉酶　B. 弹性蛋白酶
C. 胰多肽　D. 胰岛素
E. 脂肪酶

214. 急性胰腺炎多有
A. 白细胞数升高　B. 血钙值升高
C. 白细胞数减少　D. 磷脂酶值升高
E. 血小板数升高

215. 对急性胰腺炎晚期诊断有意义的是
A. 血糖　B. 血清淀粉酶
C. 尿淀粉酶　D. ALP
E. 血清脂肪酶

216. 在急性胰腺炎发病时，测定尿淀粉酶，下列说法正确的是
A. 急性肝炎时可增高
B. 肾小球肾炎时可轻度增高
C. 超过参考值上限就可诊断
D. 持续时间 2～5 天
E. 发病后 12～24h 开始上升

217. 尿淀粉酶在急性胰腺炎发作后可持续升高
A. 2 天　B. 3 天　C. 6 天
D. 7 天　E. 8 天

218. 用于评价胰腺外分泌功能的试验是
A. 隐血试验
B. 淀粉酶测定
C. 促胰酶素促胰液素试验
D. 电解质测定
E. 胆汁测定

219. 一般情况下，**不引起**血淀粉酶增高的是
A. 流行性腮腺炎　B. 肠梗阻
C. 十二指肠穿孔　D. 急性胰腺炎
E. 急性肝炎

220. 下面对脂肪酶的叙述，**错误**的是
A. 血清脂肪酶的主要来源是胰腺
B. 是胰腺的一种外分泌酶
C. 可被巯基化合物、胆汁酸、Ca^{2+} 激活
D. 可被丝氨酸激活
E. 血清脂肪酶可部分来源于胰腺

221. 急性胰腺炎发病时血清脂肪酶的变化**不包括**
A. 与血清淀粉酶变化平行
B. 4～8h 开始升高
C. 24h 达高峰
D. 一般持续 8～14 天
E. 升高的时间比血淀粉酶晚，持续时间短，升高幅度低

二、以下提供若干组考题，每组考题共同在考题前列出 A、B、C、D、E 五个备选答案。请从中选择一个与考题关系最密切的答案，并在答题卡上将相应题号的相应字母所属的方框涂黑。每个备选答案可能被选择一次、多次或不被选择。

B 型题

（222～227 题共用备选答案）
A. T_3
B. T_4
C. TSH
D. FT_3
E. FT_4

222. 血液中浓度最高的是
223. 生理功能最强的甲状腺激素是
224. 血液中浓度最低的是
225. 诊断甲亢最灵敏的指标是
226. 诊断甲减最灵敏的指标是
227. 新生儿甲减筛查首选指标是

（228～230 题共用备选答案）
A. Graves 病
B. 慢性淋巴细胞性甲状腺炎
C. 亚急性甲状腺炎
D. 垂体瘤
E. 医源性甲亢

228. 临床上甲亢最常见的病因是
229. TSH 升高的甲亢是
230. 血液中甲状腺激素不是甲状腺自身分泌或释放的是

（231～233 题共用备选答案）
A. 肾上腺皮质束状带
B. 肾上腺皮质网状带
C. 肾上腺皮质球状带
D. 肾上腺髓质
E. 垂体

231. 雄激素来自于
232. 皮质醇来自于
233. 醛固酮来自于

（234～236 题共用备选答案）
A. 肾上腺素

B. 去甲肾上腺素
C. 多巴胺
D. 儿茶酚胺
E. 尿香草扁桃酸

234. 全部为肾上腺髓质分泌的是
235. 肾上腺髓质激素的主要终末代谢产物是
236. 肾上腺髓质分泌最少的激素是

(237～239 题共用备选答案)
A. 生长激素
B. 促肾上腺皮质激素
C. 催产素
D. 卵泡刺激素
E. 黑色细胞刺激素

237. 神经垂体分泌的激素是
238. 哪种激素有催乳作用
239. 有促进精子生成作用的激素是

(240～242 题共用备选答案)
A. TRH
B. GnRH
C. CRH
D. PRH
E. GHRH

240. 负责调节催乳素分泌的是
241. 负责调节性激素分泌的是
242. 负责调节 ACTH 分泌的是

(243～245 题共用备选答案)
A. 了解卵巢功能
B. 腺垂体促性腺储备功能
C. 了解睾丸功能
D. 协助诊断闭经原因
E. 了解肾上腺皮质功能

243. 雌激素孕激素试验的目的是
244. GnRH 兴奋试验的目的是
245. 绒毛膜促性腺素兴奋试验的目的是

(246～248 题共用备选答案)
A. E_3
B. E_2
C. 卵泡刺激素
D. 雌酮
E. 孕酮

246. 生物活性最强的雌激素是
247. 生物活性最弱的雌激素是
248. 雌性激素<u>不包括</u>

参考答案

1. A　2. A　3. B　4. A　5. C　6. B　7. A　8. E　9. C
10. A　11. A　12. C　13. B　14. C　15. A　16. A　17. D　18. C
19. E　20. B　21. A　22. B　23. B　24. C　25. A　26. A　27. C
28. D　29. B　30. D　31. A　32. D　33. D　34. D　35. C　36. D
37. E　38. D　39. D　40. D　41. C　42. C　43. A　44. B　45. B
46. E　47. E　48. C　49. A　50. E　51. A　52. C　53. B　54. B
55. A　56. C　57. E　58. D　59. E　60. E　61. D　62. C　63. E
64. D　65. B　66. D　67. D　68. A　69. B　70. B　71. C　72. C
73. A　74. A　75. A　76. E　77. C　78. D　79. A　80. E　81. C
82. A　83. D　84. B　85. E　86. D　87. A　88. E　89. B　90. C
91. B　92. C　93. A　94. B　95. C　96. D　97. E　98. B　99. D
100. E　101. C　102. E　103. B　104. C　105. C　106. E　107. A　108. B
109. D　110. B　111. D　112. C　113. C　114. B　115. B　116. E　117. D
118. E　119. E　120. B　121. C　122. A　123. C　124. B　125. D　126. A
127. D　128. C　129. C　130. C　131. B　132. B　133. B　134. B　135. E

136. E	137. D	138. B	139. D	140. A	141. B	142. E	143. A	144. B
145. C	146. D	147. A	148. C	149. D	150. A	151. E	152. B	153. C
154. B	155. B	156. A	157. A	158. E	159. D	160. C	161. A	162. B
163. E	164. B	165. A	166. C	167. C	168. D	169. C	170. C	171. B
172. C	173. A	174. B	175. E	176. C	177. D	178. E	179. A	180. A
181. E	182. C	183. C	184. E	185. D	186. E	187. D	188. A	189. B
190. E	191. D	192. E	193. E	194. D	195. D	196. C	197. C	198. C
199. E	200. A	201. D	202. D	203. B	204. B	205. A	206. E	207. E
208. C	209. C	210. C	211. C	212. D	213. B	214. A	215. E	216. E
217. D	218. C	219. E	220. D	221. E	222. B	223. D	224. D	225. C
226. C	227. C	228. A	229. D	230. E	231. B	232. A	233. C	234. A
235. E	236. C	237. C	238. C	239. D	240. D	241. B	242. C	243. D
244. B	245. C	246. B	247. A	248. C				

专业实践能力

一、以下每一道题下面有A、B、C、D、E五个备选答案，请从中选择一个最佳答案，并在答题卡上将相应题号的相应字母所属的方框涂黑。

A1 型题

1. 某一血糖样品在甲医院测定结果在正常范围，乙医院测得结果异常，经核查，乙医院所用标准液已变质，这种误差属于
   A. 系统误差　B. 偶然误差
   C. 允许误差　D. 随机误差
   E. 误差来源不清楚

2. 病毒性CSF中葡萄糖含量多
   A. 减低　B. 增高
   C. 正常　D. 明显增高
   E. 明显减低

3. 对于同一批号浓度的质控品，血糖在A实验室20天测定结果的变异系数(CV_1)为3.2%，B实验室20天测定结果的变异系数(CV_2)为2.1%。下列选项正确的是
   A. 对于血糖的精密度，A实验室高于B实验室
   B. 对于血糖的精密度，A实验室等于B实验室
   C. 对于血糖的精密度，B实验室高于A实验室
   D. 对于血糖的精密度，A实验室和B实验室难以比较
   E. 对于血糖的精密度，需要用其他的统计量描述

4. 糖尿病患者常出现多食现象，主要原因是
   A. 体内糖利用多，机体处于能量缺乏状态，出现饥饿感
   B. 体内糖利用少，机体处于能量缺乏状态，出现饥饿感
   C. 蛋白质分解障碍，机体处于能量缺乏状态，出现饥饿感
   D. 脂肪分解障碍，机体处于能量缺乏状态，出现饥饿感
   E. 三大营养物质分解障碍，机体处于能量缺乏状态，出现饥饿感

5. 出现低血糖症时，下列错误的是
   A. 生长素或肾上腺皮质激素分泌减少
   B. 胰高血糖素分泌抑制

C. 生长素或肾上腺皮质激素增加
D. 胰岛素分泌增加
E. 急性酒精中毒

6. 1mol 葡萄糖经有氧氧化净得 ATP 与经糖酵解净得 ATP 之比接近于
A. 5∶1 B. 8∶1 C. 15∶1
D. 18∶1 E. 24∶1

7. 对糖尿病患者疗效的监测，采用的实验室检查**没有**
A. 血糖 B. 酮体
C. 糖化血红蛋白 D. 乳酸
E. OGTT

8. 流行病学研究发现以下检测指标与冠心病发生呈负相关的是
A. TC B. Lp(a) C. HDL
D. LDL E. VLDL

9. 血脂异常预防的首要靶标为
A. TC B. TG C. HDL
D. LDL E. Lp(a)

10. 临床需要监测的药物，**不正确**的是
A. 高血药浓度时
B. 药物的毒性或副作用较大的药物
C. 个体用药的剂量与疗效不能一致时
D. 患者有肝、肾、心脏、胃肠道疾病时，动力学参数发生显著变化时
E. 临时使用的药物

11. 以下叙述**错误**的是
A. 通常测定 LDL 中胆固醇的含量来表示 LDL 的水平
B. 聚乙烯硫酸盐法可用来测定 HDL-C
C. 当 TG 水平大于 4.52mmol/L 时就不能采用 Friedewald 公式计算 LDL-C 含量
D. Friedewald 公式为 LDL-C＝TC－HDL－TG/2.2
E. 用自动分析仪测定 LDL-C 时采用直接测定匀相法

12. 以下叙述**错误**的是
A. TC 应用酶法测定
B. HDL 可用选择性化学沉淀法测定
C. Apo A 可用放射免疫方法测定
D. Apo B 采用免疫透射比浊法测定时多为两点定标
E. HDL 可用直接测定匀相法测定

13. Ⅰ型高脂蛋白血症**不表现**为
A. 奶油样表层，下层透明
B. 可能是由于 LPL 活性减低所致
C. CM 明显增高
D. 电泳时出现深β带
E. 血清 Apo B-48 升高

14. 血清电泳图谱上出现宽β带的高脂血症为
A. Ⅰ型 B. Ⅱa 型 C. Ⅱb 型
D. Ⅲ型 E. Ⅴ型

15. 血清电泳图谱上出现深β带和深前β带的高脂血症为
A. Ⅰ型 B. Ⅱa 型 C. Ⅱb 型
D. Ⅲ型 E. Ⅴ型

16. 血浆置于 4℃冷藏 10h，可见上层为奶油样，下层混浊的标本为
A. Ⅱa 型 B. Ⅱb 型 C. Ⅲ型
D. Ⅳ型 E. Ⅴ型

17. 以下叙述**错误**的是
A. 不同组织的 LDL 受体活性差别很大
B. VLDL 受体在肝内大量存在
C. VLDL 受体与 VLDL 具有较高的亲和性
D. LDL 受体在肝内大量存在
E. VLDL 受体在脂肪细胞中多见

18. 我国血脂异常防治建议中，将胆固醇升高定义为胆固醇水平高于
A. 5.39mmol/L B. 5.69mmol/L
C. 5.89mmol/L D. 6.21mmol/L
E. 6.41mmol/L

19. 诊断急性病毒性肝炎最常见的血清酶活性改变为
A. ALT↑，AST↑ B. ALT↓，AST↓
C. ALT↑，AST↓ D. ALT↓，AST↑

E. ALP↑,GGT↓

20. 生化全自动分析仪测定 HDL-C 采用的方法是
A. 化学法 B. 脂质抽提法
C. 沉淀分离法 D. 遮蔽直接测定法
E. 免疫比浊法

21. HDL-C 升高见于
A. 急性感染
B. 原发性胆汁性肝硬化
C. 糖尿病
D. 肾病综合征
E. 冠心病

22. 临床需监测的药物一般**不包括**
A. 强心苷类药物 B. 抗癫痫药类
C. 激素类药物 D. 抗哮喘药
E. 免疫抑制剂

23. 在下列蛋白质测定方法中，准确性最好的是
A. 凯氏定氮法 B. 双缩脲法
C. 电泳法 D. 染料结合法
E. 紫外吸收法

24. 临床检测血清总蛋白的推荐方法是
A. 凯氏定氮法 B. 双缩脲法
C. 酚试剂法 D. 比浊法
E. 紫外吸收法

25. 对蛋白质含量较低的样品最常选用的检测方法是
A. 凯氏定氮法 B. 双缩脲法
C. 酚试剂法 D. 比浊法
E. 紫外吸收法

26. **不属于** β 区带的血浆蛋白质是
A. TRF B. LDL C. β_2-MG
D. C3 E. C4

27. 肝硬化患者血清蛋白各电泳区带常有的变化是
A. ALB 升高 B. α_1 升高
C. α_2 升高 D. β 降低
E. 可能出现 β-γ 融合

28. 肾病综合征患者血清蛋白各电泳区带常有的变化是
A. ALB 升高 B. α_1 降低
C. α_2 升高 D. β 降低
E. 可能出现 β-γ 融合

29. 酚试剂法测定蛋白质浓度的特点是
A. 较适合含单一蛋白质标本的测定
B. 较适合几种蛋白质混合标本的测定
C. 由于灵敏度低，适于蛋白质含量较高标本的测定
D. 方法原理是酚试剂与蛋白质中的肽键显色
E. 方法原理是蛋白质中的酪氨酸、色氨酸残基对 280nm 有紫外吸收峰

30. 溴甲酚绿法测定血浆清蛋白的特点是
A. 溴甲酚绿与清蛋白结合特异性高
B. 溴甲酚绿与清蛋白结合特异性不高
C. 不需严格控制显色时间
D. 显色时间长短不影响检测结果
E. 质控血清不能选用动物血清

31. 实验室常用测定蛋白质浓度的方法所依据的原理**不包括**
A. 重复的肽键结构与双缩脲试剂显色
B. 所有的氨基酸残基与酚试剂的显色
C. 蛋白质与色素结合的能力
D. 蛋白质中酪氨酸和色氨酸残基对紫外线的吸收
E. 蛋白质沉淀后形成的浊度

32. 340nm 处有特异性吸收峰的物质是
A. $FADH_2$ B. NAD
C. NADH D. FMN
E. TPP

33. 一般进行酶活性测定时，底物浓度最好是 Km 的
A. 5 倍 B. 10 倍
C. 15 倍 D. 10～20 倍
E. 200 倍以上

34. 关于乳酸脱氢酶叙述**错误**的是
A. 红细胞中乳酸脱氢酶含量比血清高100倍
B. 乳酸脱氢酶的样本室温保存稳定
C. 乳酸脱氢酶主要存在于线粒体中
D. 乳酸脱氢酶有5种同工酶
E. 乳酸脱氢酶主要存在于细胞液中

35. 临床上常用来分析LD同工酶的方法为
A. 电泳法　B. 层析法
C. 免疫抑制法　D. 热失活分析法
E. 动力学法

36. 关于酶活性测定描述**错误**的是
A. 可测定产物生成量
B. 可测定底物消耗量
C. 与底物浓度无关
D. 需最适温度
E. 需最适酸碱度

37. 溶血标本对测定结果最有影响的是
A. CK　B. LD　C. ALT
D. ALP　E. GGT

38. 酶促反应进程曲线可用于确定的是
A. 最适pH范围
B. 最适的pH
C. 合适的酶量范围
D. 反应线性的时间范围
E. 底物的浓度

39. ACP与ALP的相同点是
A. 最适pH相同
B. 组织来源相同
C. 所作用的底物种类相近
D. 缓冲液种类相同
E. 稳定性相同

40. 有关血液电解质测定问题说法**错误**的是
A. 全血不能用于电解质测定
B. 血清和血浆、动脉血与静脉血之间的电解质有一定差异
C. 血清和血浆K^+测定标本一定不能溶血
D. 用血浆或全血测定电解质时要用肝素钠或铵盐抗凝
E. 用血浆或全血测定电解质的好处在于不用缩短检测时间

41. 测定血K^+和Na^+标本，下列说法**错误**的是
A. 血清标本冷藏可使血K^+测定升高
B. 血清标本冷藏对血Na^+测定无影响
C. 在夏季室温条件下血清标本存放时间过长可使血K^+测定值升高
D. 轻微溶血对血浆K^+测定无明显影响
E. 白血病患者的标本在夏季室温条件下存放可使K^+测定值升高

42. 失代偿性呼吸性酸中毒时可出现
A. 血浆pH下降，$PaCO_2$升高，[HCO_3^-]升高
B. 血浆pH下降，$PaCO_2$升高，[HCO_3^-]下降
C. 血浆pH下降，$PaCO_2$下降，[HCO_3^-]升高
D. 血浆pH升高，$PaCO_2$升高，[HCO_3^-]升高
E. 血浆pH升高，$PaCO_2$升高，[HCO_3^-]下降

43. 失代偿性代谢性碱中毒时可出现
A. 血浆pH升高，$PaCO_2$升高，[HCO_3^-]下降
B. 血浆pH升高，$PaCO_2$升高，[HCO_3^-]升高
C. 血浆pH升高，$PaCO_2$下降，[HCO_3^-]下降
D. 血浆pH升高，$PaCO_2$升高，[HCO_3^-]不变
E. 血浆pH下降，$PaCO_2$升高，[HCO_3^-]下降

44. 失代偿性呼吸性碱中毒时可出现
A. 血浆pH升高，$PaCO_2$升高，[HCO_3^-]升高
B. 血浆pH升高，$PaCO_2$不变，[HCO_3^-]代偿性升高
C. 血浆pH升高，$PaCO_2$下降，[HCO_3^-]升高
D. 血浆pH升高，$PaCO_2$下降，[HCO_3^-]代偿性下降

E. 血浆 pH 下降，$PaCO_2$ 下降，[HCO_3^-]代偿性下降

45. 下列检查指标的变化与代谢性酸中毒相符的是
A. [HCO_3^-]下降，伴有[K^+]升高，[Cl^-]相对升高
B. [HCO_3^-]下降，伴有[K^+]下降，[Cl^-]相对下降
C. [HCO_3^-]升高，伴有[K^+]下降，[Cl^-]相对升高
D. [HCO_3^-]升高，伴有[K^+]升高，[Cl^-]相对升高
E. [HCO_3^-]升高，伴有[K^+]下降，[Cl^-]相对下降

46. 下列检查指标的变化与代谢性碱中毒相符的是
A. [HCO_3^-]升高，伴有[K^+]下降，[Cl^-]相对下降
B. [HCO_3^-]升高，伴有[K^+]升高，[Cl^-]相对下降
C. [HCO_3^-]升高，伴有[K^+]下降，[Cl^-]相对升高
D. [HCO_3^-]下降，伴有[K^+]升高，[Cl^-]相对升高
E. [HCO_3^-]下降，伴有[K^+]下降，[Cl^-]相对下降

47. 下列检查指标的变化与呼吸性酸中毒相符的是
A. [HCO_3^-]升高，伴有[K^+]下降
B. [HCO_3^-]升高，伴有[K^+]升高
C. [HCO_3^-]升高，而[K^+]不变
D. [HCO_3^-]下降，伴有[K^+]下降
E. [HCO_3^-]下降，伴有[K^+]升高

48. 血气分析指标中一般<u>不包括</u>
A. 血液 pH 测定
B. 血液 HCO_3^- 测定
C. 血液 PO_2 测定
D. 血液 PCO_2 测定
E. 血清 Ca^{2+} 测定

49. 大量输血后可能引起
A. 血[H^+]升高　　B. 血[Ca^{2+}]升高
C. 血[K^+]升高　　D. 血[Ca^{2+}]下降
E. 血[K^+]下降

50. 一般情况下，下列疾病<u>不引起</u>代谢性酸中毒的是
A. 糖尿病酮症　　B. 肾功能衰竭
C. 肾小管酸中毒　　D. 严重腹泻
E. 肝炎

51. 下列描述<u>不符合</u>健康人 PCO_2 情况的是
A. 在海平面，婴儿比成人低
B. 女性比男性低
C. 坐或站比仰卧位低
D. 妊娠期比非妊娠期高
E. 在高海拔地区比低海拔地区低

52. <u>不可能</u>引起代谢性碱中毒的是
A. 甲状腺功能亢进
B. 大量输血
C. 醛固酮增多症
D. 严重持续呕吐
E. 大量持续性使用中、强效利尿药

53. 与呼吸性酸中毒患者临床表现<u>不符</u>的指标是
A. pH 下降　　B. $PaCO_2$ 升高
C. [HCO_3^-]下降　　D. [H^+]下降
E. [K^+]下降

54. 糖尿病酮症酸中毒的患者，一般<u>不需</u>进行的检查项目是
A. 血糖测定　　B. 血电解质测定
C. 血气测定　　D. 尿糖测定
E. 血酮体测定

55. <u>不会</u>引起呼吸性碱中毒的情况有
A. 糖尿病　　B. CO_2 在体内潴留
C. 低血氧　　D. 呼吸肌麻痹
E. 肺心病

56. 可引起呼吸性酸中毒的情况有
A. 发热　　B. 肺气肿
C. 贫血　　D. 肝病
E. 急性胰腺炎

57. 标本存放于冰箱 1 天后测定可造成临床有意义改变的是
A. 血[Na^+]升高 B. 血[Cl^-]升高
C. 血[K^+]升高 D. 血[Cl^-]下降
E. 血[K^+]下降

58. 溶血标本对检测结果影响最大的是
A. 血钙 B. 血镁 C. 血磷
D. 血钠 E. 血氯

59. 血镁测定临床常用的方法是
A. 火焰光度法
B. 原子吸收分光光度法
C. 甲基麝香草酚蓝比色法
D. 达旦黄比色法
E. EDTA 络合滴定法

60. 测定血清总铁结合力的步骤**错误**的是
A. 首先在血清标本中加足量的铁标准液
B. 用 $MgCO_2$ 除去过量的铁
C. 离心取上清液，加入还原剂使 Fe^{3+} 还原为 Fe^{2+}
D. 用络合剂与 Fe^{2+} 显色，比色测定
E. 用络合剂与 Fe^{3+} 显色，比色测定

61. 对于非 Q 波心肌梗死的诊断，下列各项检查最有意义的是
A. cTn B. AST C. Mb
D. CK E. CK-MB

62. 在诊断急性心肌梗死时，下列酶中最有价值的是
A. CK B. LD
C. AST D. CK-MB
E. LD 同工酶

63. 在肌营养不良时，下列酶中明显升高的是
A. ALP B. ALT C. AST
D. CK E. ACP

64. CK-BB 除存在于脑组织和平滑肌中外，还存在于
A. 肾脏 B. 肝脏 C. 胎儿肌肉
D. 心肌 E. 肺

65. 下列组合可作为急性心肌梗死的酶学诊断指标的是
A. CK、LD、CK-MB、AMS、ALT
B. AMS、ALT、AST、LD、CK
C. LD、CK、ALT、HBD、CK-MB
D. CK、LD、CK-MB、AST、HBD
E. AST、ALT、GGT、ALP、CK

66. 目前被公认的诊断急性心肌梗死的确诊指标为
A. cTn B. Mb C. AST
D. CK E. CK-MB

67. 急性心肌梗死时血清酶升高达峰值的时间在一定程度上依赖于
A. 蛋白质所带的电荷
B. 细胞内钙的浓度
C. 细胞的能量释放
D. 酶的分子大小
E. 细胞膜上磷脂的含量

68. 下列对肌钙蛋白评价**错误**的是
A. 能取代 CK-MB 成为检出心肌损伤的首选指标
B. 用于诊断近期发生的再梗死效果最好
C. 敏感性高于 CK
D. 特异性高于 CK
E. 可判断再灌注是否成功

69. 下列疾病不能使血清 LD_5 浓度升高的是
A. 肌萎缩早期 B. 急性心肌梗死
C. 急性肝炎 D. 肿瘤肝转移
E. 肝硬化

70. 一般作为观察溶栓效果的指标是
A. ALT B. AST C. HBD
D. LD E. CK-MB

71. 关于 LD 的性质下列叙述**错误**的是
A. 红细胞中含量比血清高许多倍
B. 具有“冷变性”，宜放在室温环境中
C. 主要存在于细胞质中
D. 人体中肝组织含量最高
E. 有 5 种同工酶，每种同工酶的最适反应条件不同

72. 测定肌钙蛋白不能用于下列疾病诊断或鉴别的是
A. 心肌梗死患者溶栓治疗效果的判断
B. 血透患者心血管事件监测
C. 慢性心功能衰竭患者的心血管事件监测
D. 估计心肌梗死面积和心功能
E. 骨骼损伤的诊断

73. 对肝昏迷患者，生化检测指标不会出现的是
A. 血清清蛋白浓度减低
B. 血清尿素呈低值
C. 空腹血糖降低
D. 血浆凝血酶原时间缩短
E. 血氨增高

74. 肝硬化患者，肝功能检查不可能出现的结果是
A. 血清清蛋白减少，白/球比值降低或倒置
B. 血清胆红素不同程度升高
C. 血清总胆固醇降低
D. 单胺氧化酶活性往往降低
E. 血 ALP 轻至中度升高

75. 当发生胰腺炎时，胰腺分泌的量将
A. 减少　B. 增加
C. 无变化　D. 先减少后增加
E. 先增加后减少

76. 慢性胰腺炎的常见病因是
A. 外伤　B. 药物
C. 高脂血症　D. 酒精中毒
E. 胆石症

77. 一般情况下，不引起血淀粉酶增高的是
A. 流行性腮腺炎　B. 肠梗阻
C. 急性肝炎　D. 急性胰腺炎
E. 十二指肠穿孔

78. 对胰腺疾病诊治意义不大的检查项目是
A. 胰多肽　B. 淀粉酶
C. 缩胆囊素　D. 降钙素
E. 脂肪酶

79. 检测胰腺外分泌功能的直接试验是
A. 促胰酶素-促胰液素试验
B. 粪便脂肪试验
C. 二月桂酸荧光素试验
D. 对氨基苯甲酸试验
E. 十二指肠灌注试验

80. 血淀粉酶降低可见于
A. 慢性胰腺炎　B. 慢性肝炎
C. 肾炎　D. 胃炎
E. 胰岛素瘤

81. 血脂肪酶增高可见于
A. 胰腺导管梗阻　B. 胰腺炎
C. 腮腺炎　D. 巨淀粉酶血症
E. 肝炎

82. 测定血清脂肪酶活性不能用
A. 荧光法　B. 酶联免疫分析法
C. 比色法　D. 滴定法
E. 分光光度法

83. 禁食数天下列酶会下降的是
A. AMY　B. CK　C. ALP
D. AST　E. LD

84. 下列试验对急性胰腺炎较晚期诊断有意义的是
A. ALT　B. 血清淀粉酶
C. 血糖　D. 血清脂肪酶
E. 尿淀粉酶

85. 用于评价常规方法和试剂盒的分析方法是
A. 决定性方法　B. 参考方法
C. 常规方法　D. 经典方法
E. 文献方法

86. 用于评价及校正参考方法的是
A. 质控标准品　B. 基准品
C. 校准品　D. 一级标准品
E. 二级标准品

87. 根据方法评价方案，某候选方法得出可接受性的结论，那么接着就要进行
A. 分析后补充
B. 建立质控系统
C. 方法应用测试

D. 试剂盒的选择与评价
E. 评价后实验

88. 某方法经反复测定得出的结果很接近于真值，说明该方法
A. 准确度高 B. 线性范围宽
C. 灵敏度高 D. 精密度高
E. 重复性好

89. 方法精密度统计评价时，离群点为每次双份测定的差值超过初步精密度值±标准差的
A. 2.5 倍 B. 3 倍 C. 3.5 倍
D. 4 倍 E. 5.5 倍

90. 方法比较试验时的样本数至少为
A. 20 个 B. 30 个 C. 40 个
D. 50 个 E. 100 个

91. 用于发展及评价参考方法和一级标准品的是
A. 决定性方法 B. 参考方法
C. 常规方法 D. 经典方法
E. 推荐方法

92. 性能指标符合临床或其他目的的需要，有足够的精密度、特异性和适当的分析范围，而且经济实用的是
A. 决定性方法 B. 参考方法
C. 常规方法 D. 经典方法
E. 文献方法

93. 评价实验的过程就是评价测定方法的
A. 精密度 B. 准确度
C. 不精密度 D. 不准确度
E. 误差

94. 反映整个分析体系可重复程度的是
A. 总 CB B. 批内 CV
C. 批间 CV D. 日间 CV
E. 总 CV

95. 酶促反应进程曲线通常可用于确定
A. 适宜的温度
B. 适宜的 pH
C. 适宜的酶量范围
D. 延滞期的时间范围
E. 底物的浓度

96. 为保证酶动力学分析，要求底物浓度必须是
A. >Km 值 10 倍以上
B. 与 Km 值相同
C. 等于 1/2Km 值
D. <1/2Km 值
E. <1/10Km 值

97. 全自动生化分析仪比色皿的材料一般为
A. 光学玻璃
B. 普通玻璃
C. 隔热玻璃
D. 石英玻璃
E. 不吸收紫外光的优质塑料

98. 离心式自动分析仪的待测样品在离心力作用下，在各自反应槽内与试剂混合并完成化学反应，这种测定模式称为
A. 离心分析 B. 同步分析
C. 顺序分析 D. 流动分析
E. 连续分析

99. 自动生化分析仪产生于
A. 20 世纪 30 年代 B. 20 世纪 40 年代
C. 20 世纪 50 年代 D. 20 世纪 60 年代
E. 20 世纪 70 年代

100. 新玻璃器皿清洗应先用下列溶液浸泡的是
A. 2%盐酸 B. 肥皂水
C. 洗涤剂溶液 D. 洗衣粉溶液
E. 0.1mol/L NaOH

101. 被污染玻璃器皿清洗一般先用下列溶液浸泡的是
A. 2%盐酸 B. 肥皂水
C. 2%次氯酸溶液 D. 重铬酸清洗液
E. 0.1mol/L NaOH

102. 在原子吸收分析中，原子蒸气对共振辐射的吸收程度与基态原子数
A. 成正比 B. 成反比
C. 成指数关系 D. 成对数关系

E. 确定关系

103. 下列测定法的原理为发射光谱分析法的是
A. 火焰光度法 B. 离子选择电极法
C. 化学比色法 D. 免疫比浊法
E. 放射免疫法

104. 自动生化分析仪常用的检测器是
A. 蓄电池 B. 硒光电池
C. 镍氢电池 D. 光电池
E. 光电倍增管

105. 时间分辨荧光免疫分析采用的标记物为
A. 放射性物质 B. 稀土元素
C. 酶 D. 地高辛
E. 抗体

106. ROC曲线的定义是
A. 根据一系列分界值，以真阴性率为纵坐标，假阴性率为横坐标绘制的曲线
B. 根据一系列分界值，以灵敏度为纵坐标，特异度为横坐标绘制的曲线
C. 根据一系列分界值，以真阳性率为纵坐标，假阳性率为横坐标绘制的曲线
D. 根据一系列分界值，以真阳性率为纵坐标，真阴性率为横坐标绘制的曲线
E. 根据一系列分界值，以真阴性率为纵坐标，假阳性率为横坐标绘制的曲线

107. 目前TDM中多推荐使用的方法为
A. 时间分辨荧光免疫分析
B. 高效液相层析法
C. 酶免疫分析法
D. 生物传感技术
E. 免疫比浊分析

108. 将酶催化化学反应的放大作用和抗原抗体免疫反应的特异性结合起来的一种微量分析技术是
A. 免疫透视比浊分析
B. 放射免疫分析
C. 化学发光免疫分析
D. 酶免疫分析
E. 流式细胞免疫分析

109. 高速离心机的最高转速可达
A. 7500r/min B. 20 000r/min
C. 6000r/min D. 12 000r/min
E. 18 000r/min

110. 通过在玻片或硅片上制作各种微泵阀、微电泳以及微流路，将生化分析功能浓缩固化在生物芯片上称
A. 基因芯片 B. 蛋白质芯片
C. 细胞芯片 D. 组织芯片
E. 芯片实验室

111. 亲和层析的基本原理是
A. 固相和液相之间的吸附平衡
B. 固相和液相之间的分配平衡
C. 通过分子筛的作用进行分离
D. 利用某物质对分离物质的特异亲和性来分离
E. 利用带相反电荷的颗粒之间的引力作用分离物质

112. 为提高原子吸收分光光度法检测的灵敏度而采取的<u>错误</u>做法为
A. 选择最灵敏的吸收线
B. 使用较宽的狭缝
C. 采用较小的电流
D. 采用最佳的火焰类型及状态
E. 调整光源

113. <u>不是</u>影响荧光定量分析法中荧光强度的因素是
A. 荧光物质的浓度
B. 溶剂的性质
C. 荧光物质的摩尔吸光系数
D. 温度
E. 溶液的pH

114. <u>不属于</u>用免疫化学法测单个蛋白质含量的方法是
A. 散射比浊法 B. 免疫扩散法
C. 溴甲酚绿法 D. 透射比浊法
E. 放射免疫法

115. 关于免疫比浊分析，下列叙述<u>错误</u>的为
A. 散射比浊法中散射光强度与复合物的

含量成正比
B. 加入的抗原或抗体应过量才能维持复合物的相对不溶解性
C. 透射比浊法中测得的光通量与复合物的量成正比
D. 颗粒的大小和形状影响比浊结果
E. 散射比浊法是免疫比浊分析中最常用的一种方法

116. 干化学自动分析仪的光学系统是
A. 分光光度计　B. 反射光分析仪
C. 比色计　D. 比浊计
E. 原子吸光仪

117. 自动生化分析仪的光能量降低对单色光影响最大的波长是
A. 340nm　B. 405nm　C. 450nm
D. 500nm　E. 630nm

118. 如果L代表光源，M代表分光器，C代表比色杯，D代表检测器，在光电比色过程中的排列为
A. L-M-C-D　B. L-D-C-M
C. D-L-C-M　D. L-M-D-C
E. M-L-D-C

119. 全自动生化分析仪自动清洗吸样探针是为了
A. 提高分析精度　B. 防止试剂干扰
C. 防止交叉污染　D. 提高反应速度
E. 提高加样速度

120. 全自动生化分析仪进行测定时的交叉污染主要是指
A. 样品之间　B. 试剂之间
C. 试剂与样品之间　D. 比色杯之间
E. 废液与试剂之间

121. 自动生化分析仪消除内源性干扰宜利用的方法是
A. 采用单通道　B. 采用单试剂
C. 采用双波长　D. 采用单波长
E. 采用多通道

122. 许多生化分析仪获得单色光多采用
A. 分光棱镜　B. 衍射光栅
C. 蚀刻式光栅　D. 玻璃滤光片
E. 干涉滤光片

123. 下列关于钙离子功能的叙述错误的是
A. 是参与凝血过程的必需物质
B. 提高神经肌肉的兴奋性
C. 激活磷酸化酶或移位酶
D. 维持心肌及其传导系统的兴奋性和节律性
E. 参与肌肉的收缩及正常的传导神经冲动功能

124. 临床上所用的专用生化分析仪主要是
A. 试剂专用　B. 项目专用
C. 分析物专用　D. 仪器专用
E. 技术人员专用

125. 同步分离式自动生物化学分析仪完成试剂与样品混合的工作原理是利用
A. 重力　B. 离心力
C. 搅拌器　D. 上下颠倒
E. 振荡

126. 超速离心分析的离心力单位是
A. g　B. 重力加速度
C. kg　D. 地心引力倍数
E. r/min

127. 关于自动生化分析仪优点的下列叙述，不正确的是
A. 可以成批测定一项或随机测定多项生化项目
B. 减少样本及试剂用量
C. 自动记录整个反应的进程曲线
D. 测定的再现性较手工法好
E. 自动分析可以对传统方法的所有缺点进行校正

128. 关于自动生化分析仪以下叙述错误的是
A. 离心式自动生化分析仪必定是单通道的
B. 比色杯可采用石英和聚丙烯塑料制作
C. 仪器清洗样品探针主要为防止交叉污染
D. 自动生化分析仪光学系统不必全部采

用单色光
E. 孵育系统可采用空气浴、水浴、油浴

129. 自动分析仪中采用同步分析原理的是
A. 分立式自动生化分析仪
B. 干化学式自动生化分析仪
C. 离心式自动生化分析仪
D. 连续流动式自动生化分析仪
E. 高效液相层析仪

130. 下列关于离心技术的说法**错误**的是
A. 离心技术主要用于浓缩或分离物质
B. 转速在 8000r/min 以下称低速离心机
C. 分析型离心机有光学系统而制备型离心机没有
D. 使用离心机最重要的是平衡
E. 沉降系数是颗粒在单位离心力下的沉降速度

131. 有关电解质分析仪的叙述**错误**的是
A. 为了延长仪器的寿命，不用时应关闭仪器
B. 应保持电极很好的水化，增加电极的稳定性
C. 仪器启动后，清洗管路，进行两点校准
D. 每天测定后对电极进行必要的保养
E. 电极膜上附着的蛋白质应去除

132. 关于毛细管电泳叙述**错误**的是
A. 离子运动受电场和电渗流的影响
B. 正离子向负极移动
C. 负离子也可向负极移动
D. 电渗作用可通过中性物质的速度测定
E. 负离子不可能向负极移动

133. 下列有关电泳用支持介质的说法，**错误**的是
A. 聚丙烯酰胺凝胶分辨率高
B. 等电聚焦电泳是用两性电解质作为载体
C. 聚丙烯酰胺凝胶不具有分子筛的功能
D. 琼脂糖凝胶的最适浓度为 0.5%～1.0%
E. 乙酸纤维素薄膜不吸附染料

二、以下提供若干组考题，每组考题共同在考题前列出 A、B、C、D、E 五个备选答案。请从中选择一个与考题关系最密切的答案，并在答题卡上将相应题号的相应字母所属的方框涂黑。每个备选答案可能被选择一次、多次或不被选择。

B 型题

（134～138 题共用备选答案）
A. 多发性骨髓瘤
B. 肾小管功能损伤
C. 肾小球滤过膜通透性增加
D. 弥散性血管内凝血
E. 缺铁性贫血
134. 血浆转铁蛋白增加
135. 血浆纤维蛋白原减少
136. 血浆清蛋白减少
137. 血浆球蛋白增加
138. 血浆 β_2 微球蛋白减少

（139～143 题共用备选答案）
A. 凯氏定氮法
B. 双缩脲法
C. 比浊法
D. 蛋白质电泳
E. 溴甲酚绿法
139. 常用于尿液、脑脊液蛋白浓度测定
140. 常用于血浆总蛋白浓度测定
141. 常用于蛋白质标准液浓度的标定
142. 常用于血浆清蛋白浓度测定
143. 常用于蛋白质组分的分析

（144～147 题共用备选答案）
A. CM
B. VLDL
C. LDL
D. IDL
E. HDL
144. Apo AⅠ主要分布在
145. Apo AⅣ主要分布在

146. Apo CⅠ主要分布在
147. Apo B48 主要分布在

（148～150 题共用备选答案）

A. LPL 活性降低
B. LDL 受体缺陷或活性降低
C. VLDL 合成亢进
D. LDL 异化速度降低
E. VLDL 处理速度低下

148. Ⅰ型高脂血症的主要病因
149. Ⅱa 型高脂血症的主要病因
150. Ⅳ型高脂血症的主要病因

（151～155 题共用备选答案）

A. AMY
B. ALT
C. Cp
D. CRP
E. TRF

151. 属于外分泌酶的是
152. 属于细胞酶的是
153. 属于血浆功能酶的是
154. 病理状态下，可从尿液排出的酶是
155. 具有氧化酶作用的血浆蛋白是

（156～157 题共用备选答案）

A. 高
B. 低
C. 相同
D. 20％
E. 10％

156. 空腹末梢全血血糖比空腹血浆血糖
157. 空腹末梢全血血糖值与空腹血浆血糖值相差约

参考答案

1. A　2. B　3. C　4. B　5. C　6. D　7. E　8. C　9. D
10. E　11. B　12. D　13. D　14. D　15. C　16. E　17. B　18. B
19. A　20. D　21. B　22. C　23. A　24. B　25. C　26. E　27. E
28. C　29. A　30. B　31. B　32. C　33. D　34. C　35. A　36. C
37. B　38. D　39. C　40. A　41. D　42. A　43. B　44. D　45. A
46. A　47. B　48. E　49. C　50. E　51. D　52. A　53. C　54. D
55. C　56. B　57. C　58. B　59. C　60. E　61. A　62. D　63. D
64. C　65. D　66. A　67. D　68. B　69. B　70. E　71. D　72. E
73. D　74. D　75. C　76. E　77. C　78. D　79. A　80. A　81. B
82. B　83. A　84. D　85. B　86. D　87. E　88. A　89. E　90. C
91. A　92. C　93. E　94. E　95. D　96. A　97. E　98. B　99. C
100. A　101. C　102. B　103. A　104. E　105. B　106. D　107. B　108. D
109. B　110. E　111. D　112. B　113. C　114. C　115. C　116. B　117. A
118. A　119. C　120. A　121. C　122. E　123. B　124. B　125. B　126. D
127. E　128. D　129. C　130. B　131. A　132. E　133. C　134. E　135. D
136. C　137. A　138. B　139. C　140. B　141. A　142. E　143. D　144. E
145. E　146. B　147. A　148. A　149. B　150. C　151. A　152. B　153. C
154. A　155. C　156. B　157. E

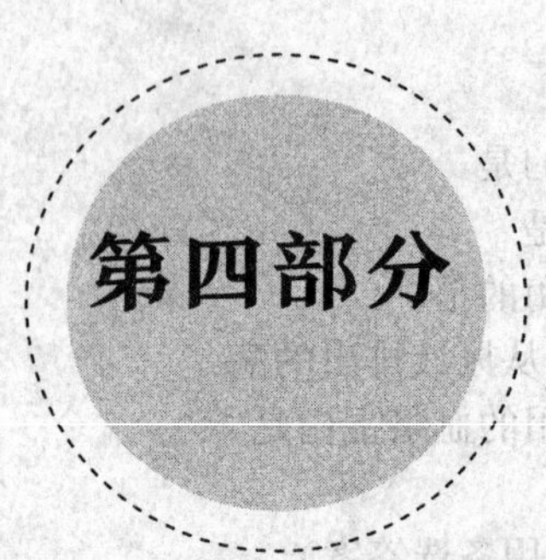

临床免疫学和免疫检验

基础知识

一、以下每一道题下面有 A、B、C、D、E 五个备选答案，请从中选择一个最佳答案，并在答题卡上将相应题号的相应字母所属的方框涂黑。

A1 型题

1. 与Ⅲ型超敏反应相关的检测项目是
   A. 过敏原　B. 血清 IgM
   C. 抗血细胞抗体　D. 循环免疫复合物
   E. 皮试

2. 广泛用于 HIV-1 抗体和抗精子抗体检测的试验方法是
   A. 明胶凝集试验
   B. 胶乳凝集试验
   C. 间接血凝试验
   D. 反向间接血凝试验
   E. 外斐试验

3. 机体免疫自稳功能紊乱会导致
   A. 恶性肿瘤　B. 反复感染
   C. 自身免疫病　D. 免疫缺陷病
   E. 免疫耐受

4. 对免疫应答反应的描述<u>错误</u>的是
   A. 可识别和处理抗原
   B. 抗原呈递
   C. 免疫细胞的活化、增殖和分化
   D. 产生免疫效应分子
   E. T 细胞不参与体液免疫

5. 免疫系统包括
   A. 胸腺、骨髓、淋巴结、脾脏、扁桃体、黏膜伴随淋巴组织
   B. 免疫组织、免疫细胞
   C. 中枢免疫器官、外周免疫器官
   D. 免疫器官、免疫细胞、免疫分子
   E. 抗原、抗体、补体

6. IgE 中 Fc 段受体结合位点位于
   A. CH1　B. CH2　C. CH3
   D. CH4　E. CH5

7. B 淋巴细胞能识别特异性抗原是因其表面有
   A. CD2　B. CD3　C. CD4
   D. mIg　E. TCR

8. 同时表达 CD3 和 CD4 分子的细胞有
   A. 细胞毒性 T 淋巴细胞

B. 辅助性T淋巴细胞
C. B淋巴细胞
D. 树突状细胞
E. 自然杀伤细胞

9. CD8抗原存在于
A. 辅助性T淋巴细胞表面
B. 细胞毒性T淋巴细胞表面
C. 吞噬细胞表面
D. 所有成熟的T淋巴细胞表面
E. B淋巴细胞表面

10. 能与绵羊红细胞形成E花环的细胞是
A. B淋巴细胞　B. T淋巴细胞
C. 浆细胞　D. 巨噬细胞
E. NK细胞

11. 能直接特异性杀伤靶细胞的细胞是
A. 吞噬细胞
B. NK细胞
C. 树突状细胞
D. 中性粒细胞
E. 细胞毒性T淋巴细胞

12. 对肿瘤无杀伤作用的细胞是
A. 细胞毒性T淋巴细胞
B. NK细胞
C. B淋巴细胞
D. 巨噬细胞
E. LAK细胞

13. 合成和分泌抗体的细胞是
A. T淋巴细胞　B. B淋巴细胞
C. NK细胞　D. 吞噬细胞
E. 浆细胞

14. 专职抗原呈递细胞**不包括**
A. 单核细胞　B. B淋巴细胞
C. 树突状细胞　D. 血管内皮细胞
E. 巨噬细胞

15. **不具备**免疫原性的物质是
A. 细菌　B. 异体细胞
C. 青霉素　D. 抗毒素
E. 外毒素

16. 血型抗原属于
A. 异种抗原　B. 修饰抗原
C. 自身抗原　D. 异嗜性抗原
E. 同种异体抗原

17. 初次免疫应答首先产生的特异性抗体是
A. IgG　B. IgM　C. IgA
D. IgE　E. IgD

18. 介导迟发型超敏反应的主要细胞是
A. Th1　B. Th2　C. Th3
D. Th4　E. Th17

19. 与抗原结合后，激活补体能力最强的免疫球蛋白是
A. IgG　B. IgA　C. IgM
D. IgE　E. IgD

20. 能够通过胎盘屏障的免疫球蛋白是
A. IgM　B. IgG　C. IgA
D. IgE　E. IgD

21. 抗原抗体反应的特点**不包括**
A. 特异性　B. 可逆性　C. 可见性
D. 比例性　E. 阶段性

22. 与抗原结合能力最强的免疫球蛋白是
A. IgA　B. IgG　C. IgM
D. IgE　E. IgD

23. 抗原特异性主要取决于抗原分子的
A. 物理性状
B. 结构的复杂性
C. 分子量大小
D. 表面的特殊化学结构
E. 异物性

24. 抗原抗体反应中，何种条件形成肉眼可见的免疫复合物
A. 抗原显著多于抗体
B. 抗体显著多于抗原
C. 抗原略多于抗体
D. 抗体略多于抗原
E. 抗原抗体比例适当

25. 关于抗原抗体反应特点的叙述错误的是
A. 抗原抗体只有在适当比例时才形成肉眼可见的凝集团块
B. 抗原抗体反应依赖于两者的特异性结合
C. 抗原抗体反应具有可逆性
D. 抗原过量称为前带
E. 抗原抗体比例合适反应充分,称为等价带

26. 对抗原抗体反应叙述正确的是
A. 抗原抗体结合特异性指抗原表位与抗体铰链区结合
B. 抗原越多肉眼可见免疫复合物越多
C. 抗体越多肉眼可见免疫复合物越多
D. 抗原抗体复合物在一定条件下可发生解离
E. 抗原抗体结合是一种共价结合

27. 抗原抗体反应的特点是
A. 抗原抗体结合是不可逆的
B. 抗原抗体结合后仍可与其他抗原结合
C. 解离后抗体不能再与抗原结合
D. 解离后抗体活性和特异性不变
E. 解离后抗原抗体结构活性改变

28. 完全福氏佐剂的成分为
A. 羊毛脂
B. 液体石蜡
C. BCG
D. 羊毛脂+液体石蜡
E. 羊毛脂+液体石蜡+BCG

29. 抗原抗体反应最适 pH 为
A. 6.2~7.4 B. 7.2~7.4
C. 6.2~8.4 D. 7.2~8.4
E. 6.0~9.0

30. 制备抗体时不需使用佐剂的免疫原是
A. 丙种球蛋白 B. SRBC
C. 类毒素 D. 干扰素
E. 胰岛素

31. 抗原抗体反应的环境影响因素包括
A. 电解质、温度和酸碱度
B. 抗原抗体浓度、反应体积和温度
C. 抗原分子量和抗体效价
D. 温度、电解质和反应体积
E. 酸碱度、温度和抗原抗体浓度

32. 制备人工抗原常用的载体是
A. 类毒素 B. 人血清白蛋白
C. 甲状腺球蛋白 D. 牛血清白蛋白
E. 内毒素

33. 属于半抗原的物质是
A. SRBC B. 胰岛素 C. 类毒素
D. 血小板 E. 青霉素

34. 载体至少连接多少数目以上的半抗原才能有效地产生抗体
A. 10 B. 20 C. 30
D. 40 E. 50

35. 不能作为半抗原的载体是
A. 牛血清清蛋白 B. 牛甲状腺球蛋白
C. 多聚赖氨酸 D. 绵羊红细胞
E. 羧甲基纤维素

36. 单克隆抗体最重要的特点是
A. 高亲和力 B. 高均一性
C. 高特异性 D. 高效价
E. 生物活性单一

37. 含 4 种抗原表位的天然蛋白质抗原进入机体,活化 B 淋巴细胞克隆种类理论值是
A. 1 B. 4 C. 10^2
D. 10^3 E. 10^4

38. 能够在 HAT 培养基长期存活的细胞是
A. 脾-瘤融合细胞 B. 脾细胞
C. 骨髓瘤细胞 D. 脾-脾融合细胞
E. 瘤-瘤融合细胞

39. HAT 培养基中,阻断细胞 DNA 合成主要途径的成分是
A. H B. A
C. T D. “H”+“A”
E. “T”+“A”

40. IgG 类单克隆抗体抗原结合价为

A. 1　B. 2　C. 4
D. 10　E. 8

41. 制备单克隆抗体最常用的细胞融合剂为
A. HAT　B. 8-AG　C. PEG
D. PHA　E. BSA

42. 细胞克隆化的常用技术为
A. 加饲养细胞　B. HAT 培基培养
C. 有限稀释法　D. 软琼脂培养法
E. 显微操作技术

43. 杂交瘤技术中常用的饲养细胞是
A. 脾细胞　B. 瘤细胞
C. 巨噬细胞　D. 胸腺细胞
E. 粒细胞

44. 骨髓瘤细胞在融合前，需经特定物质的筛选，该物质是
A. HAT　B. 8-AG　C. HT
D. CSF　E. FBS

45. 不完全抗体
A. 不能与抗原结合
B. 与颗粒性抗原结合并出现凝集
C. 与颗粒性抗原结合不出现凝集
D. 常为 IgM 抗体
E. 常为 IgA 抗体

46. 关于凝集反应说法正确的是
A. IgG 类抗体的作用强度比 IgM 类抗体要大
B. IgM 类抗体的作用强度比 IgG 类抗体要大
C. IgG 类抗体常出现完全反应
D. IgM 类抗体常出现不完全反应
E. 可进行定量检测

47. 为促使凝集现象的出现可采取的措施是
A. 降低电解质
B. 用胰酶或神经氨酸酶处理
C. 降低试验溶液的黏滞度
D. 增加抗原量
E. 增加抗体量

48. 玻片凝集试验
A. 只能检测抗原，不能检测抗体
B. 只能检测抗体，不能检测抗原
C. 能检测抗原，也能检测抗体
D. 为半定量试验
E. 常用于 Widal 反应

49. 直接影响絮状沉淀试验的因素是
A. 抗原分子量
B. 抗体分子量
C. 抗原抗体比例
D. 反应体系的 pH
E. 反应体系的离子强度

50. 免疫比浊法的基本原则是
A. 反应体系中保持抗原过量
B. 反应体系中保持抗体过量
C. 反应体系中保持抗原抗体为最适比例
D. 抗体特异性强
E. 抗体亲和力强

51. 免疫比浊法对抗体的要求不正确的是
A. 特异性强　B. 效价高
C. 亲和力强　D. 使用 H 型抗体
E. 使用 R 型抗体

52. 纯化荧光素标记抗体时，去除游离荧光素可采用的方法是
A. 盐析法　B. 离子交换层析
C. 亲和层析　D. 凝胶过滤
E. 活性炭吸附

53. 荧光素发射荧光属于
A. 光照发光　B. 化学发光
C. 生物发光　D. 电化学发光
E. 偏振光

54. 饱和硫酸铵纯化免疫球蛋白时，其饱和度为
A. 33%　B. 25%　C. 75%
D. 50%　E. 80%

55. 遗传性血管神经性水肿是由于缺乏
A. C1q　B. C2　C. C1INH
D. C4　E. C3

56. 细胞免疫缺陷导致感染的类型为
A. 败血症　B. 化脓性脑膜炎
C. 肺炎　D. 全身性肉芽肿
E. 重症病毒感染

57. 胰腺癌患者实验室检测不升高的标志物是
A. PSA　B. CA19-9　C. CA50
D. CA125　E. CEA

58. 多种肿瘤标志物联合检测时，不符合逻辑的是
A. AFP＋CEA
B. AFP＋PSA
C. AFP＋ALP
D. AFP＋AFU＋γGT
E. AFP＋NSE

59. 交叉配型常用于
A. 肝脏移植　B. 心脏移植
C. 肺移植　D. 肾移植
E. 角膜移植

60. 导致慢性移植排斥反应的主要原因是
A. 局部缺血　B. 再灌注损伤
C. 微生物感染　D. 迟发型超敏反应
E. 抑制剂的应用

61. 能够定量测定待检标本的免疫学试验是
A. 间接凝集试验　B. 协同凝集试验
C. 单向扩散试验　D. 双向扩散试验
E. 对流免疫电泳

62. 免疫电泳中电流的作用是
A. 抑制抗原、抗体的扩散
B. 改变抗原的运行方向
C. 加速抗原、抗体的运行速度
D. 改变抗体的运行方向
E. 使沉淀弧更明显

63. 免疫固定电泳的英文缩写是
A. ECL　B. RIE　C. RIA
D. IFE　E. IEP

64. 对流免疫电泳的原理是
A. 单向免疫扩散与电泳相结合的定向加速的免疫扩散技术
B. 双向免疫扩散与电泳相结合的定向加速的免疫扩散技术
C. 单向免疫扩散与两相反方向的规律改变的电流相结合的免疫扩散技术
D. 双向免疫扩散与两相反方向的规律改变的电流相结合的免疫扩散技术
E. 抗原抗体反应与电泳相结合的定向免疫扩散技术的统称

65. 免疫比浊试验属于
A. 中和反应　B. 凝集反应
C. 沉淀反应　D. 补体结合反应
E. 溶血反应

66. 如果用^{125}I标记抗原，进行放射性测量的是
A. α射线　B. β^+射线
C. β^-射线　D. γ射线
E. X射线

67. 用于防护^{125}I所使用的材料是
A. 铅　B. 铝
C. 塑料　D. 石蜡
E. 有机玻璃

68. 在荧光抗体技术中，常用的荧光素为
A. FITC　B. RB200
C. TRITC　D. PE
E. R-RE

69. FITC的吸收光波长为
A. 495nm　B. 520nm　C. 570nm
D. 450nm　E. 360nm

70. 荧光效率的决定因素是
A. 荧光素本身特性　B. 激发光波长
C. 激发光强度　D. 环境因素
E. 温度

71. 用于标记的HRP的RZ值应大于
A. 2.4　B. 3.0　C. 1.5
D. 3.5　E. 5.0

72. RZ表示
A. 酶活性　B. 催化效率

C. 标记率　　D. 酶纯度
E. 效价

73. HRP与底物TMB反应后的测定波长为
A. 278nm　B. 450nm　C. 403nm
D. 495nm　E. 492nm

74. HRP与底物OPD反应后的测定波长为
A. 278nm　B. 450nm　C. 403nm
D. 495nm　E. 492nm

75. HRP与TMB反应后，加 H_2SO_4 终止反应前呈
A. 蓝色　B. 橙黄色　C. 棕黄色
D. 黄色　E. 紫色

76. 每个亲和素能结合生物素分子的数目是
A. 4　B. 2　C. 1
D. 3　E. 8

77. 生物素分子中与亲和素结合的部位是
A. 噻吩环　B. 咪唑酮环
C. 苯环　D. 羰基
E. —NH—

78. 细胞因子的共同特征<u>不包括</u>
A. 特异性发挥作用
B. 局部发挥作用
C. 相互影响构成网络性
D. 小分子物质
E. 超微量物质

79. 主要由单核/巨噬细胞产生的细胞因子是
A. IL-1　B. IL-2　C. IFN-γ
D. TNF-β　E. IL-4

80. 具有趋化作用的细胞因子是
A. IL-2　B. IL-4　C. IFN
D. M-CSF　E. IL-8

81. 产生IFN-γ的主要细胞是
A. LAK细胞　B. 巨噬细胞
C. NK细胞　D. 成纤维细胞
E. B细胞

82. 引起机体发热的细胞因子主要是
A. IL-2　B. IFN-γ　C. IL-1
D. TNF-α　E. TGF

83. 对淋巴细胞和巨噬细胞功能具有抑制作用的细胞因子是
A. IL-2　B. IL-12　C. TGF-β
D. GM-CSF　E. IL-6

84. 关于细胞因子的叙述，<u>不正确</u>的是
A. 由免疫细胞产生
B. 一种细胞只产生一种细胞因子
C. 多为糖蛋白
D. 具有免疫调节功能
E. 能在细胞间传递信息

85. 以二聚体形式存在的细胞因子是
A. IL-1　B. IL-4　C. IL-8
D. IL-12　E. IL-2

86. 通过内分泌形式作用于远端细胞的细胞因子是
A. M-CSF　B. IL-2　C. IL-4
D. TNF-β　E. IL-1

87. 具有细胞毒效应的细胞因子是
A. IL-4　B. TNF　C. IL-2
D. IL-5　E. CSF

88. 最先发现的细胞因子是
A. IL-1　B. IFN　C. IL-10
D. IL-2　E. TNF

89. 细胞因子<u>不具备</u>的作用特点是
A. 高效性　B. 特异性　C. 多效性
D. 重叠性　E. 分泌性

90. 最早产生的免疫球蛋白类别为
A. IgG　B. IgA　C. IgM
D. IgE　E. IgD

91. 五聚体形式存在的免疫球蛋白是
A. IgG　B. IgA　C. IgM
D. IgE　E. IgD

92. 重链有一个 VH 和三个 CH 功能区的免疫球蛋白是
A. IgG、IgA　B. IgA、IgM
C. IgM、IgE　D. IgG、IgE
E. IgD、IgE

93. IgG 分子中 CH_3 的功能是
A. 抗原结合部位
B. 抗体结合部位
C. 遗传标记所在
D. 能固定组织细胞
E. 参加Ⅳ型变态反应

94. IgG 的重链是
A. α 链　B. γ 链　C. μ 链
D. δ 链　E. ε 链

95. 正常人血清免疫球蛋白中 κ 和 λ 的比值是
A. 1∶1　B. 2∶1　C. 3∶1
D. 4∶1　E. 5∶1

96. 天然 ABO 血型抗体属于
A. IgG　B. IgA　C. IgM
D. IgE　E. IgD

97. 在血液中含量最高的免疫球蛋白是
A. IgG　B. IgA　C. IgM
D. IgE　E. IgD

98. 抗 Rh 抗体属于
A. IgM　B. IgA　C. IgG
D. IgE　E. IgD

99. sIgA 的结构特点是
A. 单体　B. 双聚体　C. 三聚体
D. 四聚体　E. 五聚体

100. 黏膜表面起抗感染作用的抗体是
A. IgM　B. IgA　C. IgG
D. sIgA　E. IgD

101. 血清中含量最高的补体组分是
A. C1　B. C2　C. C3
D. C4　E. C5

102. 在经典激活途径中首先识别抗原抗体复合物的补体成分是
A. C1　B. C1q
C. C1r　D. C3
E. IF(始动因子)

103. 补体经典激活途径的顺序是
A. C123456789　B. C142356789
C. C132456789　D. C124356789
E. C123546789

104. 补体系统经典与替代途径级联反应的共同路径的起始因子是
A. C1　B. C2　C. C3
D. C4　E. C5

105. 补体系统被激活后形成膜攻击复合物的是
A. C1～C9　B. C3bBb
C. C5b6789　D. C4b2b
E. C4b2b3b

106. 合成补体的主要器官是
A. 胸腺　B. 淋巴结　C. 骨髓
D. 肝脏　E. 脾脏

107. 总补体活性测定试验的原理属于
A. 溶血反应　B. 凝集反应
C. 沉淀反应　D. 补体结合反应
E. 中和反应

108. 自身抗体的特征<u>不包括</u>
A. 是自身免疫性疾病的主要标志
B. 高效价自身抗体是自身免疫性疾病的特点
C. 自身抗体是临床确诊的重要依据
D. 自身抗体是指导临床用药的重要依据
E. 自身免疫性疾病可不伴有特征性自身抗体谱

109. 关于 RF 描述<u>错误</u>的是
A. 以变性 IgG 为靶抗原的自身抗体
B. 抗人或动物 IgG Fab 片段的抗体
C. 与人或动物变性 IgG 结合
D. 不与正常 IgG 发生凝集

E. 多见于类风湿关节炎患者

110. RF免疫球蛋白的主要类别是
A. IgG　B. IgA　C. IgM
D. IgD　E. IgE

111. 可检出RF免疫球蛋白类别的方法是
A. 胶乳凝集　B. 速率散射比浊法
C. ELISA法　D. 电泳法
E. TRUST

112. MHC是指
A. 不同染色体上编码组织相容性抗原的基因群
B. 同一染色体上编码次要组织相容性抗原的基因群
C. 同一染色体上一组高度多态性编码主要组织相容性抗原的基因群
D. 不同染色体上的紧密连锁的基因群
E. 任一染色体上的一组基因群

113. **不表达**MHC-Ⅰ类分子的细胞是
A. 粒细胞　B. 血小板
C. 淋巴细胞　D. 单核细胞
E. 成熟红细胞

114. 关于MHC-Ⅱ类分子的正确叙述是
A. 调控体内体液免疫和细胞免疫应答
B. 同血清中补体水平有关
C. CTL识别抗原性靶细胞的标志
D. 参与杀伤病毒感染细胞和恶变细胞
E. 识别和呈递内源性抗原

115. MHC-Ⅰ类分子可
A. 与T细胞上的CD8分子结合
B. 呈递外源性抗原肽给T细胞
C. 与B细胞上Ig分子结合
D. 与T细胞上的CD4分子结合
E. 呈递细菌多糖抗原给B细胞

116. 引起人类移植排斥反应的HLA分子属于
A. 同种异型抗原　B. 异嗜性抗原
C. 异种抗原　D. 同种抗原
E. 改变的自身抗原

117. HLA抗原所**不具备**的功能是
A. 诱导移植排斥反应
B. 参与自身免疫耐受的形成
C. 参与抗原呈递
D. 参与胸腺T淋巴细胞分化发育
E. 参与调理吞噬

118. HLA-Ⅱ类分子主要表达于
A. T细胞表面　B. 红细胞表面
C. APC表面　D. 肝细胞表面
E. 神经细胞表面

119. MHC分子与抗原肽结合的部位在
A. 多态性区　B. 非多态性区
C. 跨膜区　D. 胞质区
E. 胞膜外区

120. HLA-Ⅰ类基因编码的产物是
A. MHC-Ⅰ类分子的α链
B. MHC-Ⅰ类分子的β链
C. MHC-Ⅱ类分子的β链
D. MHC-Ⅱ类分子的α链
E. C2、C4、TNF

121. 同时表达MHC-Ⅰ类和Ⅱ类分子的细胞是
A. 红细胞　B. 嗜碱性粒细胞
C. B细胞　D. 中性粒细胞
E. 肥大细胞

122. 流式细胞术以流式细胞仪为检测手段，能对
A. 单个细胞理化特性进行多参数分析
B. 单个细胞理化特性进行单一参数分析
C. 群体细胞理化特性进行单一参数分析
D. 群体细胞理化特性进行多参数分析
E. 群体细胞理化特性进行定性分析

123. 使用流式细胞术分析，可进行
A. 细胞水平的研究，细胞完整性不保持
B. 细胞水平的研究，细胞完整性可保持
C. 分子水平的研究，细胞完整性不保持
D. 分子水平的研究，细胞完整性可保持
E. 同时行细胞水平和分子水平的研究，细胞完整性不保持

124. 使用流式细胞术对细胞群体进行分析，可

在多长时间内完成

A. 1～2min　　B. 4～5min

C. 6～7min　　D. 8～10min

E. 10～12min

125. 目前，淋巴细胞亚群分析最理想的研究手段是

A. ELISA

B. 免疫磁珠分离技术

C. E花环分离技术

D. 流式细胞术细胞分选技术

E. 流式细胞术多参数分析技术

126. 关于流式细胞术的叙述，不正确的是

A. 是一种快速检测分析方法

B. 可以定性

C. 不能定量

D. 可分析其他生物粒子

E. 适于大量样品的检测

127. 流式细胞仪前向角散射光信号反映

A. 细胞表面抗原特性

B. 细胞核形状

C. 细胞核大小

D. 细胞质成分

E. 细胞大小

128. 免疫透射比浊分析中，检测器与透射光的夹角为

A. 0°　　B. 5°　　C. 15°

D. 45°　　E. 90°

129. 质量管理不包括

A. 质量保证　　B. 质量体系

C. 精密度　　D. 质量控制

E. 质量成本

130. 保证检验信息正确、有效的先决条件是

A. 分析前质量保证　B. 室间质量评价

C. 精密度　　D. 室内质量控制

E. 分析中质量保证

二、以下提供若干组考题，每组考题共同在考题前列出 A、B、C、D、E 五个备选答案。请从中选择一个与考题关系最密切的答案，并在答题卡上将相应题号的相应字母所属的方框涂黑。每个备选答案可能被选择一次、多次或不被选择。

B 型题

（131～133 题共用备选答案）

A. 前带

B. 后带

C. 前带或后带

D. 前带和后带

E. 等价带

131. 抗原抗体反应，抗体过量时称为

132. 抗原抗体反应，抗原过量时称为

133. 抗原抗体反应，抗原抗体最佳比例范围称为

（134～136 题共用备选答案）

A. HGPRT 细胞

B. TK 细胞

C. 脾细胞

D. 杂交瘤细胞

E. 骨髓瘤细胞

134. 能够在 HAT 培养基中存活的细胞是

135. 杂交瘤细胞分泌抗体的特性来源于

136. 杂交瘤细胞无限增殖的特性来源于

（137～139 题共用备选答案）

A. HAT

B. 8-AG

C. PEG

D. FCS

E. BSA

137. 骨髓瘤细胞若恢复酶缺陷则不能在含有何种成分的培养基中存活

138. 杂交瘤技术中，常用的选择培养基是

139. 杂交瘤技术中，常用的细胞融合剂是

(140～143 题共用备选答案)

A. 免疫电泳
B. 对流免疫电泳
C. 火箭免疫电泳
D. 免疫固定电泳
E. 免疫印迹技术

140. 区带电泳与免疫沉淀反应相结合的技术
141. 区带技术与免疫双扩散相结合的技术
142. 单向免疫扩散与电泳相结合的技术
143. 双向免疫扩散与电泳相结合的技术

(144～146 题共用备选答案)

A. Bq
B. EC
C. Gy
D. MeV
E. $T_{1/2}$

144. 用于描述^{125}I 活度的单位是
145. 用于描述^{125}I 能量的单位是
146. 用于描述^{125}I 半衰期的单位是

(147～149 题共用备选答案)

A. 荧光效率
B. 荧光淬灭
C. 激发波长
D. 发射波长
E. 荧光寿命

147. 荧光素将吸收的光能转换为荧光的百分比，称之为
148. 荧光素不变的情况下，与荧光强度密切相关的是
149. 荧光素受到激发后，决定荧光颜色的是

(150～152 题共用备选答案)

A. 检测抗原
B. 检测抗体
C. 既可检测抗原，又可检测抗体
D. 同时检测两种抗原
E. 同时检测两种抗体

150. 间接免疫荧光抗体技术用于
151. 双标记免疫荧光技术用于
152. 直接免疫荧光技术用于

(153～155 题共用备选答案)

A. OPD
B. TMB
C. DAB
D. H_2O_2
E. Eu

153. 辣根过氧化物酶(HRP)的受氢体底物为
154. 显色后测定波长为 450nm 的供氢体底物为
155. 在酶免疫组化技术中，常用的 HRP 底物为

(156～158 题共用备选答案)

A. 高灵敏性
B. 特异性好
C. 稳定性高
D. 适用广泛
E. 精密度高

156. 1 个亲和素分子可结合 4 个生物素，赋予 BAS 的特性是
157. 生物素与亲和素之间具有高度亲和力，赋予 BAS 的特性是
158. 生物素可与目前已知的标记物(酶、荧光素等)结合，赋予 BAS 的特性是

(159～161 题共用备选答案)

A. IL-1
B. IL-2
C. IL-3
D. EPO
E. IFN-α

159. 具有抗病毒作用的是
160. 促进红细胞生成的是
161. 刺激多能干细胞增生分化的是

(162～164 题共用备选答案)

A. C1
B. C1q
C. C3
D. C3b
E. $\overline{C3bBb}$

162. 参与补体系统经典激活途径的始动分子是
163. 参与补体系统替代激活途径的始动分子是
164. 参与补体系统替代激活途径的 C3 转化酶是

（165～167 题共用备选答案）
A. HLA-A、DR 位点
B. HLA-A、B、C 位点
C. HLA-A、DQ 位点
D. HLA-DR、DP、DQ 位点
E. C4、C2、TNF、21-羟化酶基因位点
165. 编码 HLA-Ⅰ类分子的基因位点
166. 编码 HLA-Ⅱ类分子的基因位点
167. 编码 HLA-Ⅲ类分子的基因位点

（168～170 题共用备选答案）
A. E 花环分离法
B. 尼龙纤维分离法
C. 免疫荧光法
D. 流式细胞术
E. 磁珠分离术
168. 利用磁性微球对细胞进行分离的方法是
169. 用于细胞鉴定及分类收集的方法是
170. 利用成熟 T 细胞表面的 CD2 分子获取纯化 T 细胞的方法是

（171～174 题共用备选答案）
A. 蛋白组分分析
B. 抗原蛋白定量
C. 抗体的效价测定
D. 鉴别免疫球蛋白的轻链型别
E. 蛋白质纯化
171. 单向琼脂扩散用于
172. 免疫电泳用于
173. 双向琼脂扩散用于
174. 免疫固定电泳用于

（175～177 题共用备选答案）
A. 自身抗原成分的改变
B. 遗传因素
C. 隐蔽抗原的释放
D. 辅助刺激因子表达异常
E. 共同抗原的诱导
175. 手术后引起交感性眼炎的致病机制为
176. 链球菌感染后风心病的致病机制为
177. 强直性脊柱炎的致病机制为

（178～180 题共用备选答案）
A. 红细胞
B. 核抗原
C. 肾上腺皮质细胞
D. 乙酰胆碱受体
E. 甲状腺球蛋白
178. Graves 病的自身抗原是
179. 重症肌无力的自身抗原是
180. SLE 的自身抗原是

（181～183 题共用备选答案）
A. Ⅰ型超敏反应
B. Ⅱ型超敏反应
C. Ⅲ型超敏反应
D. Ⅳ型超敏反应
E. Ⅴ型超敏反应
181. 肺出血-肾炎综合征属于
182. 慢性移植排斥反应属于
183. OT 试验属于

（184～186 题共用备选答案）
A. 中青年女性易发
B. 易发生病毒感染
C. 继发恶性肿瘤
D. 易发生化脓菌感染
E. 老年人高发
184. 先天胸腺发育不全综合征
185. 低丙种球蛋白血症
186. 系统性红斑狼疮

（187～190 题共用备选答案）
A. 对各种微生物易感染
B. 病毒、真菌、原虫等反复感染
C. 反复感染可伴自身免疫病和过敏性疾病
D. 易发生化脓性感染
E. 不产生体液免疫和细胞免疫
187. X-LA 易导致
188. 选择性 IgA 缺陷易导致
189. DiGeerge 综合征易导致
190. SCID

（191～193 题共用备选答案）
A. CD3
B. CD56
C. mIg
D. CD2
E. CD33

191. NK 细胞检测的标志物为

192. T 细胞检测的标志物为

193. B 细胞检测的标志物为

参考答案

1. D　2. A　3. C　4. E　5. D　6. D　7. D　8. B　9. B
10. B　11. E　12. C　13. E　14. D　15. C　16. E　17. B　18. A
19. C　20. B　21. C　22. C　23. D　24. E　25. D　26. D　27. D
28. E　29. E　30. B　31. A　32. D　33. E　34. B　35. D　36. C
37. B　38. A　39. B　40. B　41. C　42. C　43. C　44. B　45. C
46. B　47. B　48. C　49. C　50. B　51. D　52. D　53. A　54. A
55. C　56. E　57. A　58. E　59. D　60. D　61. C　62. C　63. D
64. B　65. C　66. D　67. A　68. A　69. A　70. A　71. B　72. D
73. B　74. E　75. A　76. A　77. B　78. A　79. A　80. E　81. C
82. C　83. C　84. B　85. D　86. E　87. B　88. B　89. B　90. C
91. C　92. A　93. C　94. B　95. B　96. C　97. A　98. C　99. B
100. D　101. C　102. B　103. B　104. C　105. C　106. D　107. A　108. E
109. B　110. C　111. C　112. C　113. E　114. A　115. A　116. A　117. E
118. C　119. A　120. A　121. C　122. A　123. D　124. A　125. E　126. C
127. E　128. A　129. C　130. A　131. A　132. B　133. E　134. D　135. C
136. E　137. B　138. A　139. C　140. D　141. A　142. C　143. B　144. A
145. D　146. E　147. A　148. C　149. D　150. C　151. D　152. A　153. D
154. B　155. C　156. A　157. C　158. D　159. E　160. D　161. C　162. B
163. D　164. E　165. B　166. D　167. E　168. E　169. D　170. A　171. B
172. A　173. C　174. D　175. C　176. E　177. B　178. E　179. D　180. B
181. B　182. D　183. D　184. B　185. D　186. A　187. D　188. C　189. B
190. E　191. B　192. A　193. C

相关专业知识

一、以下每一道题下面有 A、B、C、D、E 五个备选答案，请从中选择一个最佳答案，并在答题卡上将相应题号的相应字母所属的方框涂黑。

A1 型题

1. 与胃癌辅助诊断无关的肿瘤标志物是
A. CA50　B. CA125　C. CA199
D. CA724　E. CEA

2. 下列不属于细胞免疫现象的是
A. 迟发型变态反应
B. 机体对细胞内寄生菌的抗感染免疫
C. 抗肿瘤免疫
D. 免疫复合物病
E. 移植物抗宿主反应

3. 能产生免疫记忆的细胞是
A. 中性粒细胞　B. 吞噬细胞
C. T、B 淋巴细胞　D. NK 细胞
E. 肥大细胞

4. 关于脾脏叙述<u>不正确</u>的是
A. 贮存血液的器官
B. 免疫应答的基地
C. 对抗原性异物具有过滤作用
D. 淋巴细胞定居场所
E. 中枢免疫器官

5. 在机体免疫监视和早期抗感染免疫中起重要作用的细胞是
A. NK 细胞　B. T 淋巴细胞
C. B 淋巴细胞　D. 树突状细胞
E. 肥大细胞

6. 下列<u>不属于</u>细胞因子的生物学功能的是
A. 免疫调节　B. 免疫黏附
C. 诱导凋亡　D. 介导炎症反应
E. 刺激造血

7. 发病机制属Ⅰ型超敏反应的是
A. 结核病　B. 输血反应
C. 肾小球肾炎　D. 花粉症
E. 新生儿溶血症

8. 结核菌素皮试实验属于
A. Ⅰ型超敏反应　B. Ⅱ型超敏反应
C. Ⅲ型超敏反应　D. Ⅳ型超敏反应
E. Ⅴ型超敏反应

9. 溶血素是
A. SRBC　B. 抗 SRBC 抗体
C. 补体　D. 免疫复合物
E. 抗原

10. 抗原抗体的特异性由抗原分子上的表位和抗体分子特定部位的空间互补性决定。该抗体分子特定结合部位为
A. 恒定区　B. 可变区　C. 低变区
D. 高变区　E. 铰链区

11. 外-斐试验的原理是因为存在有
A. 过量抗原　B. 过量抗体
C. 共同抗原　D. 单克隆抗体
E. 多克隆抗体

12. 下列<u>不属于</u>抗原抗体反应的试验是
A. 直接凝集试验　B. 酶标免疫技术
C. 单向扩散试验　D. 毒素中和试验
E. 结核菌素试验

13. 下列属于非标记免疫技术的是
A. 荧光标记免疫技术
B. 酶标免疫技术
C. 放射性核素标记免疫技术
D. 发光免疫技术
E. 免疫电泳技术

14. 鼠源性单克隆抗体作为治疗制剂用于人体可导致过敏反应，是由于该抗体对人体而言具有
A. 免疫原性　B. 反应原性
C. 抗原性　D. 特异性
E. 抗体活性

15. 抗体中能特异性识别和结合抗原的最小结构是
A. Fab　B. Fv　C. ScFv
D. CH　E. VH

16. 对间接凝集反应叙述正确的是
A. 为颗粒性抗原与相应抗体结合出现凝集
B. 分为有玻片法和试管法两类
C. 需将可溶性抗原致敏于颗粒载体表面
D. 只能检测抗原
E. 只能检测抗体

17. 正向间接凝集试验
A. 抗体致敏载体，以检验标本中相应抗原
B. 用于检测标本中抗原
C. 形成肉眼可见凝集块者为阴性
D. 临床用于检测 HBsAg、AFP 等
E. 抗原致敏载体，以检测标本中相应的抗体

18. 反向间接凝集试验为
A. 可溶性抗原与载体结合
B. 检测待测抗体
C. 出现凝集颗粒或凝集块者为阴性
D. 常用乳胶、明胶颗粒等作为载体
E. 可用于细菌血清学分型

19. 对反向间接凝集抑制试验叙述正确的是
A. 已知抗原致敏颗粒载体
B. 检测标本中抗体
C. 以相应抗体作为诊断试剂
D. 出现凝集现象为阴性
E. 出现凝集现象为阳性

20. 关于协同凝集试验叙述**错误**的是
A. 致敏颗粒为与 IgG 相连的金黄色葡萄球菌
B. 桥连物为 SPA
C. 抗体为 IgM 类
D. 是一种反向间接凝集试验
E. 可用于检查微量的可溶性抗原

21. 与免疫比浊法密切相关的因素**不包括**
A. 抗原抗体的比例
B. 抗原的质量
C. 抗体的质量
D. 反应溶液 pH 及离子强度
E. 增浊剂的使用

22. 导致后带效应的因素是
A. 抗原过量
B. 抗体过量
C. 抗原抗体比例适当
D. 抗原过少
E. 多克隆抗体

23. 下列易导致假阳性结果的因素为
A. 抗体特异性弱　　B. 抗体效价低
C. 抗体亲和力弱　　D. R 型抗体
E. H 型抗体

24. 免疫比浊法中
A. 抗原过量时形成 IC 分子大
B. 抗体过量时形成 IC 分子大
C. 抗原抗体比例适当时形成 IC 分子大
D. 抗体过量导致高剂量钩状效应
E. 抗体过量导致测量失败

25. 免疫放射分析法与放射免疫分析法的主要区别在于
A. 标记核素不同　　B. 标记抗体不同
C. 单抗用量少　　D. 分离法不同
E. 定量抗体

26. 体外放射分析技术的检测对象为机体中的
A. 痕量元素
B. 放射性核素
C. 微量生物活性物质
D. 无机元素
E. 酶

27. 与放射免疫分析法比较，免疫放射分析法的特点是
A. 反应模式为竞争抑制
B. 特异性较低
C. 分析误差大
D. 反应速度快
E. 标记简单

28. 与体外化学发光分析法比较，放射免疫分析法所**不具备**的是
A. 灵敏性高　　B. 特异性强
C. 自动化分析　　D. 重复性好
E. 试剂用量小

29. 除碘原子外，用于放射免疫分析法的放射性核素还有
A. ^{18}F、^{3}H　　B. ^{3}H、^{14}C
C. ^{14}C、^{99m}Tc　　D. ^{99m}Tc、^{13}N
E. ^{13}N、^{18}F

30. 在荧光免疫技术中，应用最广的镧系稀土元素是
A. 镧　　B. 钐　　C. 铕
D. 钆　　E. 铽

31. 关于固相分离技术的描述正确的是
A. 将抗体通过特殊技术连接在固相载体上
B. 将抗原通过特殊技术连接在固相载体上
C. 将标记抗体通过特殊技术连接在固相载体上
D. 将标记抗原通过特殊技术连接在固相载体上
E. 将抗体或抗原通过特殊技术连接在固相载体上

32. 1mg 链霉亲和素的最高活性可达
A. 15 单位　　B. 18 单位
C. 20 单位　　D. 25 单位
E. 30 单位

33. 制备 ABC 复合物时，亲和素的浓度不能高于
A. 10μg/ml　　B. 20μg/ml
C. 30μg/ml　　D. 35μg/ml
E. 40μg/ml

34. 制备 ABC 复合物时，HRP-B 的浓度不能高于
A. 2μg/ml　　B. 4μg/ml　　C. 6μg/ml
D. 8μg/ml　　E. 12μg/ml

35. PAP 复合物中的酶是
A. 胶原酶　　B. 胃蛋白酶
C. 葡萄糖氧化酶　　D. 碱性磷酸酶
E. 辣根过氧化物酶

36. 免疫组化技术的优点不包括
A. 高特异性
B. 高敏感性
C. 形态学的直观性
D. 精确定量分析
E. 能对抗原表达情况进行分析

37. 与其他标记技术相比，免疫组化技术最大的优点是
A. 高特异性　　B. 高敏感性
C. 形态学的直观性　　D. 重复性好
E. 精确度高

38. ABC 技术由美籍华人 Hsu 于哪一年建立，已广泛应用于免疫学检测技术
A. 1961 年　　B. 1975 年　　C. 1981 年
D. 1985 年　　E. 1990 年

39. PAP 技术中酶的底物为
A. TMB　　B. DAB　　C. PNP
D. TMBS　　E. OPD

40. 免疫组化技术不包括
A. 酶免疫组化　　B. 酶免疫印迹
C. 荧光抗体染色　　D. 免疫金细胞染色
E. 免疫电镜技术

41. 用于分离人外周血单个核细胞分离液的密度是
A. 1.077±0.001　　B. 1.770±0.001
C. 1.092±0.001　　D. 1.030±0.001
E. 1.035±0.001

42. 与尼龙棉结合的细胞是
A. T 细胞　　B. B 细胞　　C. 粒细胞
D. 单核细胞　　E. 血小板

43. 用抗 CD4 抗体包被磁性颗粒，与磁性颗粒结合的细胞是
A. Th 细胞　　B. B 细胞
C. Tc 细胞　　D. 单核细胞
E. NK 细胞

44. 具有黏附玻璃或塑料表面特性的细胞是
A. T 细胞　　B. B 细胞　　C. 粒细胞
D. 单核细胞　　E. 血小板

45. 在抗体类别转换中，诱导 IgE 产生的细胞因子是
A. IL-1　　B. IL-2　　C. IL-3
D. IL-4　　E. IL-5

46. 通过抑制 Th1 细胞产生 IFN-γ、IL-2 和 TNF-β 等降调节细胞免疫功能的细胞因子是
A. IL-1　　B. IL-2　　C. IL-8
D. IL-10　　E. IL-12

47. 介导炎症作用的细胞因子是
A. IL-1　　B. IL-2　　C. IL-3
D. IL-13　　E. IL-10

48. 能与变性 IgG 和免疫复合物中 IgG 结合而不结合游离 IgG 的是
A. mRF 凝胶扩散试验
B. Raji 细胞法
C. PEG 比浊法
D. C1q 固相法
E. 抗 C3-CIC-ELISA

49. Raji细胞是由Burkitt患者分离的哪种细胞而建株的
A. B细胞　B. T细胞
C. K细胞　D. NK细胞
E. 巨噬细胞

50. Raji细胞的表面标志是
A. 有C1q受体，有C3d受体，有C3b受体，有mIg
B. 有C1q受体，有C3d受体，有C3b受体，无mIg
C. 有C1q受体，无C3d受体，有C3b受体，无mIg
D. 有C1q受体，有C3d受体，无C3b受体，无mIg
E. 无C1q受体，有C3d受体，有C3b受体，有mIg

51. 血清学分型法鉴定的抗原为
A. LD抗原　B. SD抗原
C. HLA-DR抗原　D. HLA-DQ抗原
E. HLA-A抗原

52. 应用血清学技术进行HLA分型，其技术关键是
A. 获得标准抗原
B. 获得标准抗血清
C. 获得抗原抗体复合物
D. 获得补体
E. 获得淋巴细胞

53. 关于血清学技术进行HLA分型叙述正确的是
A. HLA抗体可直接导致细胞膜损伤
B. 细胞膜无损伤时染料进入细胞
C. 染料进入细胞，活细胞着色
D. 以视野中有较多的活细胞为阳性
E. 以视野中有较多的死细胞为阳性

54. 各HLA基因位点在诱导排斥反应中的重要性依次是
A. HLA-DP、HLA-A、HLA-B
B. HLA-DR、HLA-B、HLA-A
C. HLA-DQ、HLA-B、HLA-C
D. HLA-DP、HLA-A、HLA-C
E. HLA-DQ、HLA-C、HLA-B

55. 血清学技术进行HLA分型所用抗血清覆盖本民族、本地区抗原的百分比应超过
A. 60%　B. 70%　C. 80%
D. 90%　E. 100%

56. 20世纪70年代末Ritchic提出用下列哪种方法检测补体C3和触珠蛋白形成的抗原抗体复合物
A. 散射比浊　B. 速率散射比浊
C. 化学发光　D. 微粒子化学发光
E. 免疫投射比浊

57. 发光免疫分析可分为
A. 3种类型　B. 4种类型
C. 5种类型　D. 6种类型
E. 7种类型

58. 目前免疫比浊分析中最常用的方法为
A. 散射比浊　B. 速率散射比浊
C. 分光光度计比色　D. 免疫透射比浊
E. 肉眼比浊

59. 化学发光免疫分析中使用的标记物分为
A. 3类　B. 4类　C. 5类
D. 6类　E. 7类

60. 首先应用速率散射比浊进行免疫测定的是
A. Sternberg　B. Mile　C. Rayleigh
D. Mancini　E. Fahey

61. 关于化学发光酶免疫技术叙述**错误**的是
A. 以过氧化物酶为标记酶
B. 以三联吡啶钌为发光底物
C. 加入发光增强剂以提高敏感性
D. 标记酶也可以是碱性磷酸酶
E. 固相载体为磁性颗粒

62. 化学发光免疫测定最常用的检测体系为
A. 气相　B. 液相　C. 固相
D. 半固相　E. 气溶胶

63. 下列**不属于**化学发光免疫测定优势的是
A. 敏感性高于RIA

B. 精密度和准确度远优于 RIA
C. 试剂稳定，无毒害
D. 测定时间短
E. 已发展成自动化测定系统

64. 电化学发光免疫分析中，最常使用的标记物为
A. 三联吡啶钌 B. 三丙胺
C. 吖啶酯类 D. 米诺类
E. 聚氧乙烷

65. 时间分辨荧光分析法最为常用的稀土金属是
A. 钐 B. 镧 C. 铽
D. 铕 E. 镝

66. 电化学发光免疫分析中，最常使用的方法为
A. 直接法
B. 间接法
C. 竞争法
D. 补体参与的结合法
E. 双抗体夹心法

67. 免疫自动化检测的首要目的是
A. 提高检测精密度和工作效率
B. 减低操作者劳动强度
C. 自动检测及校对
D. 减少操作程序
E. 提高可靠性

68. 目前时间分辨荧光检测系统最常用的激发光源为
A. 脉冲氙灯 B. 脉冲钨灯
C. 氘灯 D. 卤素灯
E. 高压汞灯

69. 肿瘤细胞表达的能介导 CTL 凋亡的是
A. FasL B. Fas
C. P53 D. 异常 MHC 分子
E. B7

70. NK 细胞、巨噬细胞、中性粒细胞等在抗肿瘤体液免疫效应中发挥作用的共同机制是
A. 直接吞噬消化肿瘤细胞
B. 借 ADCC 效应杀伤 IgG 包裹的肿瘤细胞
C. 与肿瘤细胞结合，激活补体，杀伤肿瘤细胞
D. 与肿瘤细胞结合，影响其营养物质的吸收
E. 产生细胞毒性因子，杀伤肿瘤细胞

71. 化学致癌物诱发的肿瘤，其肿瘤抗原的显著特征是
A. 数量多
B. 种类多
C. 明显的个体独特性
D. 不稳定
E. 特异性不强

72. 病毒诱发的肿瘤特异性抗原的特点是
A. 抗原性强
B. 很难检测到特异性的抗原标记
C. 抗原性易变
D. 常多种特异性抗原同时存在
E. 易被 CTL 识别

73. 引起急性移植排斥反应最重要的抗原是
A. ABO 血型抗原 B. HLA 抗原
C. 超抗原 D. 异嗜性抗原
E. Rh 血型抗原

74. 无血缘关系的同种器官移植，发生移植排斥反应的主要原因是
A. 移植供血不足
B. MHC 的高度多态性
C. 移植物被细菌污染
D. 受者免疫功能紊乱
E. 受者体内有自身反应性 T 淋巴细胞

二、以下提供若干组考题，每组考题共同在考题前列出 A、B、C、D、E 五个备选答案。请从中选择一个与考题关系最密切的答案，并在答题卡上将相应题号的相应字母所属的方框涂黑。每个备选答案可能被选择一次、多次或不被选择。

B 型题

（75～77 题共用备选答案）

A. 生物发光
B. 直接参与发光反应
C. 光照发光
D. 以催化反应或能量传递参与发光
E. 以能量传递参与氧化反应

75. 吖啶酯
76. 三联吡啶钌
77. 碱性磷酸酶

（78～79 题共用备选答案）

A. 海德堡曲线
B. Mancini 曲线
C. Fahey 曲线
D. 直线
E. 抛物线

78. 单向扩散试验中描述小分子抗原和短时间扩散的曲线是
79. 单向扩散试验中描述大分子抗原和长时间扩散的曲线是

（80～82 题共用备选答案）

A. 光源
B. 激发滤片
C. 阻断滤片
D. 目镜
E. 物镜

80. 在荧光显微镜中，为荧光素提供激发能量的是
81. 在荧光显微镜中，阻断激发光，只允许荧光通过的显微镜部件是
82. 在荧光显微镜中，位于光源前面，提供特定波长的激发光的显微镜部件是

（83～86 题共用备选答案）

A. 选择性沉淀(盐析)
B. 凝胶过滤层析
C. 离子交换层析
D. 亲和层析
E. 超速离心

83. 抗 AFP-sepharose 4B 提取 AFP 的技术属于
84. 粗提免疫球蛋白的技术属于
85. 应用 DEAE 纤维素提取 IgG 的技术属于
86. 应用 SPA-sepharose 4B 提取 IgG 的技术属于

（87～89 题共用备选答案）

A. 直接凝集试验
B. 间接凝集试验
C. 反向间接凝集试验
D. 间接凝集抑制试验
E. 协同凝集试验

87. 检测颗粒性抗原的试验是
88. 金黄色葡萄球菌作为载体的试验是
89. 抗体致敏载体检测抗原的试验是

（90～92 题共用备选答案）

A. ^{123}I
B. ^{124}I
C. ^{125}I
D. ^{127}I
E. ^{131}I

90. 在放射免疫分析中，用于标记抗原的核素是
91. 临床上用于治疗甲亢的核素是
92. 食盐中的碘是

（93～94 题共用备选答案）

A. 戊二醛交联
B. 改良过碘酸钠法
C. 碳化二亚胺法
D. 琥珀酸酐法
E. 混合酸酐法

93. 亲和素标记 HRP 的实验方法为
94. 链霉亲和素标记 AP 的实验方法为

（95～97 题共用备选答案）

A. 场光源
B. 紫外光源
C. 激光光源
D. 点光源
E. 可见光源

95. 激光扫描共聚焦显微镜采用的光源是
96. 荧光显微镜采用的光源是
97. 普通光学显微镜采用的光源是

（98～100 题共用备选答案）

A. 密度梯度离心法
B. E花环沉降法
C. 免疫磁珠分离法
D. 亲和板分离法
E. FCM

98. 分离外周血单个核细胞的方法是
99. 分离T细胞与B细胞最简捷的方法是
100. 将淋巴细胞中T细胞去除最简捷的方法是

（101～102题共用备选答案）

A. T细胞
B. B细胞
C. Th细胞
D. Tc细胞
E. NK细胞

101. 表达CD56分子的细胞是
102. 表达mIg分子的细胞是

（103～104题共用备选答案）

A. HLA-D、DP抗原
B. HLA- DR、DP抗原
C. HLA-A、B、C、D抗原
D. HLA-DR、DQ、DP抗原
E. HLA-A、B、C、DR、DQ抗原

103. 可采用血清学技术分型的是
104. 可采用细胞分型法分型的是

（105～106题共用备选答案）

A. LD抗原
B. SD抗原
C. HLA-DR抗原
D. HLA-DQ抗原
E. HLA-A抗原

105. HLA的血清学分型法其分型抗原称为
106. HLA的细胞分型法其分型抗原称为

（107～109题共用备选答案）

A. 精密度
B. 准确度
C. 可靠性
D. 灵敏度
E. 特异性

107. 试验的最小可检测量称为
108. 可用平行性分析来判断的是
109. 可用回收率表示的是

参 考 答 案

1. B	2. D	3. C	4. E	5. A	6. B	7. D	8. D	9. B
10. D	11. C	12. E	13. E	14. A	15. E	16. C	17. E	18. D
19. D	20. C	21. B	22. A	23. A	24. C	25. B	26. C	27. D
28. C	29. B	30. C	31. E	32. B	33. E	34. E	35. E	36. D
37. C	38. C	39. B	40. B	41. A	42. B	43. A	44. D	45. D
46. D	47. A	48. A	49. A	50. B	51. B	52. B	53. E	54. B
55. C	56. A	57. A	58. B	59. A	60. A	61. B	62. B	63. B
64. A	65. D	66. E	67. A	68. B	69. A	70. B	71. C	72. A
73. B	74. B	75. B	76. E	77. D	78. C	79. B	80. A	81. C
82. B	83. D	84. A	85. C	86. D	87. A	88. E	89. C	90. C
91. E	92. D	93. B	94. A	95. D	96. B	97. E	98. A	99. C
100. B	101. E	102. B	103. E	104. A	105. B	106. A	107. D	108. C
109. B								

专 业 知 识

一、以下每一道题下面有 A、B、C、D、E 五个备选答案，请从中选择一个最佳答案，并在答题卡上将相应题号的相应字母所属的方框涂黑。

A1 型题

1. 关于细菌抗原制备正确的说法是
   A. 细菌抗原一般经生理盐水或其他溶液洗净即可
   B. 鞭毛抗原在杀菌后需加 0.5%～1.0%氯化钙溶液
   C. 毒素抗原需用 0.3%～0.5%甲醛处理
   D. 菌体抗原需 100℃ 加热 2～2.5h
   E. 细菌抗原大多加佐剂作皮内注射

2. 免疫的现代概念是
   A. 机体消除和杀灭自身突变的细胞
   B. 机体排除抗原性异物的过程，对机体都是有利的
   C. 机体抵抗病原微生物入侵的防御能力
   D. 机体清除衰老、变异细胞的功能
   E. 机体识别和排除抗原性异物的功能

3. 将免疫球蛋白分解成片段，制备分辨力更高的特异性抗血清<u>不正确</u>的方法是
   A. 利用 pH 改变或强变性剂解析亚单位
   B. 解离二硫键
   C. 溴化氢裂解法
   D. 超声破碎法
   E. 酶裂解法

4. 关于特异性抗体的鉴定叙述正确的是
   A. 抗体特异性鉴定常采用凝集反应
   B. 抗体效价鉴定常采用单向琼脂扩散试验
   C. 抗体效价鉴定常采用酶联免疫法
   D. 抗体纯度鉴定常采用双向免疫扩散法
   E. 抗体纯度鉴定常采用 SDS-聚丙烯酰胺凝胶电泳法

5. 粗提血清中 γ 球蛋白的方法是
   A. 硫酸铵或硫酸钠盐析
   B. 离子交换层析
   C. 凝胶过滤
   D. 亲和层析
   E. 酶解

6. 最常用于分离亚细胞成分及大分子蛋白质的方法是
   A. 超速离心分离法　B. 选择性沉淀法
   C. 凝胶过滤　D. 离子交换层析
   E. 亲和层析

7. 具有免疫原性的佐剂是
   A. 氢氧化铝　B. 磷酸铝
   C. 卡介苗　D. 液状石蜡
   E. 羊毛脂

8. 可大大提高肿瘤细胞免疫原性，有效激发机体抗肿瘤效应的佐剂是
   A. 福氏完全佐剂　B. 福氏不完全佐剂
   C. 细胞因子佐剂　D. 液体石蜡
   E. 卡介苗

9. 关于抗血清的叙述正确的是
   A. 马血清能和很少量的抗原结合形成沉淀线
   B. 家兔血清能和很少量的抗原结合形成沉淀线
   C. 制备大量血清应选用家兔、绵羊等动物
   D. 小型动物血清较少用于沉淀反应
   E. H 型血清以家兔为代表

10. 用已知抗原或抗体来检测相对应的抗体或抗原，是基于抗原抗体反应的
   A. 特异性　B. 可逆性　C. 比例性
   D. 亲和性　E. 带现象

11. 制备单克隆抗体技术的出现，促进了商品

化试剂盒的发展，主要是由于单克隆抗体具备

A. 高亲和力　B. 高均一性
C. 高纯度　D. 高效价
E. 生物活性单一

12. 应用单克隆抗体作为诊断试剂，提高了实验方法的
A. 灵敏度　B. 特异度　C. 重复性
D. 准确性　E. 简便性

13. 关于SPA说法正确的是
A. 金黄色葡萄球菌细胞壁中的G蛋白
B. 能与特异性抗体IgG的Fab段结合
C. 能与特异性抗体IgG的$F(ab')_2$段结合
D. 与IgG结合后影响其活性
E. 可与IgG Fc段结合

14. 关于间接血凝试验叙述正确的是
A. 红细胞包被抗原检测抗体称为TPHA
B. 红细胞包被抗体检测抗原称为PHA
C. 不能检测抗体
D. 出现红细胞凝集者为阴性
E. 根据红细胞凝集程度判断阳性反应的强弱

15. 关于胶乳凝集试验叙述正确的是
A. 是一种直接凝集试验
B. 所用载体带有负电荷
C. 只能致敏抗原分子
D. 可进行定量检测
E. 敏感性强于血凝试验

16. 关于明胶凝集试验叙述正确的是
A. 直接凝集试验之一
B. 抗体致敏载体检测抗原
C. 抗原致敏载体检测抗体
D. 抗原抗体形成肉眼可见凝集为阴性
E. 方法复杂，特异性高

17. 单向扩散试验呈现两种沉淀环的双环现象是由于
A. 两种抗原
B. 两种抗体
C. 抗原性相同的两个组分
D. 抗体为多克隆抗体
E. 抗原有两类抗原决定簇

18. 单向扩散试验测量值偏低是因为
A. 抗原相对过剩
B. 抗体相对过剩
C. 抗原为单价抗原
D. 抗体为多克隆抗体
E. 抗体相对少

19. 单向扩散试验假阳性升高是因为
A. 抗原相对过剩
B. 抗体相对过剩
C. 抗原多态性
D. 抗体为单克隆抗体
E. 抗体相对少

20. 双向扩散试验<u>不能</u>
A. 估算抗原或抗体相对含量
B. 分析抗原或抗体的相对分子量
C. 分析抗原的性质
D. 分析抗体的性质
E. 滴定抗体效价

21. 抗血清抗体效价滴定的常规方法是
A. 直接凝集试验　B. 絮状沉淀试验
C. 免疫浊度试验　D. 单向扩散试验
E. 双向扩散试验

22. 火箭免疫电泳时将已融化的普通琼脂凝胶冷却至
A. 55℃　B. 35℃　C. 45℃
D. 65℃　E. 37℃

23. 火箭免疫电泳后绘制标准曲线是以
A. 峰高为纵坐标，抗原浓度为横坐标
B. 峰高为纵坐标，抗原浓度对数为横坐标
C. 峰高为横坐标，抗原浓度为纵坐标
D. 峰高为横坐标，抗原浓度对数为纵坐标
E. 峰高对数为纵坐标，抗原浓度为横坐标

24. 对流免疫电泳时琼脂凝胶的pH是
A. 6.6　B. 7.4　C. 6.8
D. 8.6　E. 8.4

25. 火箭免疫电泳中，抗原、抗体的泳动方向是
   A. 琼脂凝胶中的抗体不移动，样品孔抗原向阳极泳动
   B. 琼脂凝胶中的抗体不移动，样品孔抗原向阴极泳动
   C. 琼脂凝胶中的抗原不移动，样品孔抗原向阳极泳动
   D. 琼脂凝胶中的抗原不移动，样品孔抗原向阴极泳动
   E. 抗原、抗体均向正极泳动

26. 火箭免疫电泳中，与待测抗原的量呈正相关的是
   A. 沉淀峰高度
   B. 沉淀峰面积
   C. 沉淀峰宽度
   D. 沉淀峰高度的对数
   E. 沉淀峰高度的平方

27. 对流免疫电泳的敏感度比双向扩散高
   A. 2～4倍　B. 4～6倍
   C. 20～40倍　D. 80～100倍
   E. 8～16倍

28. 对流免疫电泳可测出的蛋白质抗原的浓度可达
   A. pg/ml　B. ng/ml
   C. mg/ml　D. μg/ml
   E. 只能定性，不能定量

29. 火箭免疫电泳灵敏度高，如加入微量^{125}I标记的标准抗原作放射自显影，灵敏度可高达
   A. pg/ml　B. ng/ml　C. mg/ml
   D. μg/ml　E. μg/L

30. 单向琼脂扩散试验凝胶中加入
   A. 抗原
   B. 特异性抗体(第一抗体)
   C. 抗抗体(第二抗体)
   D. 补体
   E. 抗人全血清

31. 对流电泳技术抗原的电泳方向为
   A. 向正极运动
   B. 向负极运动
   C. 既可向正极，又可向负极运动
   D. 不一定
   E. 基本不移动

32. 免疫电泳技术，抗体槽内加入
   A. 抗原
   B. 特异性抗体(第一抗体)
   C. 抗抗体(第二抗体)
   D. 补体
   E. 抗人全血清

33. 放射免疫分析中所采用的标记抗原的放化纯度应大于
   A. 75%　B. 80%　C. 85%
   D. 90%　E. 95%

34. 对放射免疫分析药盒进行质量评价，要求批间CV值在哪个范围
   A. 1%～5%　B. 5%～10%
   C. 10%～15%　D. 15%～20%
   E. 20%～25%

35. 评价机体B细胞功能免疫学指标的是
   A. E花环试验
   B. 淋巴细胞转化试验
   C. 划痕试验
   D. 血清Ig测定
   E. 旧结核菌素试验

36. 带有氨基的半抗原与载体氨基相连的方法是
   A. 碳化二亚胺法　B. 戊二醛法
   C. 混合酸酐法　D. 琥珀酸酐法
   E. 羧甲基羟胺法

37. 对放射免疫分析药盒的质量控制中，要求最高结合率为
   A. 20%～30%　B. 30%～40%
   C. 40%～50%　D. 50%～60%
   E. 30%～50%

38. 对放射免疫分析药盒的质量控制中，要求非特异结合率小于
   A. 1%　B. 3%

C. 1%～5%　　D. 5%～10%
E. 10%～15%

39. 用碘原子标记多肽或蛋白，是因为这类分子上有
A. 赖氨酸　B. 酪氨酸　C. 色氨酸
D. 蛋氨酸　E. 亮氨酸

40. 为避免碘原子标记蛋白引起免疫活性改变，一般每个蛋白分子上连接的碘原子不超过
A. 2个　B. 3个　C. 4个
D. 5个　E. 6个

41. 放射免疫分析药盒购置后一般能用1～2个月，不能放置时间过长，是因为
A. 抗原变性　B. 抗体失活
C. 放化纯度降低　D. 细菌污染
E. 超过半衰期

42. 制备荧光素标记抗体时，快速去除游离荧光素的方法是
A. 透析　B. 盐析
C. 离子交换层析　D. 凝胶层析
E. 亲和层析

43. 能与FITC异硫氰基稳定结合形成标记抗体的是
A. 羧基　B. 羟基　C. 氨基
D. 醛基　E. 酸基

44. 用于活细胞荧光抗体染色时，标记抗体最理想的F/P为
A. 3.0　B. 2.4　C. 1.5
D. 2.0　E. 3.5

45. 用于固定标本荧光抗体染色时，标记抗体最理想的F/P为
A. 3.0　B. 2.4　C. 1.5
D. 2.0　E. 3.5

46. 最常用的荧光抗体技术是
A. 直接法
B. 间接法
C. 补体结合法
D. 直接法和间接法
E. 直接法和补体结合物

47. 荧光效率直接影响荧光免疫技术的
A. 特异性　B. 敏感性　C. 准确度
D. 精密度　E. 重复性

48. 荧光显微镜的阻断滤片
A. 位于物镜与目镜之间
B. 位于光源与激发滤片之间
C. 提供单一波长的激发光
D. 阻断激发光，允许紫外光通过
E. 允许特定波长激发光通过

49. 间接荧光抗体技术是将荧光素标记在
A. 第一抗体　B. 抗补体抗体
C. 抗抗体　D. 抗原
E. 自身抗体

50. 与其他标记技术相比，荧光显微免疫技术的重要优势为
A. 高特异性　B. 高敏感性
C. 操作简便　D. 较好重复性
E. 定位分析

51. 单克隆抗体的制备过程<u>不包括</u>
A. 亲本细胞的选择
B. 免疫家兔，获得抗血清
C. 亲本细胞融合与选择培养
D. 克隆扩大培养与抗体制备
E. 阳性克隆筛选与克隆化

52. 目前国内ELISA常用的酶是
A. HRP　B. AP　C. β-Gal
D. OPD　E. TMB

53. 双抗体夹心ELISA可用于检测
A. CEA　B. 胰岛素　C. 吗啡
D. ANA　E. RF

54. 何种ELISA方法其酶标二抗具有通用特性
A. 双抗体夹心　B. 一步法
C. 捕获法　D. 竞争法
E. 间接法

55. 间接ELISA可用于检测
A. AFP B. 胰岛素
C. HIV抗体 D. 吗啡
E. HBsAg

56. 酶免疫印迹所用的固相材料为
A. NC膜 B. 聚苯乙烯
C. 磁性颗粒 D. 尼龙膜
E. 凝胶

57. 捕获法测定病原体抗体的类别是
A. IgM B. IgG C. IgA
D. IgD E. IgE

58. 以碳酸盐作为包被缓冲液，最佳pH为
A. 7.2 B. 7.4 C. 7.0
D. 8.6 E. 9.6

59. 目前通用标记HRP的实验方法为
A. 戊二醛交联 B. 过碘酸钠氧化法
C. 琥珀酸酐法 D. 混合酸酐法
E. 碳化二亚胺法

60. 生物素分子中可进行修饰，形成各种活化生物素的基因是
A. Ⅰ环 B. Ⅱ环 C. 羧基
D. 羟基 E. 酮基

61. 链霉亲和素的活性单位是以结合多少生物素所需的量来表示
A. 1μg B. 2μg C. 3μg
D. 4μg E. 5μg

62. 免疫组化技术的关键步骤是
A. 标本处理
B. 抗体的处理与保存
C. 免疫染色
D. 设立对照试验
E. 结果判断

63. PAP复合物中的酶是
A. 胶原酶 B. 胃蛋白酶
C. 葡萄糖氧化酶 D. 碱性磷酸酶
E. 辣根过氧化物酶

64. 组化染色前，应对标本进行固定，其最主要的目的是
A. 保存组织细胞的抗原性
B. 防止细胞脱落
C. 防止细胞自溶
D. 终止胞内酶的活性
E. 使细胞内蛋白质凝固

65. 免疫组化法吸收试验是用过量已知抗原与抗体充分反应，理想的温度是
A. 4℃ B. 25℃ C. 56℃
D. 37℃ E. 50℃

66. 下列<u>不是</u>激光光源特征的是
A. 单色性强 B. 波长范围较宽
C. 亮度高 D. 相干性好
E. 方向性强

67. 免疫组化技术基质标本的来源，<u>错误</u>的是
A. 活体组织 B. 血清 C. 病毒
D. 培养细胞 E. 细菌

68. 激光扫描共聚焦显微镜<u>不包括</u>
A. 激光器 B. 扫描头
C. 光学显微镜 D. 计算机及输出
E. 细胞分选系统

69. 人外周血单个核细胞包括
A. 红细胞
B. 单核细胞
C. 巨噬细胞
D. 淋巴细胞和单核细胞
E. 淋巴细胞和单核-巨噬细胞

70. 从单个核细胞中去除单核细胞最便捷的方法是
A. E花环沉降法 B. 亲和板法
C. 免疫磁珠法 D. 黏附贴壁法
E. 尼龙棉吸附法

71. 同时分离$CD4^+$ T细胞和$CD8^+$ T细胞较好的方法是
A. E花环沉降法 B. 密度梯度离心法
C. 免疫磁珠法 D. 黏附贴壁法
E. 尼龙棉吸附法

72. 仅作用于T细胞的非特异性刺激物是
A. PHA　B. PWM　C. LPS
D. Con-A　E. SPA

73. Ficoll分离液的主要成分是
A. 泛影葡胺
B. 聚蔗糖
C. 聚乙二醇
D. 泛影葡胺和聚蔗糖
E. 泛影葡胺和聚乙二醇

74. 目前测定细胞增殖程度的常规方法是
A. MTT比色法　B. ^{3}HTdR掺入法
C. 流式细胞仪术　D. 酶释放法
E. 荧光法

75. 对吞噬细胞的吞噬活动阶段划分正确的是
A. 诱导、趋化、分化
B. 趋化、吞噬、细胞内杀灭
C. 诱导、趋化、细胞内杀灭
D. 趋化、吞噬、细胞自身溶解
E. 诱导、分化、吞噬

76. 判定中性粒细胞吞噬白色念珠菌是否被杀死的染液为
A. 苏丹Ⅲ染液　B. 复红染液
C. 刚果红染液　D. 美蓝染液
E. 沙黄染液

77. 对中性粒细胞杀菌率的叙述正确的是
A. 细胞质粗大颗粒数/计数细胞数
B. 细胞总数/计数细胞数
C. 菌体个数/计数细胞数
D. 计数细胞数/胞内含有染菌体的细胞数
E. 胞内含有染菌体的细胞数/计数细胞数

78. 酸性磷酸酶(硝酸铅法)活性强度的判定依据为
A. 巨噬细胞胞质棕色的深浅
B. 巨噬细胞内黄色颗粒的数量、粗细
C. 巨噬细胞内棕色颗粒的数量、粗细
D. 巨噬细胞内红色颗粒的数量、粗细
E. 巨噬细胞内绿色颗粒的数量、粗细

79. 硝基四氮唑蓝还原试验是
A. 检测嗜酸性粒细胞内杀菌能力试验
B. 检测中性粒细胞内杀菌能力试验
C. 检测B淋巴细胞内杀菌能力试验
D. 检测T淋巴细胞内杀菌能力试验
E. 检测中性粒细胞吞噬能力试验

80. 对于硝基四氮唑还原试验原理叙述正确的是
A. BBT接受细胞代谢所脱的氢,评价杀菌过程的耗氧量
B. CBT接受细胞代谢所脱的氢,评价杀菌过程的耗氧量
C. NBT接受细胞代谢所脱的氢,评价杀菌过程的耗氧量
D. TBT接受细胞代谢所脱的氢,评价杀菌过程的耗氧量
E. NCT接受细胞代谢所脱的氢,评价杀菌过程的耗氧量

81. 评价中性粒细胞内的杀菌过程中,与代谢关系最密切的酶类为
A. 胆碱酯酶
B. 细胞色素氧化酶
C. 丙酮酸脱氢酶
D. 6-磷酸葡萄糖脱氢酶
E. 糖原合酶

82. 检测细胞因子最常用的免疫学检测方法是
A. 免疫层析　B. 发光免疫
C. ELISA　D. 细胞增殖法
E. 斑点杂交

83. 关于免疫学方法检测细胞因子的评价,<u>不正确</u>的是
A. 特异性高　B. 生物活性检测
C. 操作简便　D. 用时短
E. 重复性好

84. 细胞因子生物学检测法的原理/依据是
A. 细胞因子具有不同的结构
B. 细胞因子具有不同的活性
C. 细胞因子具有不同的理化性质
D. 细胞因子具有相似的结构
E. 细胞因子具有相似的活性

85. 细胞因子生物学检测法分类<u>不包括</u>
A. 细胞增殖法
B. 免疫印迹法
C. 靶细胞杀伤法
D. 细胞因子诱导的产物分析法
E. 细胞病变抑制法

86. 体液中可溶性黏附分子的主要测定法是
A. 酶免疫组化法
B. ELISA 法
C. 荧光免疫法
D. 时间分辨荧光免疫法
E. 流式细胞仪测定法

87. 检测细胞表面黏附分子最常用的方法是
A. ELISA 法
B. 放射免疫测定方法
C. 化学发光免疫测定方法
D. 时间分辨荧光免疫测定法
E. 酶免疫组织化学方法

88. 与白细胞黏附密切相关的 CAM 是
A. E-选择素　　B. P-选择素
C. L-选择素　　D. CD28
E. B7

89. 血红蛋白尿综合征患者血清中升高的黏附分子是
A. E-选择素　　B. P-选择素
C. L-选择素　　D. CD28
E. B7

90. 检测可溶性黏附分子，ELISA 的技术类型是
A. 夹心法　B. 间接法　C. 竞争法
D. 捕获法　E. 一步法

91. 在4℃条件下，冷球蛋白一般在何时出现沉淀
A. 2～4h　B. 6～8h　C. 8～12h
D. 16～20h　E. 24～72h

92. 大部分正常人血清也含有多克隆冷球蛋白，但含量通常在
A. 10mg/L 以下　　B. 20mg/L 以下
C. 40mg/L 以下　　D. 80mg/L 以下
E. 100mg/L 以下

93. 对 M 蛋白的轻链型进行鉴定的方法是
A. 血清蛋白区带电泳
B. 免疫电泳
C. 免疫固定电泳
D. 火箭免疫电泳
E. 免疫印迹技术

94. 分离血清免疫复合物一般采用的 PEG 的最终浓度为
A. 1%～2%　　B. 3%～4%
C. 5%～7%　　D. 6%～8%
E. 7%～10%

95. PEG 比浊法测定非抗原特异性循环免疫复合物时敏感度可达
A. 5mg/L　B. 10mg/L　C. 15mg/L
D. 20mg/L　E. 25mg/L

96. 当 PEG 浓度大于多少时，选择性沉淀循环免疫复合物特性消失
A. 1%　B. 2%　C. 3%
D. 4%　E. 5%

97. PEG 比浊法中，循环免疫复合物沉淀的最佳温度为
A. 1℃　B. 2℃　C. 3℃
D. 4℃　E. 5℃

98. 用 PEG 沉淀法检测 CIC，其试验特点为
A. 方法烦琐，特异性高，受温度影响小
B. 方法简便，特异性高，受温度影响小
C. 方法烦琐，特异性差，受温度影响大
D. 方法简便，特异性差，受温度影响大
E. 方法简便，特异性差，受温度影响小

99. 抗 C3-CIC-ELISA 法测定非抗原特异性循环免疫复合物时敏感度可达
A. 0.1mg/L　　B. 0.2mg/L
C. 0.3mg/L　　D. 0.4mg/L
E. 0.5mg/L

100. 关于特异性循环免疫复合物检测的正确

说法是
A. 目前还没有较好的方法
B. 已建立了常规、实用的检测方法
C. 检测特异性免疫复合物比较简单
D. 只能检测免疫复合物的总量
E. PEG 法特异性最好

101. 关于补体的叙述正确的是
A. 血清及组织液中具有酶活性的球蛋白
B. 补体系统由多种活性成分组成
C. 通常处于活化状态
D. 性质稳定
E. 补体系统不介导病理性反应

102. 关于补体理化性质**错误**的是
A. 性质稳定
B. 冷冻干燥可较长时间保持其活性
C. 在 0～10℃活性保持 3～4 天
D. 加热 56℃ 30min 灭活
E. 标本保存应置于－20℃以下

103. 关于补体调控叙述**错误**的是
A. 补体激活过程中生成的中间产物不稳定
B. 只有结合在细胞表面的抗原抗体复合物才能触发经典途径
C. 补体系统活化失控可造成自身损伤，产生病理效应
D. 细胞表面结合有多种补体调节因子
E. 补体调节蛋白有十余种

104. 补体最主要的生物学活性是
A. 溶菌、溶细胞作用
B. 调理吞噬作用
C. 免疫黏附作用
D. 炎症介质作用
E. 溶解病毒作用

105. CH50 试验中表示溶血程度与补体含量关系的曲线是
A. 直线　　B. 抛物线
C. S形曲线　　D. 正态分布
E. 无线性关系

106. 关于血清补体总活性测定**错误**的是
A. 溶血反应对补体的剂量依赖呈一特殊的S形曲线
B. S形曲线在 30%～70%之间最陡，几乎呈直线
C. 在此直线阶段溶血对补体量的变化非常敏感
D. 轻微溶血和接近完全溶血时，对补体量的变化不敏感
E. 实验常以 100%溶血作为终点指标

107. 下列关于 CH50 试验的叙述正确的是
A. 方法简便、快速，敏感性高
B. 过量钙、镁离子抑制溶血反应
C. 增高缓冲液 pH，可增加补体溶血活性
D. 补体的溶血活性与反应体积成正比
E. 增高离子强度，可增加补体溶血活性

108. 关于 Hep2 细胞**不正确**的说法为
A. 可大批量培养
B. 用于 ANA 检测时可替代组织切片
C. 人源性
D. 分裂期细胞多
E. 细胞核大

109. ANA 的常用筛选试验为
A. ELISA　　B. 免疫双扩散
C. 免疫印迹　　D. RIA
E. 间接免疫荧光法

110. 关于 Farr 法原理**错误**的是
A. 常用于检测抗 DNA 抗体
B. 用放射性核素标记 DNA
C. 用 80%硫酸铵饱和溶液沉淀
D. 比较沉淀物和上清液的放射活性
E. 结合率＞20%为阳性

111. 关于免疫印迹法特点叙述**不正确**的是
A. 仅在同一固相上做单项分析检测
B. 灵敏度高
C. 特异性强
D. 先用混合抗原做凝胶电泳
E. 可检测抗 Sm、RNP、SSA、SSB 等多种抗体

112. 检测抗双链 DNA 抗体最常用、最敏感的

方法是
A. ELISA
B. 放免法
C. 金标法
D. 印迹法
E. 用短膜虫为基质的间接免疫荧光法

113. 关于抗 dsDNA 抗体叙述错误的是
A. 是 SLE 标志性抗体
B. 是 SLE 活动期的重要指标
C. 抗体滴度可用于临床疗效动态监测
D. 特异性高达 95%以上
E. 敏感性高达 80%～90%

114. 关于 ENA 叙述错误的是
A. 是可提取性核抗原的总称
B. 包括 Sm、RNP、CCP、SSA 等抗原
C. 为非组蛋白的酸性核蛋白颗粒
D. 不同的自身免疫病可以产生不同的抗 ENA 抗体
E. ENA 检测对 AID 的诊断和鉴别诊断有重要意义

115. 最常用的抗 ENA 检测方法为
A. ELISA　B. 免疫印迹法
C. 对流免疫电泳法　D. 双糖法
E. 金标法

116. 关于 Sm 抗体叙述错误的是
A. 是 SLE 标志性抗体
B. 与 SLE 活动性不相关
C. 阳性率 30%～40%
D. 阴性不排除 SLE
E. 与临床表现呈正相关

117. 关于 DNP 抗体描述正确的是
A. 是活动性狼疮标志性抗体
B. MCTD 阳性率达 80%
C. 仅出现在 MCTD 患者血清中
D. 常与 Sm 相伴出现
E. 与 Sm 无相关性

118. 关于 SS 患者常见自身抗体描述正确的是
A. SSA 和 SSB 常同时出现
B. Ro 和 La 常同时出现
C. SSB 的特异性高于 SSA
D. Ro、La 同时检测不能提高 SS 诊断率
E. SSA 仅见于 SS

119. AID 筛查应检查的是
A. ANA　B. ds-DNA　C. ENA
D. SSA　E. SSB

120. AID 诊断试验方法首选的是
A. ELISA 法　B. Western-Blot 法
C. IIF 法　D. Farr 法
E. 金标法

121. AID 的重要标志是
A. 补体　B. 自身抗体
C. CIC　D. 高滴度 IgE
E. 单核-巨噬系统

122. ANA 主要存在于
A. 尿液　B. 关节滑膜液
C. 血液　D. 血清
E. 胸腔积液

123. ANA 滴度高于多少才具有诊断价值
A. 1∶10　B. 1∶20
C. 1∶80　D. 1∶200
E. 1∶500

124. 免疫印迹技术属于
A. 膜载体酶免疫技术
B. 固相免疫电泳
C. 荧光免疫技术
D. 双向免疫扩散
E. 对流免疫电泳

125. MCTD 的重要血清学标志是
A. 抗 Sm 抗体　B. 抗 RNP 抗体
C. 抗 SSA 抗体　D. 抗 SSB 抗体
E. 抗 ds-DNA 抗体

126. PSS 特征性抗体是
A. 抗 Scl-70 抗体　B. 抗 Jo-1 抗体
C. 抗 V1RNP 抗体　D. 抗 Sm 抗体
E. 抗 SSA 抗体

127. 下列不是ANA核型的是
A. 均质型 B. 斑点型
C. 核仁型 D. 胞质型
E. 着丝点型

128. 下列不能产生自身抗体的是
A. 隔绝的体内自身成分
B. 经化学修饰的自身抗原
C. 高分化组织抗原
D. 与正常组织成分分布交叉的外来抗原
E. 自身HLA-DR抗原的表达

129. ANA常见的荧光核型有
A. 2种 B. 3种 C. 4种
D. 8种 E. 10种

130. 荧光抗体染色技术中只制备一种标记抗体，即可检测几乎所有抗原抗体系统的方法是
A. 补体结合法 B. 直接法
C. 间接法 D. 双标法
E. 混合标记法

131. 可作为SLE特异性标志的自身抗体是
A. 抗Sm抗体和抗ds-DNA抗体
B. 抗Sm抗体和抗ss-DNA抗体
C. ANA和抗ss-DNA抗体
D. ANA和抗DNP抗体
E. 抗核蛋白抗体和ANA

132. 关于间接免疫荧光技术错误的是
A. 可以检测抗原或抗体
B. 易出现非特异性荧光
C. 敏感性较直接法明显提高
D. 用一种标记的抗体能检查多种抗原抗体复合物
E. 用肉眼暗视野观察

133. 要使荧光强度与荧光物质的浓度成正比，应使
A. 激发光必须很强
B. 样品浓度适中
C. 光源、检测器、样本应在同一直线上
D. 样本切片应有一定厚度
E. 待测物吸光系数要很大

134. 与强直性脊柱炎密切相关的HLA基因型是
A. HLA-A5 B. HLA-B8
C. HLA-B7 D. HLA-B27
E. HLA-DR3

135. 目前尚未发现与HLA有关的疾病是
A. 强直性脊柱炎 B. 多发性硬化病
C. 类风湿关节炎 D. 颈椎病
E. 1型糖尿病

136. 华人与胰岛素依赖型糖尿病密切相关的HLA是
A. HLA-A5 B. HLA-B27
C. HLA-DR3 D. HLA-DR4
E. HLA-DR9

137. 在同种骨髓移植HLA配型中最重要的抗原是
A. HLA-DR B. HLA-A
C. HLA-B D. HLA-DP
E. HLA-C

138. 最常用于检测淋巴细胞HLA抗原的血清学方法是
A. 补体结合试验
B. 双向扩散试验
C. 补体依赖的细胞毒试验
D. 混合淋巴细胞反应
E. 放射免疫检测

139. 制备供流式细胞术分析的样品，其浓度应为
A. $10^2 \sim 10^3$ 个/ml B. $10^3 \sim 10^5$ 个/ml
C. $10^5 \sim 10^7$ 个/ml D. $10^7 \sim 10^8$ 个/ml
E. $>10^8$ 个/ml

140. 检测外周血T细胞数量最好的方法是
A. E花环试验
B. EA花环试验
C. EAC花环试验
D. 流式细胞仪检测CD3阳性细胞数
E. 用流式细胞仪检测 mIg^+ 细胞数

141. 应用流式细胞仪分析样品，样品中的细胞

至少应有
A. 5000 个　B. 10 000 个
C. 20 000 个　D. 30 000 个
E. 40 000 个

142. 目前流式细胞术分析中最常用的测量和显示细胞的方式是
A. 前向散射光信号分析
B. 侧向散射光信号分析
C. 自发荧光信号分析
D. 激发荧光信号分析
E. 前向散射光信号加侧向散射光信号分析

143. 使用流式细胞仪时，被检细胞或颗粒大小一般为
A. 0.1～10μm　B. 0.15～20μm
C. 0.2～40μm　D. 0.2～80μm
E. 0.3～100μm

144. 关于散射免疫比浊分析的原理**错误**的是
A. 光线通过溶液中抗原-抗体复合物粒子时发生反射
B. 光线偏转角度与发射光波长密切相关
C. 光线偏转角度与抗原-抗体复合物多少密切相关
D. 光线偏转角度与抗原-抗体复合物大小密切相关
E. 一定波长的光源沿水平轴照射

145. Rayleigh 散射指
A. 散射光分布均匀
B. 颗粒直径大于入射光波长
C. 颗粒直径小于入射光波长
D. 颗粒直径远大于入射光波长
E. 颗粒直径远小于入射光波长

146. Milie 散射指
A. 散射光分布均匀
B. 散射光分布不均匀
C. 颗粒直径远大于入射光波长
D. 颗粒直径远小于入射光波长
E. 颗粒直径与入射光波长无关

147. 关于免疫透射比浊试验描述**不正确**的是
A. 溶液中的抗原-抗体复合物应足够大
B. 溶液中的抗原-抗体复合物应足够多
C. 检测需要温育时间
D. 选择高亲和力抗体
E. 检测中保证抗原过量

148. **不属于**化学发光免疫分析类型的是
A. 微粒子化学发光免疫分析
B. CLEIA
C. ECLIA
D. TRFIA
E. ECLI

149. 关于速率散射比浊分析原理**不正确**的是
A. 测定最大反应速率
B. 抗体过量时峰值高低与抗原含量成反比
C. 峰值出现时间与抗体浓度相关
D. 峰值出现时间与抗体亲和力相关
E. 不同抗原含量其速率峰值不同

150. 应用于各种自动化免疫分析仪的新的免疫基本技术**不包括**
A. 生物素-亲和素技术
B. 荧光免疫技术
C. 酶免疫分析技术
D. 化学发光技术
E. 免疫扩散技术

151. 免疫浊度试验中，抗原抗体反应遵守
A. Fahey 曲线
B. Regleigh 曲线
C. Mile 曲线
D. Heidelberger 曲线
E. Mancini 曲线

152. 关于终点散射比浊**错误**的是
A. 让抗原-抗体作用一定时间，反应平衡后测定复合物量
B. 复合物浊度不再受时间影响时测定
C. 敏感度可达 ng/L
D. 可自动化
E. 反应时间较长

153. 终点法散射比浊分析应保证

A. 抗原过量
B. 抗体过量
C. 抗体与抗原处于最适比
D. 抗原∶抗体为1∶2
E. 抗原∶抗体为2∶1

154. 关于免疫胶乳比浊法<u>不正确</u>的是
A. 选择大小适中,均匀一致的胶乳颗粒吸附抗体
B. 与相应抗原结合后发生凝集,使散射光减少
C. 减少程度与抗原成正比
D. 该方法敏感度高,试剂稳定
E. 结果稳定、可靠,特异性好

155. 电化学发光免疫分析与其他标记发光免疫分析原理的<u>不同</u>之处在于
A. 化学发光反应在磁珠表面进行
B. 化学发光反应在液相中进行
C. 化学发光反应在容器表面进行
D. 化学发光反应在电极表面进行
E. 由电能导致发光

156. 目前最有发展前途的超微量分析技术为
A. 定时散射比浊分析
B. 双标记法荧光抗体染色
C. 荧光酶免疫分析
D. 荧光偏振免疫测定
E. 解离增强镧系元素荧光免疫分析

157. 需通过 ALP 催化才能产生发光效应的物质是
A. 吖啶酯类　　B. 三丙胺
C. 鲁米诺类　　D. 三联吡啶钌
E. AMPPD

158. 免疫比浊分析主要用于检测
A. 病毒血清标志物
B. 免疫球蛋白、补体等
C. 细胞表面标志
D. 肿瘤标志物
E. 内分泌激素

159. 通常使用的商品校准品为
A. 一级标准品　　B. 二级标准品
C. 三级标准品　　D. 四级标准品
E. 五级标准品

160. 1951 年将质控图引进临床实验室的是
A. Whitehead　　B. Shewhart
C. Levey　　D. Jinnings
E. Westgard

161. 以具有抵偿性为主要特征的误差是
A. 随机误差　　B. 系统误差
C. 测量误差　　D. 相对误差
E. 引用误差

162. Levey-Jennings 质控图以 $\overline{x}\pm3s$ 为
A. 警告线　　B. 失控线
C. 在控线　　D. 误差线
E. 系统误差线

163. Levey-Jennings 质控图以 $\overline{x}\pm2s$ 为
A. 警告线　　B. 失控线
C. 在控线　　D. 误差线
E. 系统误差线

164. Ⅱ型超敏反应又称为
A. 血管炎型超敏反应
B. 细胞溶解型超敏反应
C. 速发型超敏反应
D. 免疫复合物型超敏反应
E. 迟发型超敏反应

165. Ⅲ型超敏反应又称为
A. 血管炎型超敏反应
B. 细胞溶解型超敏反应
C. 速发型超敏反应
D. 免疫复合物型超敏反应
E. 迟发型超敏反应

166. 参与Ⅰ型超敏反应的免疫球蛋白类别是
A. IgG　　B. IgA　　C. IgM
D. IgD　　E. IgE

167. 关于Ⅰ型超敏反应特点描述<u>不正确</u>的是
A. 发生快,消退亦快,为不可逆反应
B. 由 IgE 抗体介导
C. 主要病变在小动脉

D. 有遗传背景
E. 补体不参与反应

168. 引起Ⅱ型超敏反应的抗体是
A. IgG,IgA B. IgM,IgA
C. IgG,IgM D. IgG,IgE
E. IgM,IgE

169. 关于新生儿溶血描述**错误**的是
A. 见于母子间 ABO 血型不合
B. 见于第二胎妊娠
C. 见于母亲 Rh 阴性
D. 见于胎儿 Rh 阴性
E. 见于母子间 Rh 血型不合

170. 下列**不属于**Ⅱ型超敏反应的是
A. 急性风湿热
B. 新生儿溶血
C. 胰岛素抵抗性糖尿病
D. 血清病
E. Goodpasture 综合征

171. 关于Ⅱ型超敏反应表述**错误**的是
A. 介导抗体为 IgG 和 IgM
B. 有补体参与
C. 有吞噬细胞参与
D. 有 NK 细胞参与
E. 肥大细胞为靶细胞

172. 引起重症肌无力的自身抗原是
A. 乙酰胆碱 B. 乙酰胆碱受体
C. TSH D. TSH 受体
E. 变性 IgG

173. 类风湿关节炎是由于患者体内存在
A. 变性 RNA B. 变性 DNA
C. 变性 ENA D. 变性 IgG
E. 变性 IgM

174. 类风湿因子以哪类自身抗体为主
A. IgG B. IgA C. IgM
D. IgD E. IgE

175. 对 Rh 阴性产妇,产后几小时内应注射抗 D抗体,预防再次妊娠 Rh 阳性胎儿发生新生儿溶血
A. 8h B. 24h C. 36h
D. 72h E. 16h

176. HIV 主要侵犯和破坏
A. 杀伤性 T 淋巴细胞
B. 辅助性 T 淋巴细胞
C. 抑制性 T 淋巴细胞
D. B 淋巴细胞
E. NK 细胞

177. 多有遗传背景的超敏反应是
A. Ⅰ型超敏反应 B. Ⅱ型超敏反应
C. Ⅲ型超敏反应 D. Ⅳ型超敏反应
E. Ⅴ型超敏反应

178. 引起Ⅱ型超敏反应的抗原应**除外**
A. 自身抗原 B. 血型抗原
C. 药物分子 D. 花粉
E. 异嗜性抗原

179. Ⅲ型超敏反应的主要病理特征是
A. 肥大细胞浸润
B. 嗜酸性粒细胞浸润
C. 嗜碱性粒细胞浸润
D. 中性粒细胞浸润
E. 淋巴细胞浸润

180. Arthus 反应是
A. 局部Ⅲ型超敏反应
B. 局部Ⅱ型超敏反应
C. 全身Ⅲ型超敏反应
D. 全身Ⅱ型超敏反应
E. 局部Ⅰ型超敏反应

181. 接触性皮炎患者一般是在接触变态原多长时间后发病
A. 1h B. 12h
C. 24h D. 0.5h
E. 数分钟内

182. **不属于**Ⅳ型超敏反应特点的是
A. 发生慢
B. 与抗体、补体无关
C. 与 T 细胞和吞噬细胞有关

D. 有明显个体差异
E. 在清除抗原同时损伤组织

183. **不属于**Ⅱ型超敏反应特点的是
A. 抗原抗体复合物存在于细胞膜上
B. 介导的抗体是 IgG 和 IgM
C. 无补体参与
D. 后果为靶细胞被破坏
E. 吞噬细胞、NK 细胞参与

184. Ⅳ型超敏反应皮试所用药物**不包括**
A. SD-SK　B. OT　C. PPD
D. Dick　E. DNFB

185. 总 IgE 水平检测 1IU 等于
A. 0.8ng　B. 1.0ng　C. 1.2ng
D. 2.4ng　E. 3.6ng

186. IgE 水平升高的疾病是
A. 支气管肺曲菌病　B. 麻风
C. 接触性皮炎　D. 肺癌
E. 类天疱疮

187. 血清病属于
A. Ⅰ型超敏反应　B. Ⅱ型超敏反应
C. Ⅲ型超敏反应　D. Ⅳ型超敏反应
E. Ⅴ型超敏反应

188. 血清病指初次注射大剂量抗毒素后出现发热、关节肿痛等症状，一般出现在
A. 1 天～1 周　B. 1～2 周
C. 2～3 周　D. 3～4 周
E. 4～5 周

189. 链球菌感染后肾小球肾炎一般发生于 A 族溶血性链球菌感染后
A. 1 天～1 周　B. 1～2 周
C. 2～3 周　D. 3～4 周
E. 4～5 周

190. 关于自身免疫性疾病的共同特征描述**错误**的是
A. 多为自发性或特发性，病因明确
B. 病程一般较长
C. 有遗传倾向
D. 女性多于男性
E. 易伴发免疫缺陷病或恶性肿瘤

191. 关于自身抗原的出现，**错误**的叙述是
A. A 族溶血性链球菌与人心肌间质有共同抗原
B. A 族溶血性链球菌与人肾小球基底膜有共同抗原
C. 抗变性 IgG 抗体，又称 ANA
D. 外伤等使眼内容物释放入血
E. 感染等破坏隔绝屏障

192. 关于自身免疫性疾病免疫损伤机制叙述**错误**的是
A. 激活补体
B. 高 IgE 水平
C. 通过 Fc 和 C3b 调理，促进吞噬细胞吞噬靶细胞
D. 通过 ADCC 作用破坏靶细胞
E. 形成中等大小免疫复合物

193. 下列属于非器官特异性的自身免疫性疾病的是
A. Graves 病　B. SS
C. SLE　D. 重症肌无力
E. PCH

194. 下列与 Fas/FasL 表达异常有关的自身免疫性疾病是
A. 1 型糖尿病　B. SS
C. SLE　D. 重症肌无力
E. 多发性硬化症

195. 由细胞表面受体抗体引起的自身免疫性疾病是
A. Graves 病　B. RA
C. SLE　D. 肾小球性肾炎
E. AIHA

196. 关于 AIHA 特点描述**不正确**的是
A. Coombs 试验阳性
B. 中年女性多见
C. RBC 寿命正常
D. 出现抗 RBC 自身抗体
E. 贫血

197. 抗人 RBC 抗体的特点为
A. 温抗体，IgG 型，37℃与 RBC 结合
B. 温抗体，IgG 型，聚集 RBC
C. 冷凝集素，IgG 型，低温时不聚集 RBC
D. 温抗体，IgA 型，37℃与 RBC 结合
E. Donath Laidsteiner 抗体，IgM 型

198. 关于 ITP 叙述**错误**的是
A. 表现为血小板减少
B. 巨核细胞升高
C. 女性多发
D. 有 RBC 抗体
E. 血小板寿命缩短

199. 关于 SLE 临床特点的叙述**错误**的是
A. 累及多器官、多系统
B. 炎症性结缔组织病
C. 多发于青年女性
D. 有多种自身抗体
E. 多为发作和缓解反复交替出现

200. 下列**不符合**类风湿关节炎临床特征的是
A. 以关节病变为主的全身结缔组织炎症
B. 男性多于女性
C. 关节呈对称性发病
D. CCP 抗体有助于早期诊断
E. RA33 抗体有助于早期诊断

201. RA 患者的自身抗体是
A. RF　　B. 抗 Sm 抗体
C. 抗 RNP 抗体　　D. 抗 SSA 抗体
E. 抗 SSB 抗体

202. SS 最易侵及
A. 结缔组织　　B. 肾脏
C. 神经系统　　D. 气管
E. 唾液腺和泪腺

203. 关于 SS 叙述**错误**的是
A. 侵犯内分泌系统
B. 以侵及唾液腺和泪腺为主
C. 慢性自身免疫病
D. 可同时累及多脏器
E. 干燥症为主要临床表现

204. 与 SS 相关的实验室检查**不包括**
A. 泪液分泌试验　　B. 抗 Sm 抗体
C. 抗 SSA 抗体　　D. 抗 SSB 抗体
E. ANA

205. AID 免疫检测应首选
A. 抗 ENA 抗体　　B. 抗 ds-DNA 抗体
C. ANA　　D. 抗角蛋白抗体
E. 抗 CCP 抗体

206. 最常见的自身抗体检测方法为
A. ELISA　　B. 免疫荧光法
C. 固相免疫电泳　　D. RIA
E. Farr 法

207. RA 的标志抗体为
A. 抗 CCP　　B. 抗 Sm 抗体
C. 抗 SSA 抗体　　D. 抗 RNP 抗体
E. 抗 SSB 抗体

208. Th1 活化可分泌
A. TGF-β　　B. IL-2　　C. IL-4
D. IL-5　　E. IL-10

209. Th2 活化可分泌
A. IFN-γ　　B. IL-2　　C. TNF-β
D. IL-4　　E. RF

210. Coombs 试验用于检测
A. 抗核抗体　　B. 抗血小板抗体
C. 抗 RBC 抗体　　D. 抗 DNA 抗体
E. 抗 ENA 抗体

211. **不可能**在 SLE 患者体内检出
A. RF　　B. ANA
C. 乙酰胆碱受体　　D. 抗 Sm 抗体
E. 抗 RNP 抗体

212. **不属于** SLE 自身抗体的是
A. ANA　　B. 抗 ds-DNA 抗体
C. 抗组蛋白抗体　　D. 抗 ss-DNA 抗体
E. 抗 SSA 抗体

213. SS 的标志性抗体为
A. ANA　　B. 抗 ds-DNA 抗体

C. 抗组蛋白抗体　D. 抗 ss-DNA 抗体
E. 抗 SSA 抗体

214. **不属于** Th2 细胞活化分泌的细胞因子的是
A. IL-2　B. IL-4　C. IL-5
D. IL-10　E. IL-13

215. 关于 SLE 叙述**错误**的是
A. 存在多种抗核抗体
B. 存在免疫复合物
C. IgG 增高
D. 活动期补体水平增高
E. 抗 Sm 抗体为标志性抗体

216. 自身免疫疾病患者**不应**首选的检测项目为
A. IgG　B. C3　C. ANA
D. ENA　E. RF

217. 关于自身免疫疾病叙述**错误**的是
A. Ig 检测与疾病的活动或稳定有关
B. 活动期补体含量不变
C. 补体消耗增多
D. 缓解期补体可恢复正常
E. 补体通过经典途径参与免疫反应

218. 多发性硬化症常见脑脊液免疫球蛋白中增高的主要为
A. IgG　B. IgA　C. IgM
D. IgD　E. IgE

219. Addison 病引起的肾上腺皮质功能减退常伴有
A. 低血钾　B. 高血糖
C. 皮肤色素沉着　D. 高血钠
E. 低血钙

220. 免疫球蛋白异常增生性疾病由哪类细胞异常增殖所致
A. 单核细胞　B. 淋巴细胞
C. 白细胞　D. 浆细胞
E. 单核-巨噬细胞

221. IPO 分类主要依据增殖细胞
A. 异常标志　B. 表面标志
C. 受体标志　D. 结合标志
E. 位点标志

222. IPO 主要是指由
A. 白细胞异常增生所致
B. 红细胞异常所致
C. 中性粒细胞异常增生所致
D. 单核细胞异常增生所致
E. 淋巴细胞和单核-巨噬细胞异常增生所致

223. 免疫增殖病按其异常增高的免疫球蛋白性质可分为
A. 单克隆丙种球蛋白病和多克隆丙种球蛋白病
B. 原生性丙种球蛋白病和继发性丙种球蛋白病
C. 良性丙种球蛋白病和恶性丙种球蛋白病
D. 轻链型丙种球蛋白病和重链型丙种球蛋白病
E. 重型丙种球蛋白病和轻型丙种球蛋白病

224. 关于单克隆免疫球蛋白增殖病，患者体内存在的异常增多单克隆 Ig 特点**不正确**的是
A. 又称 M 蛋白
B. 理化性质十分均一
C. 有免疫活性
D. 又称副蛋白
E. 无与抗体结合功能

225. 本周蛋白是由 Bence-Jones 哪年检出而命名的
A. 1847 年　B. 1849 年
C. 1947 年　D. 1836 年
E. 1968 年

226. 本周蛋白尿是由于尿中检测出
A. 异常免疫球蛋白重链
B. 异常免疫球蛋白轻链
C. 异常免疫球蛋白
D. 白细胞管型

E. 红细胞管型

227. 多发性骨髓瘤常见的死因为
A. 贫血与感染
B. 脾肿大与贫血
C. 骨病与感染
D. 发热与贫血
E. 感染和肾功能损害

228. 多发性骨髓瘤临床特征中<u>不常出现</u>
A. 溶骨改变
B. 出血
C. 神经组织损伤
D. 骨髓检查幼稚粒细胞增多
E. 感染

229. M蛋白最常见的是
A. IgG　B. IgA　C. IgM
D. IgD　E. IgE

230. 诊断单克隆丙种球蛋白病时，测定 Ig 最常用的定量方法是
A. 荧光免疫电泳　B. 速率散射比浊法
C. 免疫固定电泳　D. 放射免疫电泳
E. ELISA

231. 单克隆丙种球蛋白病首选测定项目是
A. 血清区带电泳　B. 免疫电泳
C. Ig 定量测定　D. 骨髓检测
E. 免疫固定电泳

232. 鉴定 M 蛋白的类型，首选方法是
A. 血清蛋白区带电泳
B. 免疫选择电泳
C. 免疫电泳
D. 免疫固定电泳
E. Ig 定量测定

233. 关于本周蛋白尿<u>不正确</u>的说法是
A. 又称凝溶蛋白
B. 其尿中含量可作为肿瘤细胞数的指标
C. 是骨髓瘤特征之一
D. 一经检出，即提示肾功能不全
E. 其大量排出伴肾功能不全提示预后不良

234. 肝硬化患者血清蛋白电泳出现β-γ桥多数是由下列哪种免疫球蛋白增加所致
A. IgG　B. IgA　C. IgM
D. IgD　E. IgE

235. 将凝胶电泳的高分辨率与免疫化学方法的高灵敏度结合起来的电泳技术为
A. SDS-PAGE
B. 免疫固定电泳
C. 等电聚集电泳
D. 琼脂糖凝胶电泳
E. 乙酸纤维薄膜电泳

236. 轻链病患者本周蛋白检测时应考虑到
A. 化学法较灵敏
B. 化学法操作烦琐
C. 血标本检出率不如尿标本
D. 应用 ELISA 方法
E. 化学法可确定轻链类型

237. 血红蛋白电泳用于
A. 珠蛋白生成障碍性贫血
B. 遗传性球形红细胞增多症
C. PNH
D. G-6-PD 缺乏
E. 自身免疫性溶血性贫血

238. MM 患者尿中具有的特征性蛋白是
A. 清蛋白　B. 糖蛋白
C. 免疫球蛋白　D. 免疫球蛋白轻链
E. β球蛋白

239. IDD 按病因分为
A. 原发性 IDD 和继发性 IDD
B. T 细胞免疫缺陷和 B 细胞免疫缺陷
C. 联合细胞免疫缺陷和吞噬细胞免疫缺陷
D. 吞噬细胞免疫缺陷和补体免疫缺陷
E. 单纯免疫缺陷和复杂免疫缺陷

240. 在免疫缺陷病中，未受损伤的成分是
A. T 细胞　B. B 细胞
C. 吞噬细胞　D. 补体系统
E. 黏膜系统

241. 不属于IDD常见发病原因的是
A. 常染色体隐性遗传
B. 遗传缺陷
C. 先天性酶缺陷
D. 性染色体隐性遗传
E. $CD4^+$减少

242. 属于原发性B细胞免疫缺陷病的是
A. Di George　B. WAS
C. X-LA　D. 雷诺综合征
E. 瓦格纳肉芽肿

243. 属于原发性T细胞免疫缺陷病的是
A. Di George　B. 瓦格纳肉芽肿
C. X-LA　D. 雷诺综合征
E. 卡波西肉瘤

244. 属于重症联合免疫缺陷病的是
A. Di George
B. XSCID
C. X-LA
D. 卡波西肉瘤
E. α连锁婴幼儿无丙种球蛋白症

245. 关于HIV基因组描述错误的是
A. 两条相同的DNA单链
B. 由结构基因和调节基因等组成
C. 结构基因有3个
D. 调节基因有3个
E. 每条单链有9749个核酸

246. 关于HIV基因组描述错误的是
A. gag编码核心蛋白p24
B. tat反式激活因子
C. nef抑制HIV增殖
D. u蛋白仅在HIV-2中
E. pol编码核心多聚酶

247. 低丙种球蛋白血症指成人血清中IgG
A. ＜3g/L　B. ＜4g/L　C. ＜5g/L
D. ＜6g/L　E. ＜7g/L

248. 无丙种球蛋白血症是指成人血清中IgG
A. ＜1g/L　B. ＜2g/L　C. ＜3g/L
D. ＜4g/L　E. ＜5g/L

249. 关于Bruton综合征的叙述正确的是
A. 女婴＞男婴
B. T细胞明显降低
C. 浆细胞消失或降低
D. 易反复感染
E. 各类Ig正常或降低

250. Bruton综合征属于
A. 联合免疫缺陷
B. T细胞免疫缺陷
C. B细胞免疫缺陷
D. 补体缺陷
E. 单核-巨噬细胞缺陷

251. 免疫缺陷病最常见的临床特点为
A. 继发恶性肿瘤
B. 继发自身免疫病
C. 反复、严重、难治性感染
D. 继发白血病
E. 继发超敏反应

252. $CD4^+/CD8^+$的比值正常为
A. ＜0.8　B. 0.8～1.0
C. 1.0～1.5　D. 1.5～2.0
E. 2.0～2.5

253. AIDS实验室检测的金标准是
A. HIV抗体　B. T细胞亚群
C. 初筛试验　D. 确证试验
E. 病毒培养

254. AIDS的主要传播途径包括
A. 性传播、母婴垂直传播、消化道传播
B. 性传播、母婴垂直传播、呼吸道传播
C. 性传播、母婴垂直传播、注射途径
D. 性传播、消化道传播、注射途径
E. 性传播、呼吸道传播、注射途径

255. 免疫缺陷的机体最易发生
A. 肿瘤　B. 超敏反应
C. 自身免疫病　D. 移植排斥反应
E. 反复感染

256. 能形成EAC花环的细胞是
A. T细胞　B. K细胞

C. B细胞　　D. 淋巴细胞
E. NK细胞

257. 选择性免疫球蛋白缺陷最常见的类型是
A. IgG　B. IgA　C. IgM
D. IgD　E. IgE

258. B细胞的表面标志是
A. Fc受体　B. EB病毒受体
C. 小鼠口细胞受体　D. mIg
E. V结合受体

259. 当怀疑患者患有性联丙种球蛋白缺乏症时，应首先测定
A. mIg　B. 染色体检测
C. 血型凝集素　D. Ig浓度
E. CD测定

260. AIDS的确证试验是
A. ELISA测抗原
B. T细胞亚群测定
C. 免疫印迹法测抗体
D. ELISA测抗体
E. 金免疫层析测抗体

261. AIDS属于
A. 细胞免疫缺陷病
B. 体液免疫缺陷病
C. 联合免疫缺陷病
D. 获得性免疫缺陷病
E. 补体系统免疫缺陷病

262. 移植患者使用免疫抑制剂治疗最常见的副作用是
A. 病毒感染和肿瘤发病率增高
B. 超敏反应
C. 原发性免疫缺陷病发病率增高
D. 药物中毒
E. 自身免疫病发病率增高

263. 引起GVHR的主要效应细胞是
A. B淋巴细胞　B. NK细胞
C. 巨噬细胞　D. T细胞
E. 中性粒细胞

264. 损伤机制中能激活CTL和NK细胞杀伤移植物，使B细胞产生抗体，介导ADCC的细胞因子是
A. TNF-α　B. IFN-γ　C. IL-2
D. IL-4　E. IL-5

265. 关于器官移植的正确描述是
A. 不需ABO血型符合
B. 不需HLA-DR抗原一致
C. 靶抗原只是HLA-Ⅰ类抗原
D. 供体最好从同胞中筛选
E. 使用免疫抑制剂就不用进行组织配型

266. 关于HVGR的正确叙述是
A. 发生在移植后数年
B. 主要由体液免疫介导
C. 是移植物中的免疫细胞对宿主成分的免疫应答
D. 超急性排斥反应一般在移植后数天发生
E. 超急性排斥反应多由ABO血型或抗MHC-Ⅱ类分子Ab引起

267. 环孢素主要抑制的免疫细胞是
A. B淋巴细胞　B. NK细胞
C. 巨噬细胞　D. T细胞
E. 中性粒细胞

268. 参与超急性排斥反应的主要病理因素是
A. IgM类抗体　B. CTL细胞
C. NK细胞　D. 抗Rh抗体
E. 单核-巨噬细胞

269. 在移植排斥反应中起核心作用的细胞是
A. B细胞　B. T细胞
C. 巨噬细胞　D. NK细胞
E. 树突状细胞

270. 移植排斥反应中最常见的一种类型是
A. 超急性排斥反应
B. 加速性排斥反应
C. 急性排斥反应
D. 慢性排斥反应
E. 迟发型排斥反应

二、以下提供若干组考题，每组考题共同在考题前列出 A、B、C、D、E 五个备选答案。请从中选择一个与考题关系最密切的答案，并在答题卡上将相应题号的相应字母所属的方框涂黑。每个备选答案可能被选择一次、多次或不被选择。

B 型题

(271～273 题共用备选答案)
A. 免疫电泳技术
B. 对流免疫电泳
C. 单向琼脂扩散
D. 免疫固定电泳
E. 双向琼脂扩散
271. 同时利用电泳、电渗作用的技术为
272. 用于抗原定量分析的技术为
273. 用于血清蛋白成分分析的是

(274～276 题共用备选答案)
A. B_0%
B. NSB%
C. ED_{50}
D. RER
E. QCS
274. 表示最高结合率的是
275. 评价放射免疫方法整批误差的指标为
276. 表示标准曲线的稳定性的是

(277～279 题共用备选答案)
A. 异硫氰酸荧光素
B. 四乙基罗丹明
C. 四甲基异硫氰酸罗丹明
D. 藻红蛋白
E. 镧系螯合物
277. 最大激发波长 496nm，发出黄绿色荧光的荧光素是
278. 时间分辨免疫荧光技术所用的荧光素是
279. 与 FITC 荧光对比鲜明，并与之共用双重标记的荧光素是

(280～282 题共用备选答案)
A. 包被
B. 封闭
C. 本底
D. 钩状效应
E. 基质效应
280. 微孔板包被后，加入高浓度蛋白封闭空白位点，这一过程称为
281. 与假阴性测定结果密切相关的是
282. 未加入待测物质，试验结束后测定的 OD 值称为

(283～285 题共用备选答案)
A. N-羟基丁二酰亚胺酯(BNHS)
B. 生物素酰肼(BHZ)
C. 肼化生物素(BCHZ)
D. 光敏生物素
E. 生物胞素(MPB)
283. 标记蛋白质氨基的活化生物素为
284. 标记核酸的活化生物素为
285. 标记蛋白质醛基的活化生物素为

(286～288 题共用备选答案)
A. Ab1
B. Ab2
C. anti-HRP
D. HRP
E. anti-AP
在 PAP 技术中
286. 起“桥联”作用的成分是
287. 与特异性抗体(Ab1)具有同种型抗原表位的成分是
288. 能特异性识别待检抗原的成分是

(289～291 题共用备选答案)
A. LPS
B. Con-A
C. PHA
D. CD2
E. CD3
289. 与人 T 细胞结合的丝裂原是
290. 与人 B 细胞结合的丝裂原是
291. 与 SRBC 结合的表面受体是

（292～294 题共用备选答案）

A. 生物学检测技术

B. 免疫学检测技术

C. 分子生物学技术

D. 免疫组织化学技术

E. 免疫电镜技术

292. 可检测样品中细胞因子基因表达的技术是

293. 可直接测定样品中特定细胞因子的生物学功能的技术是

294. 可直接测定样品中特定细胞因子的含量的技术是

（295～297 题共用备选答案）

A. VCAM-1

B. ICAM-1

C. E-选择素

D. P-选择素

E. L-选择素

295. 与炎症反应密切相关，配体为 LFA-1 的黏附因子是

296. 介导中性粒细胞在血管内皮细胞滚动的黏附分子是

297. 与黑色素瘤转移密切相关，血管内皮细胞表达的黏附分子是

（298～300 题共用备选答案）

A. Raji 细胞法

B. 单克隆类风湿因子凝胶扩散试验

C. PEG 比浊法

D. C1q 固相法

E. 抗 C3-CIC-ELISA

298. 利用循环免疫复合物与 C1q 结合的特性的是

299. 能与变性 IgG 和免疫复合物中 IgG 结合而不结合游离 IgG 的是

300. 其细胞表面有大量 C3b、C1q 和 C3d 受体的是

（301～302 题共用备选答案）

A. 前向散射光信号

B. 侧向散射光信号

C. 自发荧光信号

D. 激发荧光信号

E. 特异荧光信号

301. 表示细胞内颗粒的复杂程度的是

302. 反映细胞体积大小的是

（303～304 题共用备选答案）

A. HLA-DR

B. HLA-A

C. HLA-B

D. HLA-DQ

E. HLA-C

303. 在器官移植中 HLA 配型最重要的是

304. 在器官移植中不要求相配的 HLA 配型是

（305～307 题共用备选答案）

A. QA

B. EQA

C. IQC

D. QC

E. QI

305. 室内质量控制的英文缩写是

306. 质量改进的英文缩写是

307. 质量控制的英文缩写是

（308～310 题共用备选答案）

A. 超急性排斥反应

B. 加速性排斥反应

C. 急性排斥反应

D. 慢性排斥反应

E. 迟发型排斥反应

308. 肾脏移植后 24h 内发生的剧烈排斥反应为

309. 肾脏移植后 3～5 天内发生的排斥反应为

310. 肾脏移植后 10～15 天内发生的排斥反应为

参考答案

1. D	2. E	3. D	4. E	5. A	6. A	7. C	8. C	9. B
10. A	11. B	12. B	13. E	14. C	15. B	16. C	17. C	18. B
19. A	20. D	21. E	22. A	23. A	24. D	25. A	26. A	27. E

28. D　29. B　30. B　31. A　32. E　33. D　34. B　35. D　36. B
37. E　38. D　39. B　40. A　41. C　42. D　43. C　44. B　45. C
46. D　47. B　48. A　49. C　50. E　51. B　52. A　53. A　54. E
55. C　56. A　57. A　58. E　59. B　60. C　61. A　62. C　63. E
64. A　65. A　66. B　67. B　68. E　69. D　70. D　71. C　72. A
73. D　74. A　75. B　76. D　77. E　78. C　79. B　80. C　81. D
82. C　83. B　84. B　85. B　86. B　87. E　88. A　89. B　90. A
91. E　92. D　93. D　94. B　95. D　96. E　97. D　98. D　99. A
100. A　101. A　102. A　103. D　104. A　105. C　106. E　107. B　108. B
109. E　110. C　111. A　112. E　113. E　114. B　115. B　116. E　117. D
118. C　119. A　120. C　121. B　122. D　123. C　124. A　125. B　126. A
127. D　128. A　129. C　130. C　131. A　132. E　133. B　134. D　135. D
136. E　137. A　138. C　139. C　140. D　141. C　142. E　143. D　144. A
145. E　146. B　147. E　148. D　149. B　150. E　151. D　152. C　153. B
154. B　155. D　156. E　157. E　158. B　159. C　160. C　161. A　162. B
163. A　164. B　165. A　166. E　167. A　168. C　169. D　170. D　171. E
172. B　173. D　174. C　175. D　176. B　177. A　178. D　179. D　180. A
181. C　182. D　183. C　184. D　185. D　186. A　187. C　188. B　189. C
190. A　191. C　192. B　193. C　194. A　195. E　196. C　197. A　198. D
199. E　200. B　201. A　202. E　203. A　204. B　205. C　206. B　207. A
208. B　209. D　210. C　211. C　212. E　213. E　214. A　215. D　216. D
217. B　218. A　219. C　220. D　221. B　222. E　223. A　224. C　225. A
226. B　227. E　228. D　229. A　230. B　231. A　232. D　233. D　234. B
235. B　236. C　237. A　238. D　239. A　240. E　241. E　242. C　243. A
244. B　245. A　246. D　247. D　248. B　249. C　250. C　251. C　252. D
253. E　254. C　255. E　256. C　257. B　258. D　259. D　260. C　261. D
262. A　263. D　264. C　265. D　266. E　267. D　268. A　269. B　270. C
271. B　272. C　273. A　274. A　275. D　276. C　277. A　278. E　279. D
280. B　281. D　282. C　283. A　284. D　285. C　286. B　287. C　288. A
289. C　290. A　291. D　292. C　293. A　294. A　295. B　296. E　297. A
298. D　299. B　300. A　301. B　302. A　303. A　304. E　305. C　306. E
307. D　308. A　309. B　310. C

专业实践能力

一、以下每一道题下面有 A、B、C、D、E 五个备选答案，请从中选择一个最佳答案，并在答题卡上将相应题号的相应字母所属的方框涂黑。

A1 型题

1. 与初次应答相比，再次应答抗体产生的特点是
A. 由高浓度抗原诱发
B. 抗体产生前有较长的潜伏期
C. 主要为 IgG 类抗体，且产生迅速
D. 反应后期出现 IgM 型抗体

E. 维持时间短

2. 裸鼠体内缺乏的细胞是
A. 巨噬细胞　B. T淋巴细胞
C. B淋巴细胞　D. 上皮细胞
E. 内皮细胞

3. 正常胎儿血中除具有IgM外还可能有
A. IgG　B. 血清型IgA
C. 分泌型IgA　D. IgE
E. IgD

4. 主要在分泌液中存在的免疫球蛋白是
A. IgG　B. IgM　C. sIgA
D. IgE　E. IgD

5. 导致新生儿溶血症的主要免疫球蛋白是
A. IgG　B. IgM　C. IgA
D. IgE　E. IgD

6. 新生儿脐带血或外周血中水平升高说明有宫腔内感染的免疫球蛋白类别是
A. IgG　B. IgA　C. IgM
D. IgE　E. IgD

7. 应用胶体金免疫层析法检测人尿液HCG试验中，C区应固化的成分为
A. 鼠源性HCG抗原
B. 金标抗HCG抗体
C. 羊抗鼠抗体
D. HCG抗原
E. 抗HCG抗体

8. 首次与第二次免疫的最佳间隔时间是
A. 3天　B. 5～7天
C. 7～14天　D. 10～20天
E. 30天

9. 流式细胞术对HIV感染患者或AIDS发病者进行区别是通过
A. 测DNA凋亡峰
B. 动态监测T细胞亚群
C. 胞质抗原含量监测
D. DNA倍体含量测定
E. 监测凋亡调节蛋白含量

10. 对免疫家兔多次采血应选用
A. 颈静脉采血　B. 股静脉穿刺采血
C. 股动脉采血　D. 耳缘静脉采血
E. 尾静脉采血

11. 关于抗血清保存叙述正确的是
A. 4℃保存通常可保存1周
B. 4℃保存效价高时可保存1年左右
C. －20℃可保存半年
D. 抗血清能够耐受反复冻融
E. 真空冷冻干燥保存，可保存1年

12. 检测颗粒性抗原的血清学试验是
A. 直接凝集反应　B. 协同凝集试验
C. 琼脂扩散试验　D. 火箭免疫电泳
E. 对流免疫电泳

13. 妊娠试验乳胶凝集法属于
A. 直接凝集反应
B. 正向间接凝集试验
C. 反向间接凝集试验
D. 间接凝集抑制试验
E. 协同凝集试验

14. 关于直接Coombs试验，叙述正确的是
A. 检测血清中游离的不完全抗体
B. 可用试管法作半定量分析
C. 出现红细胞凝集为阴性
D. 多用于检测母体Rh抗体
E. 可对因红细胞不相容性输血产生的血型抗体进行检测

15. 关于间接Coombs试验，叙述正确的是
A. 检测血清中游离的完全抗体
B. 检测红细胞上的不完全抗体
C. 出现红细胞凝集为阳性
D. 常用于新生儿溶血症的检测
E. 常用于自身免疫性溶血性贫血的检测

16. 抗人球蛋白试验<u>不能</u>用于
A. 新生儿溶血性贫血疾病的诊断
B. 血型抗原抗体的检查
C. 输血配型
D. 细菌或立克次体的抗原检查
E. 溶血性贫血的研究

17. 双向扩散试验中当抗原含量相对多时
A. 沉淀线靠近抗原孔
B. 沉淀线靠近抗体孔
C. 出现多条沉淀线
D. 不出现沉淀线
E. 沉淀线变宽

18. 双向扩散试验中,沉淀线可能出现的情况为
A. 相交或平行　B. 相切
C. 重叠　D. 相切、相交或重叠
E. 平行或相切

19. 在双向扩散试验检测两种抗原过程中,出现部分融合沉淀线是由于
A. 两种抗原分子数相同
B. 两种抗原分子量相同
C. 两种抗原完全相同
D. 两种抗原部分相同
E. 抗体为多克隆抗体

20. 双向扩散试验中估算抗原或抗体的相对含量是根据
A. 沉淀线的宽度　B. 沉淀线的数量
C. 沉淀线的位置　D. 沉淀线的形态
E. 沉淀线的深浅

21. 双向扩散试验中分析抗原或抗体的相对分子量是根据
A. 沉淀线的宽度　B. 沉淀线的数量
C. 沉淀线的位置　D. 沉淀线的形态
E. 沉淀线的深浅

22. 双向扩散试验中形成的沉淀线弯向抗原一方是由于
A. 抗原分子量大
B. 抗体分子量大
C. 抗原含量相对高
D. 抗体含量相对高
E. 抗体扩散慢

23. 相对其他免疫电泳,下列<u>不是</u>免疫固定电泳优势的是
A. 分辨力强　B. 敏感性高
C. 操作需时短　D. 结果易于分析
E. 能准确定量

24. 免疫电泳时,常用的琼脂糖凝胶载体的浓度是
A. 0.5%　B. 0.5%～0.8%
C. 0.8%～1.0%　D. 1.5%
E. 2.0%

25. 免疫电泳适用于
A. 蛋白质定量
B. 蛋白质组分分析
C. 蛋白质纯化
D. 蛋白质分子量分析
E. 蛋白质浓度测定

26. 检测 TSH 灵敏性最低的方法是
A. RIA　B. IRMA　C. ELISA
D. 化学发光　E. 时间分辨

27. 在检测 TSH 时,临床要求分析灵敏性达到
A. 1　B. 0.1　C. 0.01
D. 0.001　E. 0.0001

28. 检测血清中总抗核抗体的实验技术是
A. 免疫荧光　B. 免疫印迹
C. 免疫比浊　D. 免疫层析
E. 凝集反应

29. 间接免疫荧光法检测抗核抗体的荧光核型,<u>**不包括**</u>
A. 均质型　B. 周边型　C. 核仁型
D. 胞质型　E. 斑点型

30. 抗核抗体呈现周边型的荧光核型,表示抗体为
A. 抗 DNP 抗体　B. 抗 DNA 抗体
C. 抗 ENA 抗体　D. 抗 SSA 抗体
E. 抗 SSB 抗体

31. 影响荧光强度最重要的环境因素是
A. pH　B. 温度　C. 离子强度
D. 固定剂　E. 淬灭剂

32. 用于小分子抗原测定的免疫技术是
A. 荧光偏振　B. 时间分辨荧光

C. 免疫比浊　D. 荧光抗体
E. 免疫印迹

33. 对抗原进行定位分析的免疫技术是
A. ELISA　B. 荧光抗体技术
C. 免疫印迹　D. 免疫比浊
E. RIA

34. 间接免疫荧光抗体技术，**不能**用于检测
A. 分化抗原　B. 病原体抗体
C. 沉积 IC　D. 自身抗体
E. 循环 IC

35. BAS 在 ELISA 技术中应用最广泛的反应模式是
A. BAB　B. ABC　C. BRAB
D. BA　E. LAB

36. 在 ABC-ELISA 技术中，亲和素与生物素化酶的比例关系是
A. 1∶4　B. 1∶2　C. 2∶1
D. 4∶1　E. 1∶1

37. 流式细胞术常用的样本制备过程**不包括**
A. 获取外周血并用溶血剂去除红细胞
B. 获取胸腔积液，行 300 目筛网过滤后，上机检测
C. 石蜡包埋组织消化成单个细胞悬液后上扬
D. 细胞培养上清包别于适宜粒径的胶乳颗粒，上机检测
E. 固定分离细菌克隆样本，上机检测

38. **不属于**免疫比浊试验中伪浊度形成的原因的是
A. 标本反复冻融
B. 高效价抗体（＞1∶200）
C. 高血脂
D. 试剂污染
E. 低效价抗体（＜1∶20）

39. 免疫金（银）染色常用于检测
A. RF　B. ANA
C. T 细胞及亚群　D. 病毒
E. 抗 ds-DNA 抗体

40. **不**常用放射免疫分析法测定的项目是
A. 激素　B. 抗核抗体
C. 药物　D. 微量蛋白质含量
E. 肿瘤标志物

41. 评价吞噬细胞的吞噬功能试验的原理叙述正确的是
A. 常用比细菌小的抗原为吞噬标记物，如病毒
B. 常用比细菌大的细胞抗原为吞噬标记物，如鸡红细胞
C. 常用比细菌小的抗原为吞噬标记物，如衣原体
D. 常用比细菌小的抗原为吞噬标记物，如立克次体
E. 常用细菌为吞噬标记物，如结核杆菌

42. 对评价吞噬细胞的吞噬功能试验抗原与细胞 37℃保温的时间叙述正确的是
A. 0.5～1h　B. 4～6h
C. 12h　D. 24h
E. 48h

43. 巨噬细胞内磷酸酶测定试验硝酸铅法在细胞内形成颗粒的颜色为
A. 白色　B. 蓝色　C. 绿色
D. 紫色　E. 棕黑色

44. 巨噬细胞内磷酸酶测定试验硝酸铅法在细胞内形成颗粒的物质为
A. 硫化钠　B. 硫酸铅　C. 硫化铅
D. 硝酸铅　E. 硝酸钾

45. 巨噬细胞内磷酸酶测定试验偶氮法在细胞内形成颗粒的颜色为
A. 浅黑色　B. 鲜艳棕色
C. 深黑色　D. 浅蓝色
E. 墨蓝色

46. 巨噬细胞促凝血活性测定的原理是利用
A. 巨噬细胞可以产生活性因子
B. 巨噬细胞可以产生与膜结合的凝血活性因子
C. 巨噬细胞可以产生凝血活化因子
D. 巨噬细胞可以产生血浆凝血活性因子

E. 巨噬细胞可以产生血浆凝血活化因子

47. 细胞活力测定时较为常用的染料为
A. 台盼蓝　B. 结晶紫
C. 革兰染色　D. 瑞氏染液
E. 吉姆萨染液

48. 细胞长期冻存时，冻存液中必须加入
A. DMSO　B. BSA　C. FCS
D. NCS　E. 甘油

49. 用于T细胞增殖试验的丝裂原为
A. PHA　B. LPS　C. PWM
D. Con-A　E. SPA

50. Th细胞的表面标志为
A. CD3　B. CD4　C. CD8
D. CD20　E. CD19

51. 测定人NK细胞活性时，使用的靶细胞是
A. L929　B. Wish　C. K562
D. Yac-1　E. SP2/0

52. 检测mIg对B细胞计数通常应用的免疫技术为
A. 荧光抗体技术　B. ELISA
C. 放射自显影　D. 发光免疫测定
E. 金免疫测定

53. 间接溶血空斑试验主要检测分泌下列何类抗体的B细胞数量
A. IgG　B. IgM　C. IgD
D. IgA　E. IgE

54. 直接溶血空斑试验主要检测分泌下列何类抗体的B细胞数量
A. IgG　B. IgM　C. IgD
D. IgA　E. IgE

55. C1q固相法检测CIC的特点，除纯品不易保存外还有
A. 灵敏度较高，重复性差，C1q不易精制
B. 灵敏度较低，重复性好，C1q易精制
C. 灵敏度较高，重复性好，C1q不易精制
D. 灵敏度较低，重复性差，C1q易精制
E. 灵敏度较低，重复性差，C1q不易精制

56. 属于单特异性循环免疫复合物检测方法的是
A. 胰蛋白酶解离法检测HBsAg-CIC
B. 捕获法ELISA检测肾综合征出血热Ag/IgE和Ag/IgD-CIC
C. PEG比浊法
D. C1q固相法
E. 抗C3-CIC-ELISA

57. 双特异性循环免疫复合物检测法的特点是
A. 特异性高、操作简单、敏感性差
B. 特异性高、操作复杂、敏感性差
C. 特异性低、操作简单、敏感性差
D. 特异性低、操作复杂、敏感性差
E. 特异性高、操作简单、敏感性高

58. 关于循环免疫复合物检测<u>不正确</u>的说法是
A. 尚无一种对所有种类的循环免疫复合物均能有效检测的方法
B. 不同方法检测原理各异，但检测结果呈相关性
C. 大多数方法在检测中都易受到各种因素的干扰
D. 尚无标准化措施，大多以HAHG为标准品绘制标准曲线
E. 重复性差，试验结果的可靠性差

59. 关于下列聚乙二醇(PEG)法检测循环免疫复合物，<u>错误</u>的叙述是
A. PEG的最终浓度通常采用3%～4%
B. 通常所用PEG的分子量为6000
C. 蛋白质分子量越大，PEG浓度越大
D. 温度为4℃时，循环免疫复合物沉淀最佳
E. γ球蛋白异常增高或脂肪含量增高，可引起假阳性

60. 下列关于循环免疫复合物的提法，<u>错误</u>的叙述是
A. 机体内免疫复合物沉积是正常免疫反应
B. 免疫复合物型变态反应是Ⅲ型变态反应

C. 血清中脂肪γ球蛋白可导致IC测定假阳性
D. 循环免疫复合物是指随血液循环的免疫复合物
E. 循环免疫复合物检测可分为抗原特异性和非抗原特异性两类

61. 血清补体总活性测定的判定指标是
A. 30%溶血　B. 30%～70%溶血
C. 50%溶血　D. 70%溶血
E. 100%溶血

62. 血清补体总活性测定中溶血素指的是
A. 待测血清标本
B. 补体
C. 溶血激素
D. 绵羊红细胞
E. 抗绵羊红细胞抗体

63. CH50试验检测试剂中加入少量Ca^{2+}和Mg^{2+}的目的是
A. 防腐
B. 防止非特异性溶血
C. 利于活化补体
D. 维持pH
E. 维持渗透压

64. 补体结合试验中补体滴定如何确定1个实用单位
A. 半数溶血的最少补体量
B. 完全凝血的最少补体量
C. 完全凝血的补体最高稀释度
D. 完全溶血的补体最高稀释度
E. 完全溶血的补体最低稀释度

65. 关于CFT检测前抗原抗体方阵滴定的叙述正确的是
A. 选择抗原呈强阳性反应的最高稀释度作为效价
B. 选择补体呈强阳性反应的最高稀释度作为效价
C. 选择抗原呈强阳性反应的最低稀释度作为效价
D. 选择抗体呈强阳性反应的最低稀释度作为效价
E. 选择抗原抗体最适比例

66. CFT检测系统检测前血清在56℃加热30min可以
A. 裂解血清中的少量红细胞
B. 提高血清中抗体效价
C. 破坏补体和某些非特异反应因素
D. 增强补体活性
E. 增加抗原抗体的亲和力

67. 测定内分泌激素、肿瘤标志物和治疗性药物浓度方面应用最广泛的新技术为
A. 散射免疫比浊分析
B. 时间分辨荧光免疫分析
C. 速率散射比浊分析
D. 免疫透射比浊分析
E. 化学发光免疫分析

68. 实验本身可避免内源性非特异荧光干扰的检测方法为
A. FPIA
B. TRFIA
C. 间接法荧光抗体染色
D. 荧光酶免疫分析
E. 直接法荧光抗体染色

69. 室间质控定性测定的靶值应为
A. 明确的阴性或阳性
B. 弱阳性
C. 强阳性
D. 参考方法值
E. 参考实验室均值±2s

70. 血清蛋白区带电泳时M区带常出现在
A. α_1　B. α_2　C. β_1
D. β_2　E. γ

71. 最常见的多发性骨髓瘤的类型是
A. IgG　B. IgA　C. IgM
D. IgE　E. IgD

72. 淀粉样变多见的多发性骨髓瘤的类型是
A. IgG　B. IgA　C. IgM
D. IgE　E. IgD

73. 在原发性巨球蛋白血症患者的血液中增多的 IgM 的沉降系数主要是
A. 5S　B. 7S　C. 12S
D. 19S　E. 27S

74. 属于原发性恶性单克隆免疫球蛋白病的是
A. 类风湿病
B. 冷球蛋白血症
C. 单核细胞白血病
D. 慢性淋巴细胞白血病
E. 非淋巴系统肿瘤

75. 关于 RF 临床应用正确的是
A. RF 是诊断 RA 的特异性抗体
B. SLE 患者有 10%阳性率
C. 正常人也可出现
D. RF 阴性可排除 RA
E. 老年人有较高阳性率

76. 关节液中可检测到的细胞因子为
A. IL-2　B. EPO　C. IL-4
D. IFN-γ　E. TNF-α

77. 关于 ANA 描述错误的是
A. 迄今已发现 20 余种
B. 泛指各核成分的抗体
C. 主要为 IgG
D. 与不同来源细胞核不起反应
E. 主要存在于血清中

78. 用于抗核抗体检测敏感性最高者为
A. 鼠肝细胞　B. 猴肝细胞
C. Hep-2 细胞　D. Hela 细胞
E. 小鼠腹水癌细胞

79. 检测抗 ds-DNA 抗体的标准方法是
A. Farr 法
B. ELISA
C. 间接免疫荧光法短膜虫为抗原
D. 间接免疫荧光法马疫锥虫为抗原
E. 补体结合法

80. 不可用于 ENA 检测的试验方法为
A. ELISA　B. 双向免疫扩散
C. 对流免疫电泳　D. 免疫印迹法
E. 间接荧光免疫法

81. 不属于 SLE 免疫学检测范围的是
A. CRP　B. CH50　C. CIC
D. RA33　E. RF

82. 浆细胞白血病与一般骨髓瘤的鉴别点是
A. 骨髓中可见恶性浆细胞
B. 血液中可见恶性浆细胞
C. 骨髓中有大量不成熟浆细胞
D. 尿中有游离轻链
E. 合并类风湿因子阳性

83. 关于巨球蛋白血症的叙述正确的是
A. 分泌 IgG 的浆细胞恶性增殖
B. 血中 M 蛋白大量出现
C. 分泌 IgM 的浆细胞恶性增殖
D. 血清中低水平 IgG
E. 血清相对黏度降低

84. 关于巨球蛋白血症，下列描述不正确的是
A. 蛋白尿
B. 红细胞低色素性贫血
C. 白细胞减少
D. 血清相对黏度增高
E. 骨髓中有淋巴细胞样浆细胞浸润

85. 关于良性单克隆丙种球蛋白血症，不正确的叙述是
A. 血清中高水平 IgG
B. Ig 和 M 蛋白进行性增加
C. 正常老年人可见
D. 血中除高水平 Ig 外其他 Ig 大多正常
E. 骨髓浆细胞形态正常

86. 浆细胞瘤发生因素之一是由于高表达下列哪种细胞因子
A. IL-2　B. IL-1　C. IL-4
D. IL-5　E. IL-6

87. 关于多发性骨髓瘤，叙述正确的是
A. 与细胞因子异常有关
B. 尿中无本周蛋白
C. 正常 Ig 水平上升
D. 骨髓中有大量成熟浆细胞

E. 也称浆细胞瘤

88. 本周蛋白尿在 pH 5.0 时，出现沉淀的温度为
A. 35～40℃　B. 40～60℃
C. 45～50℃　D. 50～90℃
E. 90～100℃

89. 可影响血清区带电泳结果的因素是
A. 巨球蛋白血症　B. 贫血
C. 高脂血症　D. 肥胖
E. 类风湿因子

90. 对本周蛋白描述正确的是
A. 又称 M 蛋白　B. 为尿中轻链蛋白
C. 为血中轻链蛋白　D. 为尿中重链蛋白
E. 为血中重链蛋白

91. 多发性骨髓瘤检测首选
A. 骨髓活检
B. 免疫固定电泳
C. 速率散射比浊
D. 血清蛋白区带电泳
E. 免疫电泳

92. 轻链与重链比值测定常用于
A. 怀疑多发性骨髓瘤
B. 印证轻链病
C. 排除其他浆细胞病变
D. 良性与恶性 Ig 增生鉴别
E. 印证影像学检测

93. κ 型 M 蛋白血症时，血清免疫球蛋白 κ/λ 为
A. 1∶1　B. 1∶2　C. 3∶1
D. 1∶3　E. 5∶1

94. 关于轻链病的叙述正确的是
A. 血中可查见大量的轻链蛋白
B. 尿中可查见大量的轻链蛋白
C. 血和尿中可查见大量的轻链蛋白
D. 肾衰竭极少见
E. 发热、贫血少见

95. 单克隆丙种球蛋白病一般的检测顺序为
A. Ig 定量测定、血清蛋白区带电泳
B. 本周蛋白测定、Ig 定量测定、血清蛋白区带电泳
C. 血清蛋白区带电泳、免疫电泳、Ig 定量测定、本周蛋白测定
D. 尿标本 Ig 定量测定、本周蛋白测定、免疫电泳
E. 免疫电泳、本周蛋白测定、免疫区带电泳

96. 对原发性肝癌有较大诊断价值的 AFP 含量是
A. ＞20μg/L　B. ＞100μg/L
C. ＞200μg/L　D. ＞300μg/L
E. ＞400μg/L

97. AFP 的正常参考值是
A. ＜20μg/L　B. ＜40μg/L
C. ＜80μg/L　D. ＜120μg/L
E. ＜160μg/L

98. CEA 的正常参考值是
A. ＜1μg/L　B. ＜2.5μg/L
C. ＜5μg/L　D. ＜10μg/L
E. ＜20μg/L

99. 提示患有消化道肿瘤时，CEA 应超过
A. 15μg/L　B. 20μg/L
C. 50μg/L　D. 100μg/L
E. 200μg/L

100. 下列对前列腺癌有诊断价值的项目是
A. tPSA　B. fPSA
C. PAP　D. ALP
E. fPSA/tPSA

101. 子宫内膜癌的标志物是
A. CA19-9　B. CA15-3　C. CEA
D. AFP　E. CA125

102. 胰腺癌的标志物是
A. CA19-9　B. CA15-3　C. CEA
D. AFP　E. CA125

103. 监测乳腺癌患者术后复发的最佳指标是

A. CA19-9　B. CA15-3
C. NSE　D. CYFRA21-1
E. CA125

104. NSE 能用于辅助诊断
A. 肝母细胞瘤　B. 卵巢内胚窦瘤
C. 畸胎瘤　D. 神经母细胞瘤
E. 肾母细胞瘤

105. NSE 能用于辅助诊断
A. 肺鳞癌　B. 肺腺癌
C. 小细胞肺癌　D. 肝癌
E. 肺泡癌

106. 诊断胰腺癌时联合检测的组合是
A. CA 19-9＋CA125＋AFP
B. CA 125＋CA50＋NSE
C. CA 50＋CA125＋CA19-9
D. AFP＋CA50＋CA19-9
E. NSE＋CA125＋AFP

107. 诊断生殖系统恶性肿瘤时可同时检测
A. AFP＋CA125
B. CA125＋CA19-9
C. HCG＋AFP
D. CEA＋AFP
E. NSE＋CA125

108. 对成人结肠癌有辅助诊断意义的项目为
A. AFP　B. CA125　C. NSE
D. PSA　E. CEA

109. AFP 的正常值是
A. 25U/ml　B. 35U/ml
C. 37U/ml　D. 39U/ml
E. 130U/ml

二、以下提供若干个案例，每个案例下设若干个考题，请根据各考题题干所提供的信息，在每题下面 A、B、C、D、E 五个备选答案中选择一个最佳答案，并在答题卡上将相应题号的相应字母所属的方框涂黑。

A3 型题

（110～112 题共用题干）

患者女性，34 岁。因手腕痛就医，初步检查 ANA、RF 均为阳性，肝、肾功能指标未见异常。

110. 检查 ANA 常用的方法为
A. 直接免疫荧光技术
B. 间接免疫荧光技术
C. 酶免疫印迹技术
D. ELISA
E. 乳胶凝集试验

111. 乳胶凝集试验检出的 RF，免疫球蛋白的类别是
A. IgG　B. IgA　C. IgM
D. IgD　E. IgE

112. 此患者应进一步检查的自身抗体是
A. 抗 Sm 抗体　B. 抗 SSA 抗体
C. 抗 SSB 抗体　D. ENA 抗体谱
E. 抗组蛋白抗体

（113～115 题共用题干）

患者女性，43 岁。因关节肿痛就医，初步检查 ANA、RF 均为阳性，肝、肾功能指标未见异常。

113. 取关节滑膜组织，经酶免疫组化技术检测，血管内皮细胞表达量升高的是
A. ICAM-1　B. ECGF
C. CD2　D. LFA-1
E. MHC-Ⅰ类分子

114. 取关节滑膜组织，经何种技术检测，关节腔积液中可溶性黏附分子含量升高
A. 酶免疫组化
B. 双抗体夹心 ELISA
C. 间接免疫荧光
D. 酶免疫印迹
E. 金免疫层析

115. 取血清初步检测 ANA 的常用技术为
A. 酶免疫组化
B. 双抗体夹心 ELISA
C. 间接免疫荧光
D. 酶免疫印迹

E. 金免疫层析

（116～117 题共用题干）

患者女性，24 岁，2004 年 4 月初突发高热 40℃，面部出现蝴蝶状红斑，双手近指关节肿痛，晨僵，血常规、尿常规，肝、肾功能正常。ANA 阳性，抗 ds-DNA 抗体阳性，抗 Sm 抗体阳性。诊断为 SLE。

116. 对 SLE 有较高特异性，且效价高低对疾病活动期的判断和治疗效果观察均有重要意义的是
A. 抗 Sm 抗体 B. ANA
C. 抗 ds-DNA 抗体 D. 生化指标
E. 体征

117. 作为自身免疫性疾病实验室诊断的筛查指标是
A. 抗 Sm 抗体 B. 抗 ds-DNA 抗体
C. ANA D. 抗 ENA 抗体谱
E. 抗组蛋白抗体

（118～120 题共用题干）

患者女性，44 岁，2004 年 6 月进行肾移植手术。半年后发生移植排斥反应。

118. 慢性移植排斥反应免疫损伤机制属于
A. Ⅰ型超敏反应 B. Ⅱ型超敏反应
C. Ⅲ型超敏反应 D. Ⅳ型超敏反应
E. 不属于超敏反应

119. 移植后排斥反应检测中，细胞因子的检测有重要作用，其中最重要的是
A. IFN-γ B. IL-2 C. IL-4
D. IL-8 E. IL-10

120. 检测移植排斥反应最重要的指标是
A. IFN-γ B. IL-2 C. sIL-2R
D. TNF E. IL-10

（121～123 题共用题干）

患者男，30 岁。20 天前进行肾移植手术，目前体温升高，肾功能降低，少尿，尿中白细胞增多。

121. 这种移植排斥反应的类型是
A. 超急性排斥反应
B. 急性排斥反应
C. 慢性排斥反应
D. 迟发型排斥反应
E. GVHR

122. 这种移植排斥反应的发病机制是
A. 细胞免疫 B. 体液免疫
C. ADCC D. 激活凝血系统
E. 缺血再灌注损伤

123. 此移植排斥反应的缓解可通过应用
A. 免疫抑制剂治疗
B. 血浆置换疗法
C. 抗生素预防感染
D. 使用干扰素提高抵抗力
E. 重新移植

三、以下提供若干组考题，每组考题共同在考题前列出 A、B、C、D、E 五个备选答案。请从中选择一个与考题关系最密切的答案，并在答题卡上将相应题号的相应字母所属的方框涂黑。每个备选答案可能被选择一次、多次或不被选择。

B 型题

（124～126 题共用备选答案）
A. 反向间接凝集试验
B. 间接凝集抑制试验
C. 协同凝集试验
D. 直接 Coombs 试验
E. 间接 Coombs 试验

124. 检测游离在血清中不完全抗体的试验是
125. 检测抗红细胞上不完全抗体的试验是
126. 未出现凝集现象则为阳性的试验是

（127～129 题共用备选答案）
A. 两种抗原相同
B. 两种抗原不同
C. 两种抗原部分相同
D. 两种抗原分子数相同
E. 两种抗原分子量相同

127. 双向扩散试验检测两种抗原出现相交的沉淀线表明
128. 双向扩散试验检测两种抗原出现融合的沉淀线表明
129. 双向扩散试验检测两种抗原出现部分融合的沉淀线表明

（130～132 题共用备选答案）

A. T_3
B. T_4
C. FT_3
D. FT_4
E. TSH

130. 临床诊断甲亢最灵敏的指标是
131. 临床诊断甲减最灵敏的指标是
132. 甲亢治疗后恢复正常最慢的指标是

（133～135 题共用备选答案）

A. 直接免疫荧光抗体技术
B. 间接免疫荧光抗体技术
C. 双标记免疫荧光抗体技术
D. 时间分辨免疫荧光测定技术
E. 荧光免疫偏振测定技术

133. 用于病原体抗原或抗体测定的技术是
134. 用于各种激素测定的技术是
135. 流式细胞仪可对细胞两种分化抗原同时分析，所采用的技术是

（136～138 题共用备选答案）

A. 蛋白质
B. 细菌
C. 激素
D. 酶
E. 类脂质

136. 用 95％乙醇作为固定剂的抗原是
137. 用 10％多聚甲醛作为固定剂的抗原是
138. 用丙酮作为固定剂的抗原是

（139～141 题共用备选答案）

A. 具有价格便宜，无需特殊条件，封片后保存时间长等优点
B. 具有操作简便的优点，反应液中的底物被酶分解后，经过一系列反应，在酶所在处产生鲜艳的棕色沉积，缺点是封片后保存时间短
C. 该酶可通过酶的分解，形成有色反应物而沉积
D. 巨噬细胞产生的酶类能够与亚甲蓝结合
E. 巨噬细胞产生的酶类能够与天青结合

139. 硝酸铅法
140. 偶氮法
141. 萘乙酸法

（142～144 题共用备选答案）

A. T 细胞增殖试验
B. Tc 细胞毒试验
C. 溶血空斑试验
D. 血清 Ig 水平测定
E. 旧结核菌素皮试

142. 反映 T 细胞功能的体内测定项目是
143. 反映 B 细胞体外分泌抗体功能的测定项目是
144. 反映 T 细胞功能的体外测定项目是

（145～147 题共用备选答案）

A. Ag-(Ab-B)-A*
B. Ag-(Ab-B)-A-B*
C. Ag-(Ab-B)-AB*C
D. Ag-Ab1-(Ab2-B)-A*
E. Ag-Ab1-(Ab2-B)-A-B*

145. 直接法 BAB 的反应模式为
146. ABC 的反应模式为
147. 间接法 BA 的反应模式为

（148～150 题共用备选答案）

A. 1
B. －1
C. 3
D. 0
E. －2

148. 均值为 3.5，标准差为 0.5，某测定值为 5.0，“Z 计分”值就为
149. 均值为 5.5，标准差为 0.5，某测定值为 5.0，“Z 计分”值就为
150. 均值为 3.5，标准差为 0.5，某测定值为 3.5，“Z 计分”值就为

（151～152 题共用备选答案）

A. 纯品
B. 冻干品
C. 质控品
D. 标准品
E. 样品

151. 含量确定的处于一定基质中的特性明确的物质称
152. 含量已知的处于与实际标本相同的基质中的特性明确的物质称

（153～155 题共用备选答案）
A. AFP
B. CEA
C. NSE
D. CA15-3
E. CA19-9
153. 能辅助诊断小细胞肺癌的标志物是
154. 能辅助诊断胰腺癌的标志物是
155. 能辅助诊断乳腺癌的标志物是

（156～158 题共用备选答案）
A. CD10
B. TCR 抗原
C. PAP
D. S-100
E. 细胞角蛋白
156. 用于提示 B 细胞肿瘤的分化抗原是
157. 用于提示 T 细胞肿瘤的分化抗原是
158. 用于提示黑色素瘤的抗原是

（159～161 题共用备选答案）
A. 双抗体夹心法 ELISA
B. 一步法 ELISA
C. 间接法 ELISA
D. 捕获法 ELISA
E. 竞争法 ELISA
159. 容易导致“钩状效应”引起假阴性的测定方法为
160. 用于体液中小分子抗原或半抗原测定的测定方法为
161. 用于 IgM 类抗体测定的测定方法为

（162～165 题共用备选答案）
A. Ⅰ型超敏反应
B. Ⅱ型超敏反应
C. Ⅲ型超敏反应
D. Ⅳ型超敏反应
E. Ⅴ型超敏反应
162. 青霉素过敏属于
163. 新生儿溶血属于
164. 血清病属于
165. 传染性变态反应属于

（166～169 题共用备选答案）
A. 过敏原
B. 血清 IgM
C. 抗血细胞抗体
D. 循环免疫复合物
E. 皮试
166. Ⅰ型超敏反应主要检测
167. Ⅱ型超敏反应主要检测
168. Ⅲ型超敏反应主要检测
169. Ⅳ型超敏反应主要检测

（170～173 题共用备选答案）
A. Ig 测定
B. SmIg 测定
C. $CD3^{+}$ 细胞数量测定
D. 溶血空斑试验
E. 淋巴细胞转化试验
170. 评价 T 细胞数量的试验是
171. B 细胞表面标志检测试验是
172. 免疫缺陷病的检测试验是
173. 评价 T 细胞功能的试验是

参考答案

1. C	2. B	3. A	4. C	5. A	6. C	7. C	8. D	9. B
10. D	11. B	12. A	13. D	14. B	15. C	16. D	17. B	18. D
19. D	20. C	21. D	22. A	23. E	24. C	25. B	26. A	27. C
28. A	29. D	30. B	31. E	32. A	33. B	34. E	35. B	36. A
37. E	38. B	39. C	40. B	41. B	42. A	43. E	44. C	45. B
46. B	47. A	48. A	49. A	50. B	51. C	52. A	53. A	54. B
55. C	56. A	57. B	58. B	59. C	60. A	61. C	62. E	63. C
64. D	65. A	66. C	67. E	68. B	69. A	70. E	71. A	72. E
73. D	74. D	75. C	76. E	77. D	78. C	79. A	80. E	81. D
82. B	83. C	84. B	85. B	86. E	87. E	88. C	89. E	90. A

91. D　92. D　93. E　94. C　95. A　96. E　97. A　98. C　99. B
100. E　101. E　102. A　103. B　104. D　105. C　106. D　107. C　108. E
109. A　110. B　111. C　112. D　113. A　114. B　115. C　116. C　117. C
118. D　119. B　120. C　121. B　122. A　123. A　124. E　125. D　126. A
127. B　128. A　129. C　130. E　131. E　132. E　133. B　134. D　135. C
136. A　137. E　138. B　139. A　140. B　141. C　142. E　143. C　144. A
145. B　146. C　147. D　148. C　149. B　150. D　151. D　152. C　153. C
154. E　155. D　156. A　157. B　158. D　159. B　160. E　161. D　162. A
163. B　164. C　165. D　166. A　167. C　168. D　169. E　170. C　171. B
172. A　173. E

第五部分

微生物学检验

基础知识

一、以下每一道题下面有 A、B、C、D、E 五个备选答案，请从中选择一个最佳答案，并在答题卡上将相应题号的相应字母所属的方框涂黑。

A1 型题

1. 下列对微生物概念表述错误的是
   A. 存在于自然界
   B. 形体微小、结构简单
   C. 肉眼都能直接看到
   D. 包括真菌和原虫
   E. 必须借助显微镜观察

2. 下列对微生物特点表述错误的是
   A. 变异慢，适应能力强
   B. 新陈代谢能力旺盛
   C. 生长繁殖速度快
   D. 种类多、分布广
   E. 个体微小

3. 下列对细菌特点表述错误的是
   A. 个体微小
   B. 种类繁多
   C. 新陈代谢能力旺盛
   D. 适应能力差，变异快
   E. 分布广、数量大

4. 对原核细胞型微生物表述错误的是
   A. 有原始核
   B. 无核膜
   C. 无核仁
   D. 单个裸露 DNA 分子
   E. 进行有丝分裂

5. 对非细胞型微生物结构和组成表述错误的是
   A. 结构简单
   B. 体积微小
   C. 能通过细菌滤器
   D. 无细胞结构
   E. 有产生能量的酶系统

6. 在生物分类中微生物的最小分类单位是
   A. 科　　B. 属　　C. 种
   D. 型　　E. 株

7. 对微生物作用的表述错误的是
   A. 绝大多数微生物对人类有益处
   B. 绝大多数微生物对动物有益处
   C. 绝大多数微生物对植物有益处

D. 微生物丛平衡失调可致病
E. 大多数微生物对人类致病

8. 微生物学主要研究内容表述错误的是
A. 研究微生物的生命活动规律
B. 研究微生物类型、分布及形态结构
C. 研究病原微生物的防治措施
D. 研究微生物与人类的相互关系
E. 研究微生物与动、植物的相互关系

9. 医学微生物学主要研究对象是
A. 与医学有关的病原微生物
B. 与医学有关的微生物
C. 病原微生物
D. 微生物
E. 人和动、植物的关系

10. 医学微生物学研究目的是
A. 研究病原微生物生物学特性
B. 研究病原微生物的致病性
C. 研究病原微生物的免疫性
D. 研究微生物特异性诊断方法
E. 保障和提高人类健康水平

11. 对临床微生物学研究范畴的表述错误的是
A. 研究微生物类型、分布和形态结构
B. 侧重研究快速准确检出病原体的方法
C. 为临床诊断提供依据
D. 指导临床合理应用抗生素
E. 监测医院内感染

12. 发明显微镜的科学家是
A. 法国科学家巴斯德
B. 俄国科学家伊凡洛夫斯基
C. 荷兰科学家吕文·胡克
D. 德国医生郭霍
E. 英国科学家李斯特

13. 首先发现病毒的科学家是
A. 德国医生郭霍
B. 荷兰科学家吕文·胡克
C. 英国科学家李斯特
D. 俄国科学家伊凡洛夫斯基
E. 法国科学家巴斯德

14. 德国医生郭霍证明了
A. 用显微镜可看见微小生物
B. 有机物的发酵与腐败是微生物作用的结果
C. 微生物是传染病的致病因子
D. 证明了病毒是光学显微镜下看不到的微小生物
E. 证明牛痘可预防天花

15. 下列不属于细菌细胞膜的结构和化学成分的是
A. 脂质　　B. 载体蛋白
C. 多糖　　D. 酶
E. 磷壁酸

16. 下列能将雄性菌的某些遗传物质转移给雌性菌的特殊结构是
A. 单鞭毛　　B. 普通菌毛
C. 性菌毛　　D. 双鞭毛
E. 周鞭毛

17. 典型L型细菌菌落是
A. 油煎蛋样菌落　　B. 光滑型菌落
C. 丝状菌落　　D. G型菌落
E. F型菌落

18. 细菌的RNA主要存在于
A. 细胞壁　　B. 聚糖骨架
C. 胞质　　D. 脂多糖
E. 蛋白质

19. 细菌所含核糖核酸占细菌干重的
A. 5%　　B. 10%　　C. 15%
D. 20%　　E. 25%

20. 对细菌产生氧化还原酶表述错误的是
A. 细胞内产生
B. 具有专一性
C. 在细胞外起作用
D. 称为胞内酶
E. 能催化特定的基质

21. 对细菌产生水解酶表述错误的是
A. 是特殊蛋白质
B. 具有专一性

C. 在细胞外起作用
D. 能催化特定的底物
E. 称为胞内酶

22. 细菌需氧呼吸最终电子受体是
A. H_2O B. O_2 C. CO_2
D. ATP E. ADP

23. 迟缓发酵乳糖的是
A. 痢疾志贺菌1型 B. 痢疾志贺菌2型
C. 福氏志贺菌 D. 鲍氏志贺菌
E. 宋内志贺菌

24. 弧菌科的共同特点正确的是
A. 氧化酶阳性、有鞭毛、革兰阴性
B. 氧化酶阴性、有鞭毛、革兰阴性
C. 氧化酶阳性、无鞭毛、革兰阴性
D. 氧化酶阳性、有鞭毛、革兰阳性
E. 氧化酶阳性、无鞭毛、革兰阳性

25. 弧菌属的细菌分布广泛，下列叙述正确的是
A. 以土壤中最多 B. 以空气中最多
C. 以空气中最少 D. 以水中最多
E. 以水中最少

26. 属于弧菌属的是
A. 胎儿弯曲菌 B. 简明弯曲菌
C. 空肠弯曲菌 D. 月形单胞菌
E. O-1群霍乱弧菌

27. 用于消除或杀灭外环境中病原微生物的化学药物称
A. 佐剂 B. 防腐剂 C. 消毒剂
D. 氧化剂 E. 还原剂

28. 关于灭菌定义表述正确的是
A. 杀灭外环境的病原微生物
B. 消除内环境的病原微生物
C. 防止细菌生长繁殖
D. 消除或杀灭物体上所有微生物
E. 消除或杀灭细菌的繁殖体

29. 抑制细菌生长可选用
A. 消毒剂 B. 氧化剂 C. 还原剂
D. 防腐剂 E. 焚烧

30. 下列有关无菌的概念正确的是
A. 指物体上不含微生物
B. 指物体上不含活菌
C. 指物体上不含细菌繁殖体
D. 指物体上不含病原微生物
E. 指物体上不含细菌芽胞

31. 在沸水(1个大气压下)中加入2%碳酸钠，目的是
A. 杀死病原微生物 B. 破坏荚膜
C. 破坏鞭毛 D. 提高沸点
E. 破坏菌毛

32. 能损伤细菌细胞膜的消毒剂是
A. 低浓度酚类 B. 醇类
C. 重金属盐类 D. 强酸类
E. 强碱类

33. 噬菌体属于
A. 细菌 B. 真菌 C. 原虫
D. 病毒 E. 立克次体

34. 对抗生素表述**错误**的是
A. 对细菌有溶菌作用
B. 对细菌有杀菌作用
C. 因有杀菌作用又称噬菌体
D. 产生于细菌、真菌、放线菌
E. 对细菌有抑制作用

35. 细菌的遗传物质是
A. DNA B. RNA C. rRNA
D. mRNA E. ATP

36. 细菌染色体特点为
A. 线状单螺旋短链 B. 线状双螺旋短链
C. 环状单螺旋短链 D. 环状双螺旋短链
E. 环状双螺旋长链

37. <u>不属于</u>细菌遗传性变异的是
A. 环境因素影响细菌基因表达
B. 基因突变
C. 基因的损伤后修复
D. 基因的转移

E. 基因重组

38. 微生物致病性是指
A. 微生物引起感染的机遇
B. 微生物引起感染的概率
C. 微生物引起感染的能力
D. 微生物引起感染的过程
E. 微生物引起感染的后果

39. 微生物致病能力强弱的程度称为
A. 致死量　B. 感染量
C. 半数致死量　D. 毒力
E. 侵袭力

40. 微生物与宿主共生关系中寄生状态是指
A. 微生物与宿主相互生存
B. 微生物与宿主相互侵害
C. 微生物得利而宿主受害
D. 微生物受害而宿主得利
E. 微生物与宿主共栖

41. 机体抵御微生物感染的基本因素<u>不包括</u>
A. 完整的皮肤　B. 黏膜
C. 肝肠循环　D. 血脑屏障
E. 胎盘屏障

42. 机体对下列细菌感染产生抗胞外菌免疫反应的是
A. 肺炎链球菌　B. 结核分枝杆菌
C. 麻风分枝杆菌　D. 布鲁菌
E. 伤寒沙门菌

43. 黏附素是细菌细胞表面的
A. 基因　B. 核糖体　C. 碱基
D. 蛋白质　E. 亚基

44. 革兰阳性菌的黏附素具有下列哪种物质特性
A. 球蛋白　B. 清蛋白
C. 表面蛋白　D. 前清蛋白
E. 外膜蛋白

45. <u>不属于</u>构成细菌侵袭力中菌体表面结构的是
A. 荚膜　B. 菌毛　C. 微荚膜
D. Vi 抗原　E. K 抗原

46. 细菌内毒素的主要毒性成分是
A. 脂质 A　B. 非特异核心多糖
C. 菌体特异性多糖　D. 蛋白质
E. 核心多糖

47. 对细菌内毒素性质表述正确的是
A. 毒性强
B. 抗原性强
C. 强酸加温煮沸 10min 灭活
D. 不能用甲醛脱毒制成类毒素
E. 强氧化剂加温煮沸 10min 灭活

48. 病毒侵入机体繁衍后代的方式是
A. 有丝分裂　B. 无性繁殖
C. 细胞融合　D. 细胞内复制增殖
E. 有性繁殖

49. 能引起迟发型超敏反应的细菌是
A. 结核分枝杆菌
B. 奇异变形杆菌
C. 产气肠杆菌
D. 荧光假单胞菌
E. 嗜麦芽窄食单胞菌

50. 以细菌形态、生理特征为依据的分类法是
A. 传统分类法
B. 数值分类法
C. 遗传学分类法
D. 核酸同源值测定
E. RNA 碱基序列测定

51. DNA/DNA 杂交时同一亚种菌的结合率是
A. 90%～100%　B. 80%～90%
C. 70%～80%　D. 60%～70%
E. 50%～60%

52. 细菌分类等级依次是
A. 界、门、纲、目
B. 界、门、纲、目、科
C. 界、门、纲、目、科、属
D. 界、门、纲、目、科、属、种
E. 界、门、纲、目、科、属、种、株

53. 细菌分类等级中科和属之间还可添加
A. 株　B. 亚属　C. 亚种
D. 型　E. 族

54. 临床细菌检验常用的分类单位是
A. 种　B. 属、种
C. 科、属、种　D. 型
E. 株

55. 下列关于细菌科学命名错误的是
A. 拉丁文双命名法
B. 属名在前，首字母大写
C. 种名首字母小写
D. 印刷时用斜体字
E. 中文译名同上

56. 下列对伤寒沙门菌命名正确的是
A. *typhi Salmonella*
B. *salmonella typhi*
C. *Salmonella typhi*
D. *Salmonella Typhi*
E. *typhi salmonella*

57. 伯杰分类系统对细菌的最高分类依据是
A. 细菌细胞壁的结构特点
B. 细菌细胞膜的结构特点
C. 细菌细胞质的结构特点
D. 细菌染色体的结构特点
E. 细菌线粒体的结构特点

58. 下列不属于病原菌快速诊断技术的是
A. 免疫荧光技术　B. 生化反应鉴定
C. 胶乳凝集试验　D. 酶免疫技术
E. 化学发光

59. 用核酸检测病原菌的方法是
A. 胶乳凝集试验　B. 酶免疫技术
C. 免疫荧光技术　D. 微型阵列芯片
E. PCR 技术

60. 鲎试验阳性表明有
A. 外毒素　B. 外毒素血症
C. 内毒素血症　D. 革兰阳性菌存在
E. 病毒存在

61. 电子显微镜能分辨物体直径为
A. 1dm　B. 1cm　C. 1mm
D. 1μm　E. 1nm

62. 细菌染色标本在普通显微镜下不能看到
A. 细菌的形态　B. 芽胞
C. 异染颗粒　D. 荚膜
E. 质粒

63. 下列对革兰染色法表述正确的是
A. 是单一碱性染料　B. 是单一酸性染料
C. 是单染色法　D. 是复染色法
E. 不是鉴别染色法

64. 下列对蛋白胨特点表述错误的是
A. 易溶于水
B. 遇酸不沉淀
C. 不因受高温而凝固
D. 两性电解质有缓冲作用
E. 吸水性差

65. 牛肉膏常作为肠道杆菌鉴别培养基基础成分是因为其
A. 不含氮　B. 不含钙　C. 不含糖
D. 不含碳　E. 不含钾

66. 下列肉浸液成分中含有可溶性含氮浸出物的是
A. 肌酸　B. 脂肪　C. 乳酸
D. 琥珀酸　E. 肝糖

67. 下列肉浸液成分中非含氮浸出物是
A. 黄嘌呤　B. 谷氨酸
C. 肌酸　D. 乳酸
E. 次黄嘌呤核苷酸

68. 制备培养基时加入蛋白胨是为了给细菌生长繁殖提供
A. O_2　B. CO_2　C. H_2O
D. 氮源　E. 辅酶

69. 用于细菌发酵反应的双糖是
A. 葡萄糖　B. 阿拉伯糖　C. 乳糖
D. 淀粉　E. 菊糖

70. 培养基中加入鸡蛋，用于培养
A. 流感嗜血杆菌　B. 脑膜炎奈瑟菌
C. 白喉杆菌　D. 结核分枝杆菌
E. 产气荚膜梭菌

71. 吕氏血清培养基用于培养
A. 产气荚膜梭菌　B. 结核分枝杆菌
C. 白喉杆菌　D. 流感嗜血杆菌
E. 肺炎链球菌

72. 一般细菌检验标本的分离均应接种
A. 血平板　B. 巧克力血平板
C. 中国蓝平板　D. SS琼脂
E. 营养肉汤

73. 关于菌落在血液培养基上产生β溶血表述正确的是
A. 菌落周围半透明溶血环
B. 菌落周围绿色环状溶血环
C. 红细胞溶解，菌落周围完全透明溶血环
D. 培养基红细胞外形完整无缺
E. 红细胞溶解，菌落周围绿色环状溶血环

74. API系统鉴定肠道菌的是
A. API-20C　B. API-20E
C. API-20A　D. API-20NE
E. API-Staph

75. Minitek系统每个试验板的凹孔数为
A. 4个　B. 6个　C. 8个
D. 10个　E. 12个

76. 关于ATB鉴定系统表述**错误**的是
A. 将肉眼观察的结果输入电脑
B. 输入结果与数据库细菌条目比对
C. 自动得到鉴定结果
D. 菌悬液浓度要求在0.5麦氏单位
E. 细菌鉴定和药敏在一块反应板上

77. **不属于**碳水化合物代谢试验的是
A. 甲基红试验　B. 明胶液化试验
C. V-P试验　D. 七叶苷水解试验
E. ONPG试验

78. ONPG试验主要鉴定的细菌是
A. 发酵葡萄糖菌株
B. 发酵乳糖菌株
C. 迟缓发酵葡萄糖菌株
D. 迟缓发酵乳糖菌株
E. 迟缓发酵七叶苷菌株

79. O/129抑菌试验的培养基为
A. 普通琼脂培养基B. 血琼脂培养基
C. 碱性琼脂培养基D. SS琼脂培养基
E. MH培养基

80. 血清学鉴定是指
A. 专指体外的抗原抗体反应
B. 用已知抗原检测患者血清中相应抗体
C. 用已知标记抗原检测患者血清中相应抗体
D. 用含有已知特异性抗体的免疫血清检测标本中的抗原
E. 用含有已知特异性抗原的免疫血清检测标本中的抗原

81. 用微生物学控制方法可将实验动物分类如下，其中**不包括**
A. 无菌动物
B. 悉生动物
C. 常规动物
D. 近交系动物
E. 无特殊病原体动物

82. 动物实验的主要用途之一是测定细菌的
A. 变异　B. 能量代谢　C. 质粒
D. 毒力　E. 型别

83. 目前实验室保存菌种的最有效方法是
A. 干燥保存法
B. 普通琼脂斜面保存法
C. 冷冻真空干燥法
D. 半固体保存法
E. 低温保存法

84. 冷冻干燥保存法的优点**不包括**
A. 简单方便
B. 成活率高
C. 变异性小
D. 综合利用了各种有利于菌种保存的

因素
E. 适用于菌种长期保存

85. 生化反应中，氧化酶和触酶均阴性，且 PYR 试验结果阳性的病原体是
A. 奈瑟菌 B. 链球菌
C. 肠球菌 D. 大肠埃希菌
E. 卡他布兰汉菌

86. 关于肠球菌的叙述<u>不正确</u>的是
A. 胆汁七叶苷试验阳性
B. PYR 试验阳性
C. 6.5% NaCl 耐受试验阳性
D. 触酶阳性
E. 革兰阳性菌，无芽胞

87. 能在高盐（6.5% NaCl）、高碱（pH 9.6）条件下和 40%胆汁培养基上生长的细菌是
A. 大肠埃希菌
B. 草绿色链球菌
C. 乙型溶血性链球菌
D. 肠球菌
E. 表皮葡萄球菌

88. 生化反应中，氧化酶和触酶均阳性的病原菌是
A. 葡萄球菌 B. 链球菌
C. 肠球菌 D. 卡他布兰汉菌
E. 大肠埃希菌

89. 下列描述与卡他布兰汉菌<u>无关</u>的是
A. 革兰阴性双球菌，形似脑膜炎奈瑟菌
B. 营养要求高
C. 产 DNA 酶
D. 氧化酶阳性
E. 还原硝酸盐为亚硝酸盐

90. <u>无</u>鞭毛的细菌是
A. 埃希菌属 B. 沙门菌属
C. 志贺菌属 D. 变形杆菌属
E. 枸橼酸杆菌属

91. S-R 变异是
A. 抗原性变异 B. 鞭毛变异
C. 耐药变异 D. 菌落变异
E. 毒力变异

92. 志贺菌属分群、分型的依据是
A. O 抗原 B. H 抗原
C. K 抗原 D. Vi 抗原
E. O 抗原和 K 抗原

93. 能够观察病毒形态的仪器为
A. 光学显微镜 B. 多功能显微镜
C. 万能显微镜 D. 电子显微镜
E. 偏振光显微镜

94. 真菌孢子的主要作用是
A. 抵抗不良环境 B. 进行繁殖
C. 侵入宿主细胞 D. 引起炎症反应
E. 贮存营养物质

95. 真菌细胞壁中缺乏的成分是
A. 肽聚糖 B. 多糖
C. 糖蛋白复合物 D. 几丁质
E. 蛋白质

96. <u>不属于</u>浅部真菌的是
A. 红色毛癣菌 B. 铁锈色小孢子菌
C. 石膏样小孢子菌 D. 卡氏肺孢菌
E. 絮状表皮癣菌

97. <u>不属于</u>真菌无性孢子的是
A. 芽生孢子 B. 子囊孢子
C. 分生孢子 D. 孢子囊孢子
E. 厚膜孢子

98. 人畜共患的疾病是
A. 梅毒 B. 钩体病
C. 雅司 D. 回归热
E. 奋森咽喉炎

99. 弯曲菌属的细菌特点是
A. 海鸥展翅形 B. 分支结构
C. 具有芽胞 D. 革兰染色阳性
E. 墨汁染色阳性

100. 弯曲菌属属于
A. 菌体呈 Z 形或字母状
B. 革兰阴性

C. 营养要求不高
D. 流星样动力
E. 无动力

101. 弯曲菌属显微镜观察显示
A. 长丝状 B. 蝌蚪形
C. 棒形 D. 菌体细长呈弧形
E. 长杆状

102. 弯曲菌属培养特性为
A. 需要 95% CO_2 B. 专性厌氧
C. 专性需氧 D. 厌氧
E. 微需氧

103. 关于幽门螺杆菌染色正确的是
A. 革兰染色着色不匀
B. 常用姬姆萨染色
C. 革兰阴性
D. 芽胞染色阳性
E. 荚膜染色阳性

104. 专性厌氧菌中极度厌氧菌
A. 氧分压<5%，空气暴露 10min 死亡
B. 氧分压<0.5%，空气暴露 10min 死亡
C. 氧分压<3%，空气暴露 10min 死亡
D. 氧分压<0.5%，空气暴露 1min 死亡
E. 氧分压<5%，空气暴露 30min 死亡

105. 专性厌氧菌中耐氧菌
A. 在新鲜固体培养基表面不生长、暴露数小时仍不死亡
B. 在新鲜固体培养基表面生长、暴露 1h 后死亡
C. 在新鲜固体培养基表面生长、暴露 2h 后不死亡
D. 在新鲜固体培养基表面生长、暴露数小时仍不死亡
E. 在新鲜固体培养基表面生长、暴露 3h 后不死亡

106. 对于厌氧菌叙述正确的是
A. 人体正常菌群的组成部分，主要聚居肠道，达到 10^{12}/g 粪便
B. 人体致病菌，主要集聚肠道，达到 10^{12}/g 粪便
C. 人体体表菌群的主要部分，达到 10^{12}/g 粪便
D. 人体体表菌群的主要组成部分，达到 10^{42}/g 粪便
E. 人体正常菌群的组成部分，主要聚居肠道，达到 10^{42}/g 粪便

107. 破伤风杆菌形态与染色叙述正确的是
A. 细长、周鞭毛(+)、荚膜(-)
B. 汤匙状、周鞭毛(+)、荚膜(-)
C. 细长、周鞭毛(-)、荚膜(-)
D. 细长、周鞭毛(+)、荚膜(+)
E. 细长、周鞭毛(-)、荚膜(+)

108. 破伤风杆菌血平板 37℃培养 48h
A. 凸起、灰白、半透明、边缘不整齐
B. 凸起、灰白、不透明、边缘不整齐
C. 扁平、金黄色、半透明、边缘不整齐
D. 扁平、灰白、半透明、边缘不整齐
E. 扁平、灰白、半透明、边缘整齐

109. 白喉杆菌形态与染色叙述正确的是
A. 革兰(+)、无芽胞、无异染颗粒
B. 菌体细长弯曲、革兰(+)、无芽胞
C. 菌体细长弯曲、革兰(-)、无芽胞
D. 菌体细长弯曲、革兰(+)、有芽胞
E. 菌体细长弯曲、革兰(-)、有芽胞

110. 白喉杆菌培养特性为
A. 专性厌氧菌、最适生长温度35～37℃
B. 需氧或兼性厌氧、最适生长温度 65～67℃
C. 需氧或兼性厌氧、最适生长温度 55～57℃
D. 需氧或兼性厌氧、最适生长温度 35～37℃
E. 需氧或兼性厌氧、最适生长温度 45～47℃

111. 炭疽芽胞杆菌形态与染色叙述正确的是
A. 革兰阴性、两端平齐、杆菌
B. 革兰阳性、两端平齐、杆菌
C. 革兰阳性、两端钝圆、杆菌
D. 革兰阳性、两端平齐、球杆菌
E. 革兰阴性、两端平齐、球杆菌

112. 分枝杆菌形态与染色的叙述正确的是
A. 厌氧生长、鞭毛(＋)、芽胞(＋)
B. 需氧生长、鞭毛(－)、芽胞(＋)
C. 需氧生长、鞭毛(－)、芽胞(－)
D. 需氧生长、鞭毛(＋)、芽胞(－)
E. 厌氧生长、鞭毛(－)、芽胞(＋)

113. 在固体培养基上培养结核杆菌菌落为
A. 干燥颗粒状、不透明、绿色
B. 干燥颗粒状、透明、乳白
C. 湿润颗粒状、不透明、乳白
D. 干燥颗粒状、不透明、乳白
E. 湿润颗粒状、透明、乳白

114. 对非发酵菌的叙述正确的是
A. 分解糖类(＋)、革兰阴性、杆菌
B. 分解糖类(－)、革兰阳性、杆菌
C. 分解糖类(－)、革兰阴性、球菌
D. 分解糖类(＋)、革兰阳性、杆菌
E. 分解糖类(－)、革兰阴性、杆菌

115. 布氏杆菌的叙述正确的是
A. 有动力、有芽胞、杆菌
B. 有鞭毛、无芽胞、双球菌
C. 无动力、无芽胞、球杆菌
D. 有动力、无芽胞、杆菌
E. 有动力、无芽胞、球菌

116. 有关衣原体性状的论述<u>错误</u>的是
A. 严格的细胞内寄生
B. 生活周期中包括原体和始体两个阶段
C. 形成细胞内包涵体
D. 以复制方式繁殖
E. 对抗生素敏感

117. 衣原体与细菌共同具有的特点是
A. 能在人工培养基上生长
B. 可形成芽胞
C. 细胞壁结构类似
D. 可以独立生活
E. 生活周期分两个阶段

118. 沙眼衣原体沙眼亚种<u>不能</u>引起
A. 沙眼
B. 性病淋巴肉芽肿
C. 泌尿生殖系统感染
D. 衣原体肺炎
E. 包涵体结膜炎

119. 具有独特发育周期的微生物是
A. 支原体　B. 衣原体
C. 立克次体　D. 螺旋体
E. 放线菌

120. 下列具有高度感染性的颗粒结构是
A. 内基小体　B. 包涵体
C. 网状体　D. 始体
E. 原体

121. 对于病毒的描述正确的是
A. 原核细胞型微生物
B. 非细胞型微生物
C. 真核细胞微生物
D. 较大微生物
E. 以二分裂方式繁殖的微生物

122. 牛布氏菌初分离时需要 CO_2 含量为
A. 1% ～2%　B. 10%～20%
C. 5%～10%　D. 30%～35%
E. 40%～45%

123. 衣氏放线菌在患者病灶、脓汁标本中具有的特征是
A. 肉眼可见黑色颗粒
B. 肉眼可见白色颗粒
C. 肉眼可见褐色颗粒
D. 肉眼可见黄色颗粒
E. 肉眼可见蓝色颗粒

124. 肺炎链球菌对青霉素耐药是由于以下哪种物质对 β-内酰胺类的亲和力降低
A. PAB　B. PCT　C. RBA
D. CRT　E. PBP

125. 立克次体与细菌的主要区别是
A. 有细胞壁和核糖体
B. 有 DNA 和 RNA 两种核酸
C. 严格的细胞内寄生
D. 以二分裂方式繁殖
E. 对抗生素敏感

126. 不属于人畜共患疾病的是
A. 钩端螺旋体病
B. 炭疽
C. 布氏菌病
D. 流行性斑疹伤寒
E. 地方性斑疹伤寒

127. 以下与立克次体有共同抗原的细菌是
A. 大肠埃希菌 B. 伤寒沙门菌
C. 痢疾志贺菌 D. 克雷伯菌
E. 变形杆菌

128. 支原体与细菌的主要区别是
A. 属于非细胞型微生物
B. 无细胞壁
C. 以DNA为遗传物质
D. 不能在人工培养基上生长
E. 需要在厌氧条件下生长繁殖

129. 引发原发性非典型性肺炎的病原体是
A. 肺炎链球菌 B. 肺炎支原体
C. 奋森螺旋体 D. 普氏立克次体
E. 衣氏放线菌

130. 支原体与L型细菌不同的性状是
A. 能通过除菌滤器
B. 缺乏细胞壁
C. 对青霉素有耐受性
D. 需要胆固醇才能生长
E. 有致病作用

131. 支原体具有的与致病性有关的结构是
A. 普通菌毛 B. 性菌毛
C. 荚膜 D. 细胞膜
E. 鞭毛

132. 对于衣氏放线菌形态与染色正确的叙述是
A. 革兰染色阳性 B. 革兰染色阴性
C. 荚膜阳性 D. 鞭毛阳性
E. 芽胞阳性

二、以下提供若干组考题，每组考题共同在考题前列出A、B、C、D、E五个备选答案。请从中选择一个与考题关系最密切的答案，并在答题卡上将相应题号的相应字母所属的方框涂黑。每个备选答案可能被选择一次、多次或不被选择。

B型题

(133～136题共用备选答案)
A. 巴氏消毒法
B. 煮沸法
C. 流通蒸汽灭菌法
D. 间歇灭菌法
E. 加压蒸汽灭菌法

133. 61.1～62.8℃ 30min
134. 121.3℃ 15～20min
135. 71.7℃ 15～30s
136. 一个大气压100℃水蒸气10～30min

(137～138题共用备选答案)
A. H抗原(+)、O抗原(+)、O1抗血清凝集(+)
B. H抗原(−)、O抗原(+)、O1抗血清凝集(+)
C. H抗原(+)、O抗原(+)、O1抗血清凝集(−)
D. H抗原(+)、O抗原(−)、O1抗血清凝集(+)
E. H抗原(+)、O抗原(−)、O1抗血清凝集(−)

137. O-1群霍乱弧菌
138. 非O-1群霍乱弧菌

(139～142题共用备选答案)
A. 梅毒螺旋体
B. 沙眼衣原体沙眼生物型
C. 沙眼衣原体LGV生物型
D. 肺炎衣原体
E. 鹦鹉热衣原体

139. 引起非淋菌性尿道炎的是
140. 引起性病淋巴肉芽肿的是
141. 经呼吸道传播的是

142. 引起人畜共患病的是

（143～145 题共用备选答案）

A. 分解葡萄糖
B. 分解葡萄糖、水解精氨酸
C. 水解尿素产碱
D. 水解精氨酸产碱
E. 水解赖氨酸产碱

143. 肺炎支原体
144. 人型支原体
145. 解脲脲原体

（146～148 题共用备选答案）

A. 癣病
B. 食物中毒
C. 慢性脑膜炎
D. 肢体象皮肿
E. 鹅口疮

146. 新型隐球菌可引起
147. 白假丝酵母菌可引起
148. 黄曲霉菌可引起

参考答案

1. C	2. A	3. D	4. E	5. E	6. C	7. E	8. C	9. A
10. E	11. A	12. C	13. D	14. C	15. E	16. C	17. A	18. C
19. B	20. C	21. E	22. B	23. E	24. A	25. D	26. E	27. C
28. D	29. D	30. B	31. D	32. A	33. D	34. C	35. A	36. E
37. A	38. C	39. D	40. C	41. C	42. A	43. D	44. C	45. B
46. A	47. D	48. D	49. A	50. A	51. B	52. D	53. E	54. C
55. E	56. C	57. A	58. B	59. E	60. C	61. E	62. E	63. D
64. E	65. C	66. A	67. D	68. D	69. C	70. D	71. C	72. A
73. C	74. B	75. E	76. E	77. B	78. D	79. C	80. D	81. D
82. D	83. C	84. A	85. C	86. D	87. D	88. D	89. B	90. C
91. D	92. A	93. D	94. B	95. A	96. D	97. B	98. B	99. A
100. B	101. D	102. E	103. C	104. B	105. D	106. A	107. A	108. D
109. B	110. D	111. B	112. C	113. D	114. E	115. C	116. D	117. C
118. D	119. B	120. E	121. B	122. C	123. D	124. E	125. C	126. D
127. E	128. B	129. B	130. D	131. C	132. A	133. A	134. E	135. A
136. C	137. A	138. C	139. B	140. C	141. D	142. E	143. A	144. D
145. C	146. C	147. E	148. B					

相关专业知识

一、以下每一道题下面有 A、B、C、D、E 五个备选答案。请从中选择一个最佳答案，并在答题卡上将相应题号的相应字母所属的方框涂黑。

A1 型题

1. 细菌形体微小，通常表述其测量单位是
A. dm　B. cm　C. mm
D. μm　E. nm

2. 对下列细菌大小表述<u>错误</u>的是
A. 葡萄球菌体直径约 1μm
B. 大肠埃希菌长约 2～3μm
C. 阴沟肠杆菌宽约 0.3～0.5μm
D. 霍乱弧菌体长 2～3μm
E. 布鲁菌长 2～3μm

3. 下列细菌菌体形态呈链状排列的是

A. 卡他布兰汉菌 B. 屎肠球菌
C. 腐生葡萄球菌 D. 肺炎克雷伯菌
E. 淋病奈瑟菌

4. 下列细菌菌体形态呈螺旋形排列的是
A. 表皮葡萄球菌 B. 产酸克雷伯菌
C. 克氏耶尔森菌 D. 鼠咬热螺菌
E. 鲍氏志贺菌

5. 下列不属于细菌基本结构的是
A. 细胞壁 B. 芽胞 C. 细胞膜
D. 核质 E. 细胞质

6. 不属于革兰阴性细菌细胞壁成分的是
A. 脂蛋白 B. 聚糖骨架
C. 四肽侧链 D. 五肽交联桥
E. 脂多糖

7. 下列不属于细菌细胞质基本成分的是
A. 水 B. 聚糖骨架
C. 无机盐、糖 D. 蛋白质、脂类
E. 核酸

8. 控制细菌某些特定遗传性状的是
A. 核质 B. 胞质颗粒
C. 质粒 D. 核糖体
E. 蛋白质

9. 细菌细胞质中决定菌体嗜碱性的物质是
A. 核糖核酸 B. 质粒
C. 蛋白质 D. 双链闭环 DNA
E. 脂类

10. 细菌的主要遗传物质是
A. 核糖核酸 B. 脂类 C. 质粒
D. 核质 E. 蛋白质

11. 不属于细菌特殊结构的是
A. 荚膜 B. 核质 C. 鞭毛
D. 菌毛 E. 芽胞

12. 对细菌荚膜功能表述不正确的是
A. 对细菌具有保护作用
B. 致病作用
C. 抗原性
D. 有特殊的 H 抗原
E. 鉴别细菌的依据之一

13. 鼠疫耶尔森菌是烈性传染病鼠疫的病原菌,其菌体特殊结构是
A. 有荚膜,有鞭毛,有芽胞
B. 无荚膜,有鞭毛,有芽胞
C. 有荚膜,无鞭毛,有芽胞
D. 有荚膜,有鞭毛,无芽胞
E. 有荚膜,无鞭毛,无芽胞

14. 下列对细菌鞭毛表述不正确的是
A. 是由细胞质伸出的蛋白质丝状物
B. 长度超过菌体数倍
C. 弧菌都具有鞭毛
D. 革兰阴性杆菌都具有鞭毛
E. 螺菌都具有鞭毛

15. 下列有菌毛的细菌是
A. 表皮葡萄球菌 B. 肺炎链球菌
C. 金黄色葡萄球菌 D. 霍乱弧菌
E. 结核分枝杆菌

16. 细菌的 DNA 存在于
A. 蛋白质 B. 染色体和质粒中
C. 细胞质染色体外 D. 细胞壁
E. 聚糖骨架中

17. DNA 碱基配对可进行细菌分类,正确的配对是
A. T+C 含量摩尔百分比
B. A+T 含量摩尔百分比
C. G+C 含量摩尔百分比
D. A+C 含量摩尔百分比
E. G+T 含量摩尔百分比

18. 金黄色葡萄球菌的等电点为
A. pH 2～3 B. pH 3～4
C. pH 4～5 D. pH 5～6
E. pH 6～7

19. 大肠埃希菌的等电点为
A. pH 2～3 B. pH 3～4
C. pH 4～5 D. pH 5～6
E. pH 6～7

20. 对细菌中异营菌表述错误的是
A. 必须利用有机物
B. 大多数只利用无机氮化物
C. 腐生菌属于异营菌
D. 所有致病菌都是异营菌
E. 寄生菌属于异营菌

21. 大多数细菌生长适宜的 pH 是
A. 5.5～6　B. 6.5～6.8
C. 7.2～7.6　D. 8.4～9.2
E. 9.0～10.0

22. 细菌嗜温菌最适温度范围是
A. 0～20℃　B. 10～20℃
C. 20～30℃　D. 30～37℃
E. 50～60℃

23. 在有氧和无氧环境中均能生长的细菌是
A. 需氧菌　B. 微需氧菌
C. 厌氧菌　D. 兼性厌氧菌
E. 兼性需氧菌

24. 大多数细菌繁殖的速度是
A. 20～30min 分裂一次
B. 30～60min 分裂一次
C. 1～2h 分裂一次
D. 10～18h 分裂一次
E. 18～20h 分裂一次

25. 细菌生长曲线对数期是指
A. 细菌进入新环境的适应阶段
B. 细菌呈几何级数增长
C. 细菌繁殖速度渐趋下降
D. 细菌繁殖数和死亡数大致平衡
E. 细菌死亡数大于繁殖数

26. 研究细菌的性状应选择
A. 迟缓期　B. 对数期
C. 稳定期　D. 衰亡期
E. 生长曲线各期

27. 细菌进入新环境后的适应阶段是
A. 迟缓期　B. 对数期
C. 稳定期　D. 衰亡期
E. 生长曲线后期

28. 需氧菌将糖最终分解为
A. 丙酮酸　B. CO_2+H_2O
C. 乳酸　D. 丙酮
E. 乙醛

29. 菌体脂多糖注入人体能引起发热反应，故称
A. 毒素　B. 侵袭性酶
C. 细菌素　D. 热原质
E. 外毒素

30. 不能在土壤中长期存活的细菌是
A. 破伤风梭菌　B. 肺炎链球菌
C. 炭疽芽胞杆菌　D. 气性坏疽杆菌
E. 枯草杆菌

31. 有关细菌在土壤中分布表述错误的是
A. 土壤中细菌种类繁多
B. 土壤中细菌数量巨大
C. 大多数致病菌在土壤中很容易死亡
D. 有芽胞细菌在土壤中可长期存活
E. 随动物尸体进入土壤的细菌叫自养菌

32. 下列不属于物理消毒方法的是
A. 温度　B. 光线　C. 酚类
D. 干燥　E. 过滤

33. 下列属于物理消毒方法的是
A. 3%～5%苯酚
B. 0.05%～0.1%升汞
C. 1%硝酸银
D. 61.1～62.8℃ 30min
E. 0.1%硫柳汞

34. 高压蒸汽灭菌器压力为 103.4kPa 时，其温度为
A. 100.3℃　B. 110.3℃
C. 121.3℃　D. 122.3℃
E. 130.3℃

35. 紫外线杀菌作用最强的波长范围是
A. 225～236nm　B. 235～236nm
C. 245～246nm　D. 255～256nm
E. 265～266nm

36. 一支15W的紫外线在1m内杀死芽胞需要的射线剂量是
A. $38\mu W \cdot s/cm^2$
B. $380\mu W \cdot s/cm^2$
C. $1800 \sim 6500\mu W \cdot s/cm^2$
D. $18\,000 \sim 65\,000\mu W \cdot s/cm^2$
E. $180\,000 \sim 650\,000\mu W \cdot s/cm^2$

37. 用15W紫外线在1m内杀灭无芽胞细菌所需射线剂量是
A. $18 \sim 65\mu W \cdot s/cm^2$
B. $180 \sim 650\mu W \cdot s/cm^2$
C. $1800 \sim 6500\mu W \cdot s/cm^2$
D. $18\,000 \sim 65\,000\mu W \cdot s/cm^2$
E. $180\,000 \sim 650\,000\mu W \cdot s/cm^2$

38. 对电离辐射灭菌表述不正确的是
A. 适用于不耐热物品的灭菌
B. 可破坏微生物核酸、酶和蛋白质
C. 可用X线、γ射线
D. 可用紫外线
E. 可用高速电子

39. 超声波的杀菌机制是
A. 破坏了细菌细胞膜
B. 破坏了细菌细胞壁
C. 破坏了细菌原生质的胶体状态
D. 破坏了细菌的聚糖骨架
E. 破坏了细菌的五肽交联桥

40. 下列消毒剂中不属于表面活性剂的是
A. 氯己定　B. 环氧乙烷
C. 度米芬　D. 苯扎溴铵
E. 消毒净

41. 对微生物遗传物质组成结构特点表述错误的是
A. 遗传物质是DNA
B. 信息量大
C. 可以缩放
D. 单螺旋结构
E. 双螺旋结构

42. 细菌DNA合成是以5'→3'方向首先合成
A. RNA　B. 质粒
C. 冈崎片段　D. 核质
E. 胞质颗粒

43. 细菌质粒是细菌体内
A. 染色体内DNA
B. 染色体外环状单股DNA
C. 染色体内的环状单股DNA
D. 染色体外环状双股DNA
E. 染色体内环状双股DNA

44. 质粒DNA的复制为
A. 依赖细菌染色体的复制
B. 依赖细菌RNA的复制
C. 不依赖细菌染色体而自主复制
D. 不依赖细菌RNA的复制
E. 依赖细菌染色体而自主复制

45. 编码细菌与致病性有关的蛋白质的质粒是
A. Col质粒　B. 耐药性质粒
C. Vi质粒　D. r因子
E. 冈崎片段

46. 接合性耐药质粒又称
A. R质粒　B. Vi质粒
C. Col质粒　D. 冈崎片段
E. r因子

47. 用于细菌检测的核酸探针类型为
A. 质粒DNA探针　B. 标记靶体
C. 标记配体　D. 标记磁珠
E. 未知核酸片段

48. 关于遗传性变异表述错误的是
A. 基因型发生改变
B. 变异性状稳定传给子代
C. 变异不可逆转
D. 变异可逆转
E. 不能恢复原来性状

49. MRSA属于
A. 细菌形态变异
B. 细菌结构变异
C. 细菌培养特性变异
D. 细菌毒力变异
E. 细菌耐药性变异

50. 常发生 ESBL 耐药性变异的是
A. 葡萄球菌　B. 肺炎克雷伯菌
C. 鲍曼不动杆菌　D. 宋内志贺菌
E. 副溶血性弧菌

51. 细菌的遗传物质结构发生一次突变的周期是
A. $10\sim10^{3}$　B. $10^{3}\sim10^{6}$
C. $10^{6}\sim10^{9}$　D. $10^{9}\sim10^{12}$
E. $10^{12}\sim10^{15}$

52. 紫外线照射可使细菌的突变率提高
A. 1～10 倍　B. 10～50 倍
C. 10～100 倍　D. 10～500 倍
E. 10～1000 倍

53. 不能诱导细菌突变率提高的是
A. 日光灯　B. 紫外线
C. X 线　D. 烷化剂
E. 亚硝酸盐

54. 白喉棒状杆菌产生白喉毒素的原因是该菌已感染
A. β-棒状杆菌
B. β-棒状杆菌噬菌体
C. 衣原体
D. 支原体
E. 病毒

55. 关于卡介苗叙述正确的是
A. 是毒力减弱而保留免疫原性的病毒
B. 是毒力减弱而保留免疫原性的非变异株
C. 是毒力减弱而保留免疫原性的变异株
D. 是毒力增强而保留免疫原性的非变异株
E. 是毒力增强而保留抗体的变异株

56. 以噬菌体为媒介，将供体菌的基因转移到受体菌内称为
A. 转化　B. 转导
C. 接合　D. 溶原性转换
E. 原生质体融合

57. 噬菌体的 DNA 与细菌染色体重组称为
A. 转化　B. 转导
C. 结合　D. 溶原性转换
E. 原生质体融合

58. 病毒基因重组表述正确的是
A. 无亲缘关系的病毒才能进行基因重组
B. 多种病毒基因重组称交叉复活
C. 基因重组可使基因再激活
D. 两种病毒基因重组叫多重复活
E. 流感病毒疫苗制备是多重复活

59. 对正常菌群的作用表述错误的是
A. 生物拮抗　B. 促进机体免疫
C. 合成维生素　D. 合成细菌素
E. 与衰老无关

60. 人体正常生理状态时没有常居菌的器官是
A. 眼结膜　B. 肠道
C. 肝脏　D. 泌尿生殖道
E. 鼻咽

61. 人体表和腔道定植的细菌相当于人体细胞的
A. 1 倍　B. 2 倍　C. 5 倍
D. 10 倍　E. 100 倍

62. 下列对菌群失调表述不正确的是
A. 定植部位正常细菌数量发生变化
B. 细菌定植部位发生变化
C. 毒力强的菌株处于劣势地位
D. 耐药菌株居于优势地位
E. 菌群失调又称菌群交替症

63. 细菌进入宿主细胞的过程与归宿不包括
A. 黏附　B. 定植　C. 侵入
D. 转归　E. 凋亡

64. 能使黏稠脓汁变稀，有利于细菌扩散的是
A. 血浆凝固酶　B. 触酶
C. β-内酰胺酶　D. 胶原酶
E. 脱氧核糖核酸酶

65. 细菌外毒素经过甲醛液脱毒仍保留其抗原性称
A. 外毒素　B. 内毒素

C. 类毒素 D. 毒力
E. 毒素

66. 下列对细菌产生外毒素表述不正确的是
A. 细菌生长繁殖过程合成并分泌到体外
B. 细菌死亡、破裂后释放到体外
C. 革兰阳性菌产生外毒素
D. 少数革兰阴性菌可产生外毒素
E. 革兰阴性菌不产生外毒素

67. 对细菌外毒素特性表述错误的是
A. 毒性较强
B. 化学性质为蛋白质
C. 不耐热
D. 无特异的组织亲和性
E. 易被酸和消化酶灭活

68. 对细菌感染人体的途径表述错误的是
A. 呼吸道 B. 消化道
C. 皮肤接触 D. 虫媒叮咬
E. 皮肤黏膜创伤

69. 细菌性痢疾的主要传染途径是
A. 呼吸道 B. 消化道
C. 蚊虫叮咬 D. 皮肤
E. 黏膜

70. 特异性抗毒素的免疫球蛋白类型是
A. IgA B. IgD C. IgE
D. IgG E. IgM

71. 细菌细胞对病毒的易感性取决于
A. 病毒的吸附能力 B. 病毒的复制能力
C. 病毒的致病性 D. 病毒的颗粒大小
E. 病毒的表面积

72. 引发自身免疫病肾小球肾炎的细菌是
A. 金黄色葡萄球菌 B. 大肠埃希菌
C. 溶血性链球菌 D. 幽门螺杆菌
E. 铜绿假单胞菌

73. 下列属于呼吸道病毒的是
A. 轮状病毒 B. 冠状病毒
C. 诺瓦克病毒 D. 人乳头瘤病毒
E. 巨细胞病毒

74. 患者出现头疼、发热、全身不适是病毒感染病程的
A. 潜伏期 B. 前驱期
C. 症状明显期 D. 恢复前期
E. 恢复期

75. 乙型肝炎的潜伏期为
A. 5～10 天 B. 10～15 天
C. 10～30 天 D. 30～60 天
E. 30～160 天

76. 甲型肝炎的潜伏期为
A. 15～20 天 B. 15～30 天
C. 15～40 天 D. 15～50 天
E. 15～60 天

77. 鉴别肠杆菌、弧菌和非发酵菌的试验如下，但除外
A. 细菌形态
B. 苯丙氨酸脱氨酶试验
C. 氧化酶试验
D. 葡萄糖氧化发酵试验
E. 鞭毛

78. O157：H7 在山梨醇麦康凯培养基上菌落呈
A. 红色 B. 蓝色 C. 淡黄色
D. 无色 E. 深蓝色

79. 硝酸盐还原试验结果观察不正确的是
A. 加试剂后出现红色为阳性
B. 若加入试剂后无颜色变化，不能确定该试验为阴性
C. 若加入试剂后无颜色变化，则应再加锌粉
D. 若加锌粉后变红，则该试验为阳性
E. 若加锌粉后不变红，则该试验为假阴性

80. 对凝固酶试验原理表述不正确的是
A. 葡萄球菌产生两种凝固酶
B. 结合凝固酶使血浆中的纤维蛋白原变为纤维蛋白
C. 游离凝固酶被血浆中的协同因子激活变为凝血酶样物质
D. 结合凝固酶用玻片法检测

E. 游离凝固酶用试管法检测

81. 在显微镜下观察真菌时，常用于处理标本的物质是
A. 氯化银　B. 明矾　C. 甘油
D. 氢氧化钾　E. 抗生素

82. 白假丝酵母菌易产生厚膜孢子的培养基是
A. SDA培养基　B. SS培养基
C. 玉米粉培养基　D. L-J培养基
E. 麦康凯培养基

83. 不属于肠杆菌科的特点是
A. 大多动力阳性　B. 氧化酶阳性
C. 触酶阳性　D. 还原硝酸盐
E. 发酵葡萄糖

84. 血清学鉴定的目的是
A. 检测病原菌的毒素
B. 检测病原菌的耐药性
C. 确定病原菌的种或型
D. 流行病学调查
E. 辅助诊断感染性疾病

85. 血清学诊断的方法是
A. 用已知细菌的特异性抗原检测患者血清中相应的抗体
B. 用含有已知特异性抗体的免疫血清检测标本中的抗原
C. 用含有已知特异性抗体的诊断血清检测标本中的未知菌
D. 用含有已知特异性抗体的诊断血清检测分离培养物中的未知菌
E. 专指体外的抗原抗体反应

86. 悉生动物的特征是
A. 兄妹交配繁殖20代以上
B. 实验动物染色体个别基因变异
C. 体内不含抗体
D. 无菌动物引入已知正常肠道菌丛
E. 具有遗传缺陷

87. 近交系动物的特点是
A. 兄妹交配繁殖20代以上
B. 实验动物染色体某个基因变异
C. 无固定的遗传学特征
D. 实验重复性差
E. 对各种病原体感受性相同

88. 无菌动物的特征是
A. 自然娩出
B. 引入已知正常肠道菌丛
C. 饲料只含正常菌群
D. 体内不含任何抗体
E. 抵抗力高于悉生动物

89. 以下为病原菌及其最敏感的实验动物，其中不正确的是
A. 肺炎链球菌——小白鼠
B. 结核分枝杆菌——大白鼠
C. 白喉棒状杆菌——豚鼠
D. 破伤风痉挛毒素——小白鼠
E. 金黄色葡萄球菌肠毒素——幼猫

90. 不属于干燥保存的保存载体是
A. 砂土　B. 明胶　C. 玻璃
D. 硅胶　E. 陶器

91. 美国菌种保藏中心的英文缩写是
A. ACCC　B. ATCC　C. CGMCC
D. CMCC　E. CFCC

92. 由葡萄球菌引起的毒素性疾病中，不包括
A. 食物中毒
B. 烫伤样皮肤综合征
C. 葡萄球菌性肠炎
D. 败血症
E. 中毒性休克综合征

93. 由葡萄球菌引起的侵袭性疾病中，不包括
A. 皮肤及软组织感染
B. 全身性感染
C. 葡萄球菌性肠炎
D. 呼吸道感染
E. 医院内感染

94. 由A群链球菌(也称化脓性链球菌)感染引起的疾病不包括
A. 猩红热
B. 风湿热

C. 肾炎、肾小球肾炎
D. 蜂窝织炎
E. 大叶性肺炎

95. 由甲型溶血性链球菌引起的是
A. 猩红热
B. 烫伤样皮肤综合征
C. 感染性心内膜炎
D. 化脓性扁桃体炎
E. 流行性脑脊髓膜炎

96. 引起新生儿败血症的病原菌主要是
A. 白喉棒状杆菌
B. 甲型溶血性链球菌
C. 金黄色葡萄球菌
D. B群链球菌
E. 流感嗜血杆菌

97. 常引起食物中毒的菌是
A. 大肠埃希菌
B. 福氏志贺菌
C. 丙型副伤寒沙门菌
D. 小肠结肠炎耶尔森菌
E. 异型枸橼酸杆菌

98. 可产生志贺样毒素的是
A. EHEC
B. EIEC
C. ETEC
D. 小肠结肠炎耶尔森菌
E. 霍乱弧菌

99. 4岁以下儿童急性肾衰竭的主要致病菌是
A. 胎儿弯曲菌
B. 小肠结肠炎耶尔森菌
C. 福氏志贺菌
D. 肠炎沙门菌
E. O157∶H7

100. 沙门菌血清学鉴定时，阻止O抗原与O抗体发生凝集的是
A. H抗原　　B. H抗体
C. K抗原　　D. Vi抗原
E. M抗原

101. 临床标本检验时，通常应做血清学鉴定的是
A. 产气肠杆菌
B. 普通变形杆菌
C. 鼠疫耶尔森菌
D. 小肠结肠炎耶尔森菌
E. 副溶血性弧菌

102. 关于医院内感染监测的范围叙述正确的是
A. 易感人群、媒介因素、感染创口等
B. 表皮、黏膜、尿道等
C. 呼吸道、尿道、肠道
D. 病原微生物、易感人群、媒介因素和环境等
E. 呼吸道、肠道、食管等

103. 真菌细胞壁中缺乏的成分是
A. 肽聚糖　　B. 多糖
C. 糖蛋白复合物　　D. 几丁质
E. 蛋白质

104. 病毒的复制周期包括
A. 吸附阶段　　B. 活性阶段
C. 静止阶段　　D. 无活性阶段
E. 易感阶段

105. 可引起中枢神经系统感染的真核细胞型微生物是
A. 狂犬病病毒　　B. 新型隐球菌
C. 乙型脑炎病毒　　D. 脑膜炎奈瑟菌
E. 脊髓灰质炎病毒

106. 病毒的复制过程中，吸附阶段的方式有
A. 病毒穿入
B. 病毒DNA复制
C. 病毒包膜
D. 病毒刺突
E. 病毒与细胞的静电结合

107. 霍乱弧菌致病性叙述正确的是
A. 慢性传染病
B. 人畜共患性疾病
C. 慢性感染性疾病
D. 急性烈性肠道传染病

E. 死亡率低的感染性疾病

108. 对于霍乱弧菌形态叙述正确的是
A. 粪便标本中呈“鱼群”样排列
B. 新分离细菌形态不典型
C. 革兰阳性弧菌
D. 悬滴观察呈投镖样动力
E. 悬滴观察呈翻滚样动力

109. 对霍乱弧菌叙述正确的是
A. 螺旋样动力　B. 不能运动
C. 流星样动力　D. 投镖样动力
E. 翻滚样动力

110. 对于副溶血性弧菌叙述正确的是
A. 革兰阳性杆菌、无芽胞、有荚膜
B. 革兰阴性球菌、无芽胞、有荚膜
C. 革兰阴性杆菌、有芽胞、有荚膜
D. 革兰阴性杆菌、无芽胞、无荚膜
E. 革兰阴性杆菌、有芽胞、无荚膜

111. 幽门螺杆菌在适量的二氧化碳气体环境中生长良好，其最适浓度为
A. 40% CO_2　B. 35% CO_2
C. 30% CO_2　D. 20% CO_2
E. 10% CO_2

112. 幽门螺杆菌生长所需氧的最适浓度为
A. 5% O_2　B. 10% O_2
C. 15% O_2　D. 20% O_2
E. 25% O_2

113. 关于幽门螺杆菌生物化学反应正确的是
A. 氧化酶阳性，过氧化氢酶阴性
B. 氧化酶阴性，过氧化氢酶阳性
C. 碱性磷酸酶阳性
D. 氧化酶和过氧化氢酶阳性
E. 氧化酶和过氧化氢酶阴性

114. 关于幽门螺杆菌生物化学反应正确的是
A. 氧化酶阴性　B. 触酶阴性
C. DNA 酶阴性　D. 尿素酶试验阴性
E. 尿素酶试验阳性

115. 关于幽门螺杆菌生化反应正确的是
A. 氧化酶(－)、过氧化氢酶(＋)
B. 氧化酶(＋)、过氧化氢酶(－)
C. 氧化酶(＋)、过氧化氢酶(＋)
D. 氧化酶(＋)、硫化氢(＋)
E. 氧化酶(－)、过氧化氢酶(－)

116. 破伤风杆菌形态与染色为
A. 圆形芽胞(＋)、典型菌体呈鼓槌状，培养早期革兰阴性
B. 圆形芽胞(－)、典型菌体呈鼓槌状，培养早期革兰阴性
C. 圆形芽胞(＋)、典型菌体呈鼓槌状，培养早期革兰阳性
D. 圆形芽胞(－)、典型菌体呈鼓槌状，培养早期革兰阳性
E. 圆形芽胞(＋)、典型菌体呈球形，培养早期革兰阳性

117. 对破伤风杆菌抗原构造叙述正确的是
A. O 抗原(－)、H 抗原(＋)、有 10 个鞭毛抗原血清型
B. O 抗原(＋)、H 抗原(－)、有10 个鞭毛抗原血清型
C. O 抗原(－)、H 抗原(＋)、有30 个鞭毛抗原血清型
D. O 抗原(＋)、H 抗原(＋)、有 10 个鞭毛抗原血清型
E. O 抗原(＋)、H 抗原(＋)、有20 个鞭毛抗原血清型

118. 对破伤风杆菌生化反应叙述正确的是
A. 明胶液化试验(－)、硫化氢试验(＋)、硝酸盐还原试验(－)
B. 明胶液化试验(＋)、硫化氢试验(＋)、硝酸盐还原试验(－)
C. 明胶液化试验(＋)、硫化氢试验(－)、硝酸盐还原试验(－)
D. 明胶液化试验(－)、硫化氢试验(－)、硝酸盐还原试验(－)
E. 明胶液化试验(＋)、硫化氢试验(＋)、硝酸盐还原试验(＋)

119. 对于产气荚膜梭菌形态与染色的叙述正确的是
A. 革兰阳性、双球菌

B. 革兰阳性、粗大、杆菌
C. 革兰阴性、粗大、杆菌
D. 革兰阳性、细小、杆菌
E. 革兰阳性、球菌

120. 不能引起非淋菌性尿道炎的病原体是
A. 解脲脲原体　B. 人型支原体
C. 生殖道支原体　D. 肺炎衣原体
E. 沙眼衣原体

121. 治疗支原体肺炎的首选药物是
A. 青霉素 G　B. 氨苄青霉素
C. 头孢菌素类　D. 磺胺类
E. 红霉素类

122. 对于病毒增殖方式的叙述正确的是
A. 二分裂　B. 出芽
C. 有丝分裂　D. 形成孢子
E. 复制

123. 病毒体积微小，测其大小的单位为
A. 厘米　B. 毫米　C. 分米
D. 纳米　E. 微米

二、以下提供若干组考题，每组考题共同在考题前列出 A、B、C、D、E 五个备选答案。请从中选择一个与考题关系最密切的答案，并在答题卡上将相应题号的相应字母所属的方框涂黑。每个备选答案可能被选择一次、多次或不被选择。

B 型题

（124～126 题共用备选答案）
A. 红色
B. 黄色
C. 蓝色
D. 黑色
E. 绿色
124. 七叶苷水解试验阳性呈
125. 尿素分解试验阳性呈
126. β-半乳糖苷酶试验阳性呈

（127～128 题共用备选答案）
A. 无色
B. 淡黄色
C. 粉红色
D. 蓝紫色
E. 黑色
127. 大肠埃希菌在伊红亚甲蓝琼脂上菌落呈
128. 肺炎克雷伯菌在麦康凯琼脂上菌落呈

（129～131 题共用备选答案）
A. 非特异性凝集反应
B. 特异性凝集反应
C. 荧光免疫反应
D. 补体结合反应
E. 中和反应
129. 冷凝集试验是
130. 抗“O”试验是
131. 肥达试验是

（132～135 题共用备选答案）
A. 沙眼衣原体
B. 斑疹伤寒立克次体
C. 伯氏疏螺旋体
D. 肺炎衣原体
E. 肺炎支原体
132. 严格细胞内寄生，经呼吸道传播的是
133. 非淋菌性尿道炎的病原体是
134. 导致莱姆病的病原体是
135. 易引起儿童、青年呼吸道感染的病原体是

（136～139 题共用备选答案）
A. 青霉素
B. 红霉素
C. 磺胺类药物
D. 甲硝唑
E. 链霉素
136. 支原体感染首选
137. 立克次体感染不能选用
138. 厌氧菌感染应用
139. 结核菌感染首选

（140～142 题共用备选答案）

A. O抗原
B. H抗原
C. K抗原
D. M抗原
E. Vi抗原

140. 与沙门菌分群有关的是
141. 与沙门菌分型有关的是
142. 与沙门菌毒力有关的是

(143～145题共用备选答案)
A. 解脲脲原体
B. 沙眼衣原体
C. LGV衣原体
D. 杜克嗜血杆菌
E. 白假丝酵母菌

143. 引起非淋菌性尿道炎最常见的病原体是
144. 引起细菌性阴道病的病原体是
145. 引起性病淋巴肉芽肿的病原体是

参考答案

1. D	2. E	3. B	4. D	5. B	6. D	7. B	8. C	9. A
10. D	11. B	12. D	13. E	14. D	15. D	16. B	17. C	18. A
19. C	20. B	21. C	22. D	23. D	24. A	25. B	26. B	27. A
28. B	29. D	30. B	31. E	32. C	33. D	34. C	35. E	36. D
37. C	38. D	39. C	40. B	41. D	42. C	43. D	44. C	45. C
46. A	47. A	48. D	49. E	50. B	51. C	52. E	53. A	54. B
55. C	56. B	57. D	58. C	59. E	60. C	61. D	62. C	63. E
64. E	65. C	66. E	67. D	68. C	69. B	70. D	71. A	72. C
73. B	74. B	75. E	76. D	77. B	78. D	79. D	80. A	81. D
82. C	83. B	84. C	85. A	86. D	87. A	88. D	89. B	90. C
91. B	92. D	93. C	94. E	95. C	96. D	97. C	98. A	99. E
100. D	101. D	102. D	103. A	104. A	105. B	106. E	107. D	108. A
109. C	110. D	111. E	112. A	113. D	114. E	115. C	116. C	117. D
118. B	119. B	120. D	121. E	122. E	123. D	124. D	125. A	126. B
127. D	128. C	129. A	130. E	131. B	132. D	133. A	134. C	135. E
136. B	137. C	138. D	139. E	140. A	141. B	142. E	143. B	144. D
145. C								

专业知识

一、以下每一道题下面有A、B、C、D、E五个备选答案，请从中选择一个最佳答案，并在答题卡上将相应题号的相应字母所属的方框涂黑。

A1型题

1. 下列对微生物概念表述正确的是
A. 仅存在于人体
B. 结构复杂，形体微小
C. 可用肉眼进行观察
D. 原虫不属于微生物
E. 卡氏肺孢子虫属于微生物

2. 下列不属于原核细胞型微生物的是
A. 大肠埃希菌　B. 新型隐球菌
C. 肺炎衣原体　D. 厌氧性放线菌
E. 解脲脲原体

3. 属于非细胞型微生物的是
A. 朊粒　B. 细菌　C. 真菌
D. 衣原体　E. 支原体

4. 医学微生物学研究的主体是与医学有关的
A. 微生物
B. 医学微生物
C. 病原微生物
D. 寄居在人体的微生物
E. 条件致病性微生物

5. 对条件致病菌表述错误的是
A. 原属于正常菌群
B. 属于病原微生物
C. 机体正常时不会引起疾病
D. 寄居部位改变
E. 寄居微生物丛平衡失调

6. 医院感染是指
A. 患者在住院前三天发生的感染
B. 患者在住院前一天发生的感染
C. 患者在住院期间发生的感染
D. 患者出院后一天发生的感染
E. 患者在住院后三天发生的感染

7. 下列对临床微生物检验的工作原则表述错误的是
A. 确保临床标本可靠
B. 微生物学定性分析
C. 全面了解机体病原微生物
D. 快速准确提供信息
E. 加强与临床联系

8. 革兰阳性细菌细胞壁具有很强抗原性的成分是
A. 外膜　B. 肽聚糖
C. 磷壁酸　D. 聚糖骨架
E. 五肽交联桥

9. 下列菌有细胞壁外膜层的是
A. 粪肠球菌　B. 溶血葡萄球菌
C. 新型隐球菌　D. 产酸克雷伯菌
E. 克柔假丝酵母菌

10. 下列对细菌物理性状表述错误的是
A. 在中性环境中细菌均带负电荷
B. 细菌体积小，表面积大
C. 细菌细胞为半透明体
D. 细菌细胞壁有半透性
E. 细菌带电现象与抑菌和杀菌作用无关

11. 霍乱弧菌生长繁殖的适宜 pH 是
A. 5.5～6.7　B. 6.5～6.8
C. 7.2～7.6　D. 8.4～9.2
E. 9.0～10.0

12. 结核分枝杆菌生长繁殖的适宜 pH 是
A. 5.5～6.0　B. 6.5～6.8
C. 7.2～7.6　D. 8.4～9.2
E. 9.0～10.0

13. 小肠结肠炎耶尔森菌最适生长温度范围是
A. 4～40℃　B. 20～28℃
C. 30～37℃　D. 33～35℃
E. 30～42℃

14. 空肠弯曲菌最适生长温度范围是
A. 20～30℃　B. 30～35℃
C. 35～37℃　D. 40～42℃
E. 42～43℃

15. 根据对氧的需要程度分类，幽门螺杆菌属于
A. 需氧菌　B. 微需氧菌
C. 厌氧菌　D. 兼性厌氧菌
E. 兼性需氧菌

16. 破伤风梭菌属于
A. 需氧菌　B. 微需氧菌
C. 专性厌氧菌　D. 兼性厌氧菌
E. 兼性需氧菌

17. 0.5 号麦氏标准管内含细菌浓度为
A. 0.5 亿/ml　B. 1.0 亿/ml
C. 1.5 亿/ml　D. 2.0 亿/ml
E. 2.5 亿/ml

18. 铜绿假单胞菌将糖经过三羧酸循环最终分解为
A. 丙酮酸　B. 丙酮

C. 乳酸　D. CO_2+H_2O
E. 乙醛

19. 具有脱硫氢基作用的细菌是
A. 金黄色葡萄球菌　B. 肺炎链球菌
C. 脑膜炎奈瑟菌　D. 奇异变形杆菌
E. 流感嗜血杆菌

20. 目前我国规定饮用水的标准为 1ml 水中细菌总数
A. ≤10 个　B. ≤20 个
C. ≤50 个　D. ≤100 个
E. ≤1000 个

21. 我国规定饮用水的标准为 1000ml 水中大肠埃希菌菌群总数
A. ≤1 个　B. ≤2 个　C. ≤3 个
D. ≤4 个　E. ≤5 个

22. 在临床治疗中进行无菌操作是为了
A. 防止细菌进入患者机体
B. 防止病原微生物进入患者机体
C. 防止细菌的繁殖体进入患者机体
D. 防止微生物进入患者机体
E. 防止非病原微生物进入患者机体

23. 用滤过法去除细菌，应选用的玻璃滤器是
A. G_1　B. G_2　C. G_3
D. G_4　E. G_5

24. 为阻止大病毒通过，可选用
A. K 型 Seitz 滤器
B. EK-S 型 Seitz 滤器
C. EK 型 Seitz 滤器
D. G_5 型玻璃滤器
E. G_6 型玻璃滤器

25. 能使菌体蛋白变性或沉淀的消毒剂是
A. 高锰酸钾　B. 过氧乙酸
C. 过氧化氢　D. 低浓度苯酚
E. 高浓度苯酚

26. 术前洗手选用氯己定的浓度是
A. 0.01%～0.02%
B. 0.01%～0.03%
C. 0.01%～0.04%
D. 0.01%～0.05%
E. 0.01%～0.06%

27. 监测高压灭菌器灭菌效果应选用
A. 嗜热脂肪芽胞杆菌 ATCC7953
B. 金黄色葡萄球菌 ATCC25923
C. 大肠埃希菌 ATCC25922
D. 枯草芽胞杆菌黑色变种 ATCC9372
E. 铜绿假单胞菌 ATCC27853

28. 监测紫外线杀菌效果的标准菌株是
A. 嗜热脂肪芽胞杆菌 ATCC7953
B. 大肠埃希菌 ATCC25922
C. 铜绿假单胞菌 ATCC27853
D. 枯草芽胞杆菌黑色变种 ATCC9372
E. 肺炎链球菌 ATCC49619

29. 细菌的 H-O 变异是指
A. 细菌失去荚膜的变异
B. 细菌失去鞭毛的变异
C. 细菌失去芽胞的变异
D. 细菌失去菌毛的变异
E. 细菌失去胞膜的变异

30. 细菌的 L 型变异是指菌体出现
A. 细胞壁缺陷　B. 细胞膜缺陷
C. 细胞质缺陷　D. 胞质颗粒缺陷
E. 核质缺陷

31. 将普通变形杆菌点种在平板上，细菌在平板上呈弥散生长，称
A. L 型变异　B. S-R 变异
C. H-O 变异　D. 迁徙现象
E. O 菌落

32. 光滑型细菌经人工培养变为粗糙型，称为
A. H-O 变异　B. S-R 变异
C. L 型变异　D. H 菌落
E. O 菌落

33. 连续培养传代可形成空斑突变株的微生物是
A. 细菌　B. 真菌　C. 衣原体
D. 支原体　E. 病毒

34. 关于细菌基因多点突变表述**错误**的是
A. 染色体重排
B. 染色体倒位
C. 染色体重复
D. 染色体缺失
E. DNA损伤超过大突变

35. 细菌突变的类型**不包括**
A. 碱基的置换　B. 碱基的插入
C. 碱基的复制　D. 碱基的缺失
E. 转位因子的插入

36. 细菌核苷酸发生质粒和染色体之间的自行转移,称为
A. 置换　B. 插入　C. 颠倒
D. 转位　E. 置入

37. 细菌具有种属特异性保守片段,可用于进行PCR反应的是
A. 16S～23S rRNA区间的基因
B. 24S～25S rRNA区间的基因
C. 28S～35S rRNA区间的基因
D. 125S～220S rRNA区间的基因
E. 128S～230S rRNA区间的基因

38. 1997年微生物基因组完成的细菌全序列测定是
A. 流感嗜血杆菌　B. 大肠埃希菌
C. 肺炎克雷伯菌　D. 普通变形杆菌
E. 粪肠球菌

39. 下列表示细菌半数致死量的是
A. LD_{50}　B. ID_{50}　C. MIC_{50}
D. MIC_{90}　E. MBC_{50}

40. 病原体侵入人体后迅速被机体清除,属于
A. 不感染　B. 隐性感染
C. 显性感染　D. 亚临床感染
E. 潜伏感染

41. **不属于**口腔中常见正常菌群的是
A. 卡他布兰汉菌
B. 大肠埃希菌
C. 甲型和丙型链球菌
D. 表皮葡萄球菌
E. 白假丝酵母菌

42. 健康成人肠道中厌氧菌为需氧菌的
A. 1～2倍　B. 10～50倍
C. 50～500倍　D. 100～1000倍
E. 500～2000倍

43. 下列属于机会性致病菌的是
A. 铜绿假单胞菌　B. 霍乱弧菌
C. 淋病奈瑟菌　D. 福氏志贺菌
E. 破伤风梭菌

44. 引起假膜性结肠炎的主要机会致病菌是
A. 金黄色葡萄球菌　B. 大肠埃希菌
C. 阴沟肠杆菌　D. 艰难梭菌
E. 粪肠球菌

45. 牛布氏菌感染人体的途径**不包括**
A. 呼吸道　B. 完整的皮肤、黏膜
C. 消化道　D. 虫媒叮咬
E. 眼结膜

46. 下列可引发内源性感染的微生物是
A. HIV　B. 白假丝酵母菌
C. 痢疾志贺菌　D. 苍白密螺旋体
E. 破伤风梭菌

47. 病原菌不断侵入血流,并在其中大量繁殖,引起机体严重损害并出现全身中毒现象,属于
A. 内毒素血症　B. 菌血症
C. 败血症　D. 毒血症
E. 脓毒血症

48. 机体对细胞内寄生菌感染的防御功能主要依靠
A. 白细胞吞噬　B. 抗体的调理
C. 细胞免疫　D. 补体的调理
E. 溶菌作用

49. 造成住院患者医院感染的细菌剂量是
A. 10^3　B. 10^4　C. 10^6
D. 10^8　E. 10^{10}

50. 感染性疾病的主要可疑症状是
A. 恶心 B. 发热 C. 咯血
D. 呕吐 E. 咳痰

51. 肝脓肿发热的热型是
A. 弛张热 B. 稽留热 C. 间歇热
D. 微热 E. 马鞍热

52. 马鞍热见于
A. 布鲁菌病 B. 胆道感染
C. 败血症 D. 登革热
E. 粟粒性结核

53. 以皮疹为主要症状的热性病是
A. 登革热 B. 布鲁菌病
C. 回归热 D. 鼠疫
E. 猩红热

54. 淘米水样粪便、有腥臭味,符合的疾病是
A. 细菌性痢疾 B. 重症霍乱
C. 病毒性腹泻 D. 阿米巴痢疾
E. 肠伤寒

55. 阿米巴痢疾的粪便性质是
A. 黏液脓血或巧克力卤汁便
B. 淘米水样便,有腥臭味
C. 薄白淘米水样便
D. 柏油样便
E. 脓血便

56. 粪便中出现脱落坏死细胞与聚集的葡萄球菌形成的假膜是因为
A. 新霉素性腹泻
B. MRSA 产生肠毒素所致腹泻
C. 霍乱毒素所致腹泻
D. 大肠菌耐热毒素所致腹泻
E. 肉毒毒素所致腹泻

57. 对微生物感染的人工主动免疫方法是给人接种
A. 含细菌抗体的免疫球蛋白
B. 减毒活疫苗
C. 含细菌毒素抗体的免疫球蛋白
D. 细胞因子
E. 含细菌抗体的免疫血清

58. 对微生物感染的人工被动免疫方法可给人接种
A. 致病菌减毒活疫苗
B. 细菌毒素减毒活疫苗
C. 致病菌减毒死疫苗
D. 含细菌抗体的免疫血清
E. 细菌毒素减毒死疫苗

59. 下面属于原核生物细胞结构的是
A. 有核膜 B. 有线粒体
C. 有肽聚糖 D. 有核仁
E. 有丝分裂

60. 下面属于真核生物细胞结构的是
A. 无核膜 B. 无核仁
C. 无核糖体 D. 无线粒体
E. 无叶绿素

61. 病毒的分类等级依次为
A. 界、门、纲、目、科、属、种
B. 门、纲、目、科、属、种
C. 纲、目、科、属、种
D. 目、科、属、种
E. 科、属、种

62. 关于病毒的叙述错误的是
A. 没有典型的细胞结构
B. 有产生能量的酶系统
C. 只能在宿主细胞内增殖
D. 归属于病毒界
E. 分类等级依次为科、属、种

63. 同一菌种不同来源的细菌称为该菌的
A. 相同菌种 B. 相同菌株
C. 不同菌种 D. 不同菌株
E. 相同细菌

64. 质控时应选择的金黄色葡萄球菌是
A. 从患者标本分离出的
B. 临床标本经过 3 次传代
C. ATCC25923
D. ATCC25922
E. 有溶血的金黄色葡萄球菌

65. 鉴定致病性金黄色葡萄球菌最常用的试

验是
A. 耐热 DNA 酶试验
B. 血浆凝固酶试验
C. 甘露醇分解试验
D. KIA
E. MIU

66. 诊断 MRSA 时用 DNA 探针检测标本中的基因片段是
A. SHV　B. TEM　C. Sme
D. mecA　E. OXA

67. 细菌直接镜检要求报告时间为
A. 1h　B. 2h　C. 3h
D. 18h　E. 24h

68. 细菌最后鉴定和药敏结果报告一般不超过
A. 1 天　B. 2 天　C. 3 天
D. 5 天　E. 1 周

69. 实验室工作中易造成呼吸道吸入性感染的细菌是
A. 铜绿假单胞菌　B. 结核分枝杆菌
C. 产气肠杆菌　D. 肺炎克雷伯菌
E. 奇异变形杆菌

70. 不常用的动物接种方法是
A. 皮内接种法　B. 静脉接种法
C. 腹腔接种法　D. 脑内接种法
E. 颈动脉接种法

71. 人的肉眼能看到的最小形象为
A. 2.0cm　B. 0.2cm　C. 2.0mm
D. 0.2mm　E. 2.0μm

72. 可于暗视野显微镜下观察细菌形态的是
A. 梅毒螺旋体　B. 金黄色葡萄球菌
C. 铜绿假单胞菌　D. 宋内志贺菌
E. 肺炎链球菌

73. 关于相差显微镜应用正确的是
A. 观察革兰阳性细菌形态
B. 观察革兰阴性细菌形态
C. 用于未染色活细菌检查
D. 用于对病毒形态的观察
E. 用于抗酸杆菌形态的观察

74. 显微镜观察不染色细菌标本呈现布朗运动是因为
A. 细菌有动力　B. 水分子运动
C. 细菌有单鞭毛　D. 细菌有周鞭毛
E. 细菌产气

75. 大多数细菌在下列 pH 缓冲液中带正电荷的是
A. pH≤3　B. pH≤6
C. pH≤7.2　D. pH≤7.6
E. pH≤8.2

76. 抗酸染色检查的是
A. 大叶性肺炎　B. 细菌性脑膜炎
C. 细菌血流感染　D. 结核病、麻风
E. 淋病

77. 紫外光的波长范围是
A. 200～100μm　B. 100～50μm
C. 50～10μm　D. 10～4μm
E. 0.3～0.4μm

78. 枸橼酸盐利用试验的指示剂是
A. 三氯化铁　B. 中国蓝
C. 酚红　D. 溴甲酚紫
E. 溴麝香草酚蓝

79. 氧化酶试验的试剂是
A. 对氨基苯磺酸
B. 溴甲酚紫
C. α-萘胺
D. 对苯二胺
E. 对位二甲氨基苯甲醛

80. 触酶试验操作不正确的是
A. 取菌置于洁净试管内，滴加试剂，观察结果
B. 取菌置于洁净玻片上，滴加试剂，观察结果
C. 将试剂滴加于普通琼脂培养基中的菌落上，观察结果
D. 将试剂滴加于血琼脂培养基中的菌落上，观察结果

E. 加试剂后，立即观察结果

81. DNA 酶试验结果观察正确的是
A. 培养基变蓝色为阳性
B. 培养基变粉红色为阳性
C. 菌落周围出现透明环为阳性
D. 菌落周围出现乳白色混浊环为阳性
E. 菌落周围出现乳白色沉淀线为阳性

82. 鉴定葡萄球菌致病性的重要指标是
A. 葡萄糖发酵试验
B. 乳糖发酵试验
C. 甘露醇发酵试验
D. 血浆凝固酶试验
E. 新生霉素试验

83. 血清学诊断的意义，说法<u>错误</u>的是
A. 抗体效价升高有诊断意义
B. 抗体效价随病程递增有诊断意义
C. 恢复期抗体效价比急性期升高 4 倍有诊断意义
D. 恢复期抗体效价比急性期升高 4 倍以上有诊断意义
E. 抗体效价明显高于正常人水平有诊断意义

84. 以下<u>不属于</u>常用实验动物的是
A. 小鼠 B. 裸鼠 C. 豚鼠
D. 家兔 E. 绵羊

85. 以下为实验动物的常用接种途径，但<u>不包括</u>
A. 皮内接种 B. 皮下接种
C. 鼻腔接种 D. 静脉接种
E. 脑内接种

86. 对实验动物进行解剖，<u>不正确</u>的是
A. 实验动物死后应及时解剖
B. 若不能及时解剖，应将动物包好暂存于低温下
C. 到期未死的动物不能解剖
D. 解剖程序：固定、剪开皮肤、打开腹腔、切开胸腔、打开颅腔
E. 解剖后实验动物可用纸包好焚毁

87. 细菌的孵育时间一般为
A. 6～12h B. 12～18h
C. 18～24h D. 1～2 天
E. 3 天

88. <u>不适于</u>保存菌种的培养基是
A. 液体培养基
B. 普通琼脂斜面培养基
C. 巧克力斜面培养基
D. 血琼脂斜面培养基
E. 半固体穿刺培养基

89. 菌种应定期转种，通常每传种几代作一次鉴定
A. 一代 B. 二代 C. 三代
D. 五代 E. 十代

90. 以下菌种保管<u>不正确</u>的是
A. 应充分了解每种细菌的不同生物性状及营养要求，以选择适宜的培养基
B. 培养后最好在细菌旺盛发育之后取出，放冰箱内保存
C. 保存菌种应做鉴定记录
D. 定期转种
E. 专人保管和发放，严格保管和发放制度

91. 下列属于真核细胞型微生物的是
A. 肺炎支原体、毛癣菌、荚膜组织胞浆菌
B. 白假丝酵母菌、新型隐球菌、普氏立克次体
C. 曲霉菌、卡氏肺孢菌、小孢子癣菌
D. 毛真菌、絮状表皮癣菌、梅毒螺旋体
E. 申克孢子丝菌、淋病奈瑟菌、卡氏枝孢霉菌

92. ELISA 检测抗原有应用价值的真菌感染为
A. 白假丝酵母菌 B. 荚膜组织胞浆菌
C. 申克孢子丝菌 D. 新型隐球菌
E. 曲霉菌

93. 有关葡萄球菌的叙述正确的是
A. 可有鞭毛产生
B. 都不能形成荚膜
C. 营养要求高
D. 触酶试验阳性

E. 对糖的发酵产酸产气

94. 经革兰染色葡萄球菌呈
A. 绿色　B. 紫色　C. 红色
D. 黑色　E. 黄色

95. 以下为肠杆菌科细菌的分类依据，但不包括
A. 细菌形态　B. 培养特性
C. 生化反应　D. 抗原性质
E. 核酸相关性

96. 分离沙门菌和志贺菌的强选择鉴别培养基是
A. NyE琼脂　B. TCBS琼脂
C. MAC琼脂　D. SS琼脂
E. MH琼脂

97. 鉴别志贺菌与无动力、乳糖阴性的大肠埃希菌，应采用
A. KIA、MIU
B. IMViC
C. 苯丙氨酸脱氨酶、葡萄糖酸盐试验
D. 乙酸钠、黏质酸盐、葡萄糖铵利用试验
E. 肠道选择鉴别培养基

98. 在SS琼脂培养基上菌落中心呈黑色的是
A. 白喉棒状杆菌　B. 大肠埃希菌
C. 福氏志贺菌　D. 肠炎沙门菌
E. 副溶血弧菌

99. 下列为沙门菌表面抗原的是
A. K抗原　B. A抗原
C. M抗原　D. V/W抗原
E. Vi抗原

100. 下列分解葡萄糖产酸不产气的菌为
A. 大肠埃希菌　B. 伤寒沙门菌
C. 副伤寒沙门菌　D. 鼠伤寒沙门菌
E. 猪霍乱沙门菌

101. 具有嗜冷性的菌为
A. 奇异变形杆菌
B. 产酸克雷伯菌
C. 小肠结肠炎耶尔森菌
D. 黏质沙雷菌
E. 摩氏摩根菌

102. 硫化氢试验阳性的是
A. 大肠埃希菌
B. 宋内志贺菌
C. 产碱普罗威登斯菌
D. 小肠结肠炎耶尔森菌
E. 弗劳地枸橼酸杆菌

103. 葡萄糖酸盐试验阳性的是
A. 大肠埃希菌
B. 痢疾志贺菌
C. 肠炎沙门菌
D. 弗劳地枸橼酸杆菌
E. 蜂房哈夫尼亚菌

104. 对气单胞菌属培养特性叙述正确的是
A. 需氧或兼性厌氧，最适生长温度55℃，0～45℃生长（＋）
B. 需氧或兼性厌氧，最适生长温度35℃，0～45℃生长（－）
C. 需氧或兼性厌氧，最适生长温度35℃，0～45℃生长（＋）
D. 厌氧，最适生长温度35℃，0～45℃生长（＋）
E. 需氧或兼性厌氧，最适生长温度55℃，0～45℃生长（－）

105. 最低杀菌浓度的英文缩写为
A. TBC　B. MBC　C. BAC
D. CBC　E. KBC

106. 在半知菌类的鉴定中有诊断意义的是
A. 大分生孢子　B. 小分生孢子
C. 有性孢子　D. 无性孢子
E. 单纯菌丝

107. 对外斐反应论述错误的是
A. 属于凝集反应
B. 用于检测患者血清中的抗体
C. 滴度在1∶160以上有诊断意义
D. 辅助诊断斑疹伤寒与恙虫病
E. 所用抗原为立克次体特异性抗原

108. 外斐反应**不能**辅助诊断的疾病是
A. 出血热　B. 腺热　C. 斑点热
D. 恙虫病　E. 斑疹伤寒

109. 以下**不适宜**做衣原体直接显微镜检查的方法为
A. 吉姆萨染色　B. 碘液染色
C. 革兰染色　D. 直接荧光
E. 间接荧光

110. 诺卡菌形态学特点的叙述正确的是
A. 革兰阴性、1%盐酸乙醇染色强阳性
B. 革兰阳性、1%盐酸乙醇染色弱阳性
C. 革兰阴性、1%盐酸乙醇染色弱阳性
D. 革兰阴性、1%盐酸乙醇染色阴性
E. 革兰阳性、1%盐酸乙醇染色强阳性

111. 对结核杆菌生化反应特性叙述正确的是
A. 发酵乳糖(+)、过氧化氢酶(-)、耐热触酶(-)
B. 发酵乳糖(-)、过氧化氢酶(+)、耐热触酶(+)
C. 发酵乳糖(-)、过氧化氢酶(+)、耐热触酶(-)
D. 发酵乳糖(+)、过氧化氢酶(+)、耐热触酶(-)
E. 发酵乳糖(-)、过氧化氢酶(-)、耐热触酶(-)

112. 狂犬病病毒外形呈
A. 球形　B. 杆状　C. 弹形
D. 砖形　E. 蝌蚪形

113. 下列**不是**新型隐球菌特性的是
A. 菌体单细胞,外包厚荚膜
B. 标本可直接用墨汁负染色后镜检
C. 在沙氏培养基上形成酵母型菌落
D. 在营养丰富的培养基上形成假菌丝
E. 在25～37℃均可生长

114. 以下正确的说法是
A. 吉姆萨染色,原体呈紫红色
B. 吉姆萨染色,始体呈紫红色
C. 吉姆萨染色,原体呈褐色
D. 吉姆萨染色,始体呈褐色
E. 吉姆萨染色,原体呈浅蓝色

115. 属于肺炎支原体非特异性血清学诊断的试验是
A. 尿素分解试验　B. TTC还原试验
C. 生长抑制试验　D. 代谢抑制试验
E. 冷凝集试验

116. 肺炎支原体**不能**呈现阳性结果的是
A. ELISA技术　B. 补体结合试验
C. 尿素分解试验　D. 葡萄糖发酵试验
E. GIT

117. 牛放线菌在脑心浸出液琼脂持续培养72h后菌落特征为
A. 黏液型、金黄色、不透明
B. 黏液型、金黄色、透明
C. 绒毛状、金黄色
D. 边缘粗糙、绿色
E. 边缘光滑、白色、不透明

118. 回归热实验室诊断主要依靠
A. 特异性抗体检测
B. 发热期血涂片检查
C. 皮肤试验
D. 病原体人工培养
E. 病原体核酸检测

119. 通过接触疫水致病的是
A. 梅毒螺旋体　B. 雅司螺旋体
C. 钩端螺旋体　D. 回归热螺旋体
E. 奋森螺旋体

120. 分离培养衣原体,**不能**使用
A. 动物接种　B. 鸡胚卵黄囊接种
C. HeLa细胞　D. 猴肾细胞
E. 人工培养基

121. 梅毒血清学试验的非密螺旋体抗原试验,所用的抗原为
A. 疏螺旋体抗原　B. 雅司螺旋体
C. 梅毒螺旋体　D. 牛心类脂质
E. 病损处组织

122. 目前用于评价HBV疫苗效果的是

A. 人原代肝细胞 B. 肝癌细胞
C. 小白鼠 D. 家兔
E. 黑猩猩

123. 如取梅毒患者硬结的分泌物做涂片检查，首选的检查方法是
A. 革兰染色后油镜检查
B. 不染色直接油镜检查
C. 暗视野显微镜检查
D. 相差显微镜检查
E. 电子显微镜检查

124. 钩端螺旋体培养的最适宜温度是
A. 18℃ B. 20℃ C. 22℃
D. 28℃ E. 35℃

125. 适合于培养钩端螺旋体的培养基是
A. 水解酪蛋白琼脂 B. 罗氏培养基
C. 鲍金培养基 D. 沙氏培养基
E. 柯氏培养基

二、以下提供若干个案例，每个案例下设若干个考题，请根据各考题题干所提供的信息，在每题下面A、B、C、D、E五个备选答案中选择一个最佳答案，并在答题卡上将相应题号的相应字母所属的方框涂黑。

A3型题

（126～127题共用题干）
一男性患者，因尿频、尿急、尿痛而就诊。

126. 如怀疑其为非淋菌性尿道炎，则临床最常见的病原体是
A. 解脲脲原体 B. 沙眼衣原体
C. 人型支原体 D. LGV衣原体
E. 梅毒螺旋体

127. 尿路感染采集的最适标本为
A. 末段尿 B. 中段尿
C. 尿道口拭子 D. 全天尿液
E. 两天尿液

（128～130题共用题干）
一青年男子出现低热和严重咳嗽1周，但无肌肉疼痛。X线胸透显示左肺叶弥散性间质性肺炎，白细胞正常。

128. 根据以上症状，最可能的诊断是
A. 肺炎链球菌肺炎
B. 肺炎支原体肺炎
C. 流行性感冒
D. 军团病
E. 严重急性呼吸综合征

129. 对上述病例最快速的确诊试验是
A. ELISA B. 动物接种
C. 冷凝集试验 D. 细胞培养
E. 直接镜检

130. 该病原体检查阳性率低的标本是
A. 鼻、咽拭子 B. 痰
C. 支气管分泌物 D. 胸腔积液
E. 血液

三、以下提供若干组考题，每组考题共同在考题前列出A、B、C、D、E五个备选答案。请从中选择一个与考题关系最密切的答案，并在答题卡上将相应题号的相应字母所属的方框涂黑。每个备选答案可能被选择一次、多次或不被选择。

B型题

（131～133题共用备选答案）
A. IgG
B. IgM
C. 非特异性抗体
D. sIgA
E. IgG和IgM

131. 肺炎支原体血清学鉴定“冷凝集”试验，检测
132. 肺炎支原体血清学鉴定ELISA，可检测
133. 肺炎支原体血清学鉴定微颗粒凝集试验，主要检测

（134～137 题共用备选答案）

A. 抗“O”试验
B. 肥达试验
C. 外斐试验
D. 冷凝集试验
E. 结核菌素试验

134. 用以辅助诊断伤寒的是
135. 用以辅助诊断风湿热的是
136. 用以辅助诊断斑疹伤寒的是
137. 用以辅助诊断支原体肺炎的是

（138～139 题共用备选答案）

A. −80℃冰箱
B. 20℃冰箱
C. 4℃冰箱
D. 室温
E. 37℃孵箱

138. 真菌培养后常保存于
139. 一般常用细菌培养后大多保存于

参考答案

1. E　2. B　3. A　4. C　5. B　6. C　7. C　8. C　9. D
10. E　11. D　12. B　13. B　14. E　15. B　16. C　17. C　18. D
19. D　20. D　21. C　22. D　23. E　24. B　25. E　26. D　27. A
28. D　29. B　30. A　31. D　32. B　33. E　34. E　35. C　36. D
37. A　38. B　39. A　40. A　41. B　42. D　43. A　44. D　45. D
46. B　47. C　48. C　49. A　50. B　51. A　52. D　53. E　54. B
55. A　56. B　57. B　58. D　59. C　60. E　61. E　62. B　63. D
64. C　65. B　66. D　67. B　68. C　69. B　70. E　71. D　72. A
73. C　74. B　75. A　76. D　77. E　78. E　79. D　80. D　81. C
82. D　83. A　84. B　85. C　86. C　87. C　88. A　89. C　90. B
91. C　92. D　93. D　94. B　95. B　96. D　97. D　98. D　99. E
100. B　101. C　102. E　103. E　104. C　105. B　106. A　107. E　108. A
109. C　110. B　111. C　112. C　113. D　114. A　115. E　116. C　117. [illegible]
118. B　119. C　120. E　121. D　122. E　123. C　124. D　125. E　126. [illegible]
127. B　128. B　129. A　130. E　131. C　132. E　133. B　134. B　135. A
136. C　137. D　138. D　139. C

专业实践能力

一、以下每一道题下面有 A、B、C、D、E 五个备选答案。请从中选择一个最佳答案，并在答题卡上将相应题号的相应字母所属的方框涂黑。

A1 型题

1. 大肠埃希菌 IMViC 试验结果是
A. − − + +　B. + − + −
C. + − − +　D. + + − −
E. − + − +

2. 肺炎克雷伯菌 IMViC 试验结果是
A. − − + +　B. + + − −
C. − + − +　D. + − + −
E. + − − +

3. 空气中细菌污染指标是测定
A. 100ml 空气中的细菌总数
B. $1m^3$ 空气中的细菌总数
C. $1m^3$ 空气中链球菌数

D. 1cm^3 空气中的细菌总数和链球菌数
E. 1m^3 空气中的细菌总数和链球菌数

4. 下列对条件致病菌表述错误的是
A. 机体正常时一般不致病
B. 机体免疫力下降时可致病
C. 寄居部位改变时可致病
D. 菌群失调时致病
E. 由其引起的体内感染称外源性感染

5. 下列细菌对干燥抵抗力最大的是
A. 肺炎链球菌　B. 脑膜炎奈瑟菌
C. 炭疽芽胞杆菌　D. 流感嗜血杆菌
E. 百日咳杆菌

6. 新生儿滴眼，预防淋病奈瑟菌感染应该用
A. 3%～5%苯酚
B. 0.05%～0.1%升汞
C. 1%硝酸银
D. 0.1%硫柳汞
E. 0.2%～0.5%氯胺

7. 用2%戊二醛对内镜消毒的作用机制是
A. 菌体蛋白质及核酸烷基化
B. 干扰氧化过程
C. 损伤细胞膜
D. 灭活氧化酶
E. 使细胞膜通透性改变

8. 将嗜热脂肪芽胞杆菌(ATCC7953)商品菌片置于灭菌器内，灭菌后的培养条件是
A. 蛋白胨水培养基 37℃，24h
B. 溴甲酚紫蛋白胨水培养基 55℃，48h
C. 酚红蛋白胨水培养基 37℃，24h
D. 甲基红蛋白胨水培养基 55℃，48h
E. 酚红蛋白胨水培养基 55℃，48h

9. 下列菌属常出现 S-R 变异的是
A. 葡萄球菌属　B. 链球菌属
C. 奈瑟菌属　D. 沙门菌属
E. 芽胞杆菌属

10. 观察真菌菌落色素应采用的培养基是
A. 沙氏培养基
B. 玉米粉培养基
C. 尿素琼脂
D. 马铃薯葡萄糖琼脂
E. 心脑浸出液葡萄糖琼脂

11. 下列可引起肺部感染的病原体中，不属于原核细胞型微生物的是
A. 肺炎支原体　B. 肺炎衣原体
C. 肺炎链球菌　D. 嗜肺军团菌
E. 白假丝酵母菌

12. 可取皮肤瘀斑涂片检查的是
A. 无菌性脑膜炎
B. 隐球菌性脑膜炎
C. 流行性脑脊髓膜炎
D. 流行性乙型脑炎
E. 结核性脑膜炎

13. 下呼吸道标本采集错误的是
A. 常采用自然咳痰法
B. 也可取咽后壁标本
C. 先用清水漱口
D. 取清晨第一口痰
E. 用药前采集

14. 消毒剂应用效果监测试验中，杀菌指数的英文缩写为
A. KI　B. KD　C. KC
D. BC　E. BT

15. 慢性感染的疾病是
A. 麻疹
B. 流感
C. 甲型肝炎
D. 结核
E. 流行性脑脊髓膜炎

16. 下列不属于持续性感染的疾病是
A. HBV　B. HIV　C. 伤寒
D. 库鲁病　E. EB病毒

17. 能引起人类化脓性感染的重要致病菌是
A. 金黄色葡萄球菌　B. 卡他布兰汉菌
C. 幽门螺杆菌　D. 普通变形杆菌
E. 深红沙雷菌

18. 关于细菌定植的表述<u>不正确</u>的是
A. 能牢固黏附在黏膜上皮细胞表面
B. 定植部位满足细菌生存必需条件
C. 无需具备逃脱能力
D. 有抗定植抵抗力的能力
E. 能对抗宿主的防御机制

19. 可从多种动物和家畜分离到，引发外源性感染的微生物是
A. 大肠埃希菌
B. 铜绿假单胞菌
C. 小肠结肠炎耶尔森菌
D. 产气肠杆菌
E. 奇异变形杆菌

20. 一般<u>无</u>隐性感染的是
A. 麻疹
B. 伤寒
C. 流行性脑脊髓膜炎
D. 白喉
E. 甲型肝炎

21. 亚急性感染的疾病是
A. 结核　B. 麻风　C. 牙龈炎
D. 麻疹　E. 流感

22. 引起慢发病毒感染的是
A. CMV　B. HBV　C. HSV
D. Prion　E. EBV

23. 下列可引发克雅病和库鲁病的是
A. CMV　B. EB病毒　C. HBV
D. HIV　E. 朊粒

24. 以三带喙库蚊为传播媒介的病毒是
A. 麻疹病毒
B. 冠状病毒
C. 轮状病毒
D. 合胞病毒
E. 流行性乙型脑炎病毒

25. 能吞噬体液中病毒免疫复合物的是
A. 中性粒细胞　B. 淋巴细胞
C. 巨噬细胞　D. 嗜酸性粒细胞
E. 嗜碱性粒细胞

26. 下列微生物可造成传染性疾病的是
A. 大肠埃希菌　B. 白假丝酵母菌
C. SARS冠状病毒　D. 表皮葡萄球菌
E. 肺炎链球菌

27. 下列疾病属于内源性感染的是
A. 细菌性痢疾　B. 假膜性肠炎
C. 艾滋病　D. 丙型肝炎
E. 肺结核

28. 采集尿液标本进行厌氧菌培养的标本留取方法是
A. 中段尿　B. 后段尿
C. 前段尿　D. 自然导尿
E. 膀胱穿刺术

29. 在高倍镜下见到来回穿梭似流星状运动的细菌，应疑似
A. 大肠埃希菌　B. 霍乱弧菌
C. 奇异变形杆菌　D. 产气肠杆菌
E. 铜绿假单胞菌

30. 细菌一般>0.25μm，电子显微镜能看清楚细菌表面和内部超微结构，是因为其波长为
A. 0.5μm　B. 5nm　C. 0.5nm
D. 0.05nm　E. 0.005nm

31. 酸性染料电离后带负电荷，细菌不易着色的原因是
A. 细菌电离后带正电荷
B. 细菌大多数带正电荷
C. 细菌大多数不带电荷
D. 细菌大多数带负电荷
E. 细菌电离后不带电荷

32. 根据CLSI2007年对MRSA诊断的标准，K-B法30μg头孢西丁抑菌圈直径为
A. ≤19mm　B. ≤20mm
C. ≤21mm　D. ≤22mm
E. ≤23mm

33. 对K-B法药敏试验表述<u>错误</u>的是
A. 试验中接种量可以标准化
B. 混合感染标本结果不明确

C. 混有杂菌标本结果不明确
D. 用纯培养物进行药敏试验
E. 在 18～24h 内可获得结果

34. 明胶培养基常采用的接种方法是
A. 涂布接种法　B. 倾注接种法
C. 穿刺接种法　D. 斜面接种法
E. 液体接种法

35. 下列初次分离须置 5% CO_2 环境才能生长良好的细菌是
A. 金黄色葡萄球菌　B. 大肠埃希菌
C. 肺炎链球菌　D. 宋内志贺菌
E. 伤寒沙门菌

36. 鉴定出血热病毒的实验室属于
A. 三级医院微生物实验室
B. BSL-4 实验室
C. BSL-3 实验室
D. BSL-2 实验室
E. BSL-1 实验室

37. 可耐受适度强酸强碱的细菌是
A. 鲍氏志贺菌　B. 霍乱弧菌
C. 结核分枝杆菌　D. 金黄色葡萄球菌
E. 铜绿假单胞菌

38. 普通光学显微镜用油镜可将 0.25μm 的细菌放大到
A. 0.5μm　B. 0.1mm　C. 0.25mm
D. 0.5mm　E. 1.0mm

39. 荧光显微镜的光源是
A. 日光灯　B. 紫外光
C. 远红外光　D. 红外光
E. 荧光

40. 可用于观察细菌内部超微结构的是
A. 荧光显微镜　B. 相差显微镜
C. 扫描电子显微镜　D. 透射电子显微镜
E. 暗视野显微镜

41. 取水样便制成悬滴标本，在暗视野见来回穿梭似流星状运动的细菌疑似为
A. 产气肠杆菌　B. 小肠耶尔森菌
C. 霍乱弧菌　D. 大肠埃希菌
E. 铜绿假单胞菌

42. 麦康凯琼脂平板中加入的指示剂是
A. 酚红　B. 中性红
C. 甲基红　D. 溴甲酚紫
E. 中国蓝

43. 观察菌落溶血情况的培养基是
A. 巧克力血平板　B. TCBS 琼脂
C. 麦康凯平板　D. 血平板
E. 伊红亚甲蓝平板

44. 分离培养嗜血杆菌的适宜培养基是
A. 血平板　B. 巧克力血平板
C. 麦康凯平板　D. SS 琼脂
E. 中国蓝平板

45. 非发酵菌鉴定的依据之一是
A. TCBS 琼脂是否生长
B. 麦康凯平板是否生长
C. 伊红亚甲蓝平板是否生长
D. SS 琼脂是否生长
E. 巧克力血平板是否生长

46. SS 琼脂成分中枸橼酸钠和煌绿能抑制的细菌是
A. 大肠埃希菌　B. 伤寒沙门菌
C. 痢疾志贺菌　D. 铜绿假单胞菌
E. 奇异变形杆菌

47. 对需氧培养法表述**错误**的是
A. 适于需氧和兼性厌氧菌的培养
B. 35℃温箱中孵育 18～24h
C. 最适合鼠疫耶尔森菌生长
D. 不能用于专性厌氧菌的培养
E. 适合葡萄球菌属细菌生长

48. 下列初次分离培养时须置 5%～10% CO_2 环境的细菌是
A. 大肠埃希菌　B. 产气肠杆菌
C. 淋病奈瑟菌　D. 铜绿假单胞菌
E. 里昂葡萄球菌

49. 半固体培养基可观察

A. 动力　　B. 混浊度
C. 沉淀　　D. 菌膜
E. 气味和色素

50. 进行L型细菌检查时胸腔积液标本应加
A. 5%NaOH无菌溶液
B. 10%H_2SO_4无菌溶液
C. 10%葡萄糖无菌溶液
D. 10%乳糖无菌溶液
E. 20%蔗糖无菌溶液

51. 下列关于L型菌的表述<u>不正确</u>的是
A. 将标本接种到高渗肉汤增菌
B. 是细胞壁缺陷型细菌
C. L型平板典型菌落为"荷包蛋"样
D. 患者标本中新分离的菌落多为颗粒型
E. 革兰染色大多呈阳性

52. 氧化发酵管可用于鉴定的细菌是
A. 大肠埃希菌　　B. 铜绿假单胞菌
C. 肺炎链球菌　　D. 普通变形杆菌
E. 腐生葡萄球菌

53. VITEK-ATB鉴定系统要求配制菌悬液的浓度是
A. 0.1麦氏单位　　B. 0.2麦氏单位
C. 0.5麦氏单位　　D. 1.0麦氏单位
E. 1.5麦氏单位

54. 关于Technicon自动药物敏感试验仪表述<u>错误</u>的是
A. 可测定抑菌圈的直径
B. 可测定抑菌圈的面积
C. 可测定菌落大小
D. 用区带分析自动测定
E. 药敏结果由计算机判定

55. 制备固体培养基最常用的凝固物质是
A. 琼脂　　B. 明胶　　C. 卵清蛋白
D. 血清　　E. 脂肪

56. 下列对琼脂表述<u>错误</u>的是
A. 是半乳糖胶
B. >98℃可溶于水
C. <45℃凝固成凝胶状态
D. 是理想的固体培养基赋形剂
E. 有营养作用

57. 含有Ⅴ因子和Ⅹ因子的分离培养基是
A. 血平板　　B. 麦康凯平板
C. 碱性琼脂　　D. 营养肉汤
E. 巧克力血平板

58. 适宜革兰阴性菌生长的弱选择性培养基是
A. 巧克力血平板　　B. 伊红美蓝平板
C. 庆大霉素琼脂　　D. SS琼脂
E. TCBS琼脂

59. 有较强抑菌力，使用时须加弱选择平板配对的培养基是
A. 血平板　　B. 麦康凯平板
C. 碱性琼脂　　D. SS琼脂
E. 巧克力血平板

60. 分离霍乱弧菌的培养基是
A. 巧克力血平板　　B. 麦康凯平板
C. 伊红亚甲蓝平板　　D. SS琼脂
E. TCBS琼脂

61. 从骨髓中分离常见病原菌应选用的培养基是
A. 巧克力血平板　　B. 麦康凯平板
C. 伊红亚甲蓝平板　　D. 血液增菌培养基
E. TCBS琼脂

62. 常用于标本增菌的培养基是
A. 血平板　　B. 麦康凯平板
C. 巧克力血平板　　D. 营养肉汤
E. 血液增菌培养基

63. 关于细菌实验室基本条件表述<u>错误</u>的是
A. 工作开始前用紫外线灯照射30min
B. 室内应备有消毒剂
C. 用过的物品及时进行灭菌消毒
D. 室内用风扇或空调降温
E. 接受标本放在指定位置

64. 无菌实验室超净台应选择的通风方式为
A. 垂直气流　　B. 循环气流
C. 水平气流　　D. 横向气流

E. 对角气流

65. 下列关于无菌实验室基本条件表述错误的是
A. 无菌室应完全封闭
B. 应隔有缓冲区
C. 用前以紫外线灯消毒 30min
D. 室内用风扇或空调降温
E. 可装置生物安全柜

66. 培养支原体的培养基不含有的成分是
A. 马血清 B. 酵母浸液
C. 牛心浸液 D. 红霉素
E. 青霉素

67. 下列微生物染色法不正确的是
A. 新型隐球菌——墨汁染色
B. 钩端螺旋体——镀银染色
C. 结核杆菌——抗酸染色
D. 立克次体——吉姆萨染色
E. 皮肤丝状菌——革兰染色

68. 对结核杆菌致病性叙述正确的是
A. 内毒素(+)、外毒素(+)、侵袭酶(-)
B. 内毒素(-)、外毒素(-)、侵袭酶(-)
C. 内毒素(+)、外毒素(-)、侵袭酶(-)
D. 内毒素(-)、外毒素(+)、侵袭酶(-)
E. 内毒素(-)、外毒素(-)、侵袭酶(+)

69. 尿素培养基中的酸碱指示剂是
A. 甲基红 B. 酚红
C. 亚甲蓝 D. 中性红
E. 溴甲酚紫

70. 不属于白假丝酵母菌特性的是
A. 在玉米粉培养基上可长出厚膜孢子
B. 在沙氏培养基上形成酵母样菌落
C. 在营养丰富培养基上长出菌丝
D. 菌体圆形或椭圆形,革兰染色阳性
E. 在含动物或人血清中可形成芽管

71. 细菌需氧培养法最常用的温度和孵育时间是
A. 4℃ 18~24h B. 28~30℃ 18h
C. 30~37℃ 24h D. 35℃ 18~24h
E. 42℃ 18~24h

72. 下列不属于厌氧培养方法的是
A. 疱肉培养法 B. 烛缸法
C. 焦性没食子酸法 D. 气袋法
E. 厌氧罐法

73. 区别变形杆菌属和普罗威登斯菌属的最佳试验是
A. 甘露醇分解试验
B. 硫化氢试验
C. 吲哚试验
D. 尿素酶试验
E. 苯丙氨酸脱氨酶试验

74. 可鉴别大肠埃希菌和伤寒沙门菌的是
A. VP 试验
B. 尿素酶试验
C. 吲哚试验
D. 枸橼酸盐利用试验
E. 苯丙氨酸脱氨酶试验

75. 可鉴别葡萄球菌属和链球菌属的是
A. 杆菌肽试验 B. CAMP 试验
C. 胆汁七叶苷试验 D. 胆汁溶菌试验
E. 过氧化氢酶试验

76. DNA 酶试验阳性的是
A. 金黄色葡萄球菌 B. 表皮葡萄球菌
C. A 群链球菌 D. B 群链球菌
E. 肺炎链球菌

77. 以下为常用的实验动物采血法,不包括
A. 鸡心脏采血
B. 家兔心脏采血
C. 家兔耳静脉采血
D. 家兔耳动脉采血
E. 绵羊颈静脉采血

78. 目前实验室保存菌种最常用而又简易的方法是
A. 液氮超低温保存法
B. 培养基保存法
C. 冷冻真空干燥法
D. 干燥保存法

E. 脱脂牛奶保存法

79. 半固体穿刺保存法一般可保存菌种的时间为
A. 1周　B. 1个月
C. 2个月　D. 3～6个月
E. 1年

80. 下呼吸道感染，合格痰标本的特点是
A. 含扁平鳞状上皮细胞较多
B. 含白细胞、脓细胞较少
C. 含支气管柱状上皮细胞较少
D. 白细胞>25个/低倍镜视野
E. 鳞状上皮细胞>10个/低倍镜视野

81. 铜绿假单胞菌在普通琼脂平板培养18～24h，菌落形态为
A. 大小不一、凹陷、边缘不齐
B. 大小不一、扁平、边缘不齐
C. 大小不一、扁平、边缘整齐
D. 大小不一、凹陷、边缘整齐
E. 大小一致、凹陷、边缘不齐

82. 初步鉴别肠道致病菌和非致病菌的重要依据是
A. IMViC试验
B. 乳糖发酵试验
C. 葡萄糖发酵试验
D. 葡萄糖酸盐利用试验
E. 苯丙氨酸脱氨酶试验

83. 男童，3岁，幼儿园进食后出现严重腹痛、血便，数日后出现少尿，同时进食的儿童也有数人出现相同症状，诊断为出血性结肠炎，其病原菌可考虑为
A. O139霍乱弧菌　B. 副溶血弧菌
C. O157：H7　D. EIEC
E. 空肠弯曲菌

84. 患者女性，25岁。尿频、尿急、尿痛3天，尿培养为革兰阴性杆菌，细菌计数10^5/ml，生化反应结果：氧化酶(－)、尿素酶(－)、靛基质(＋)，该病原菌为
A. 铜绿假单胞菌　B. 大肠埃希菌
C. 产气肠杆菌　D. 肺炎克雷伯菌
E. 普通变形杆菌

85. 患者男性，55岁。发热39.5℃，咳嗽、咳痰、胸痛2天，痰呈灰绿色，量多、黏稠，偶为血性。痰培养：血平板上为灰白色、黏液型大菌落，用接种针可拉出长丝。革兰染色为阴性杆菌，氧化酶试验阴性，苯丙氨酸脱氨酶试验阴性、葡萄糖酸盐试验阳性，此菌是
A. 铜绿假单胞菌
B. 大肠埃希菌
C. 肺炎克雷伯菌
D. 弗劳地枸橼酸杆菌
E. 普通变形杆菌

86. 患者男性，33岁。间歇发热2周，食欲减退，大便3～4次/日。查体：前胸可见红色斑丘疹，左肋缘下可触及脾脏。化验：外周血白细胞低，肥达试验结果为O 1∶80、H 1∶160、A 1∶320、B 1∶40、C 1∶40，该患者初步诊断为
A. 伤寒　B. 甲型副伤寒
C. 乙型副伤寒　D. 丙型副伤寒
E. 斑疹伤寒

87. 副溶血性弧菌具有的抗原是
A. O抗原、H抗原、K抗原
B. D抗原、H抗原、K抗原
C. F抗原、H抗原、K抗原
D. O抗原、B抗原、A抗原
E. O抗原、A抗原、C抗原

88. 分离培养解脲脲原体的气体环境是
A. 85% N_2、10% O_2、5% CO_2
B. 90% N_2、10% O_2
C. 95% N_2、5% CO_2
D. 95% N_2、5% O_2
E. 90% N_2、10% CO_2

89. 对结核杆菌生化反应特性叙述正确的是
A. 耐热磷酸酶(＋)、脲酶(＋)、中性红试验(＋)
B. 耐热磷酸酶(－)、脲酶(－)、中性红试验(＋)
C. 耐热磷酸酶(－)、脲酶(＋)、中性红试

验(－)

D. 耐热磷酸酶(－)、脲酶(＋)、中性红试验(＋)

E. 耐热磷酸酶(＋)、脲酶(＋)、中性红试验(－)

90. 弯曲菌生化反应叙述正确的是

A. 分解糖类(＋)、液化明胶(－)、分解尿素(－)

B. 分解糖类(－)、液化明胶(＋)、分解尿素(－)

C. 分解糖类(－)、液化明胶(－)、分解尿素(－)

D. 分解糖类(＋)、液化明胶(＋)、分解尿素(－)

E. 分解糖类(－)、液化明胶(＋)、分解尿素(＋)

91. 破伤风杆菌感染的处理原则是

A. 及时处理,尽快缝合

B. 及时处理,缝合、表皮消毒

C. 及时处理,扩创、冲洗、切除坏死组织

D. 及时处理,冲洗表皮

E. 及时处理,冲洗表皮、缝合伤口

92. 关于肉毒梭菌的生物学性状叙述正确的是

A. 普通琼脂不生长、血平板生长、8 个毒素抗原型

B. 普通琼脂不生长、血平板不生长、8 个毒素抗原型

C. 普通琼脂生长、血平板生长、16 个毒素抗原型

D. 普通琼脂生长、血平板生长、24 个毒素抗原型

E. 普通琼脂生长、血平板生长、8 个毒素抗原型

93. 关于肉毒毒素叙述正确的是

A. 肉毒毒素耐热、煮沸 10min 不破坏

B. 肉毒毒素耐热、煮沸 20min 不破坏

C. 肉毒毒素不耐热、煮沸 1min 破坏

D. 肉毒毒素耐热、煮沸 30min 不破坏

E. 肉毒毒素耐热、煮沸 40min 不破坏

94. 关于产单核李斯特菌抗原性叙述正确的是

A. 有菌体抗原,无鞭毛抗原

B. 有鞭毛抗原,无菌体抗原

C. 有菌体抗原,有鞭毛抗原

D. 根据菌体抗原的不同,将其分为 4 个血清型

E. 根据鞭毛抗原的不同,将其分为 4 个血清型

二、以下提供若干组考题,每组考题共同在考题前列出 A、B、C、D、E 五个备选答案。请从中选择一个与考题关系最密切的答案,并在答题卡上将相应题号的相应字母所属的方框涂黑。每个备选答案可能被选择一次、多次或不被选择。

B 型题

(95～96 题共用备选答案)

进一步鉴别 O-1 群霍乱弧菌生物型,符合要求的试验是

A. 多黏菌素 B 敏感试验(＋)、V-P 试验(－)

B. 多黏菌素 B 敏感试验(－)、V-P 试验(－)

C. 多黏菌素 B 敏感试验(＋)、V-P 试验(＋)

D. 多黏菌素 B 敏感试验(－)、V-P 试验(＋)

E. 凝固酶试验(＋)、溶血试验(＋)

95. 霍乱弧菌古典生物型

96. 霍乱弧菌 E1Tor 生物型

(97～98 题共用备选答案)

A. 18～24h

B. 2～4 天

C. 半个月

D. 1 个月

E. 3 个月

97. 普通琼脂斜面于 4℃冰箱中保存菌种,移种

时间间隔为
98. 新分离的肺炎链球菌，移种时间间隔为

(99～103 题共用备选答案)
A. 封闭性脓肿厌氧菌标本收集方法
B. 胸腔厌氧菌标本收集方法
C. 组织标本的厌氧菌收集方法
D. 尿道厌氧菌标本收集方法
E. 窦道厌氧菌标本收集方法
99. 针管抽取
100. 无菌切开术
101. 胸腔穿刺术
102. 膀胱穿刺术
103. 塑料导管穿入吸出术

(104～108 题共用备选答案)
A. 菌体一端或两端膨大，有异染颗粒
B. 20℃有动力，37℃动力缓慢
C. 粗糙型菌落涂片，菌体形态似放线菌
D. 革兰染色阴性或阳性，着色不均
E. 革兰阳性大杆菌，竹节状排列
104. 加特纳菌属的特点是
105. 白喉杆菌的特点是
106. 炭疽杆菌的特点是
107. 产单核李斯特菌的特点是
108. 红斑丹毒丝菌的特点是

(109～113 题共用备选答案)
A. 平板划线分离法
B. 斜面接种法
C. 涂布接种法
D. 穿刺接种法
E. 倾注平板法
109. 明胶试验选择的接种方法是
110. 测定尿液细菌数常选用的接种方法是
111. 单个菌落的纯培养应选择的接种方法是
112. 纸片法药敏试验需进行细菌接种的方法是
113. 双糖管试验应选用的接种方法是

(114～117 题共用备选答案)
A. 眼结膜病灶刮片
B. 腹股沟淋巴结脓液
C. 咽拭子
D. 血液
E. 尿液
114. 沙眼患者检查标本
115. 性病淋巴肉芽肿患者检查标本
116. 鹦鹉热衣原体感染检查标本
117. 肺炎衣原体感染检查标本

(118～120 题共用备选答案)
A. 伤寒
B. 斑疹伤寒
C. 恙虫病
D. 登革热
E. 斑点热
118. 外斐反应：OX_{19}＋＋＋＋、OX_2＋、OX_K 阴性，可能的诊断是
119. 外斐反应：OX_{19} 阴性、OX_2 阴性、OX_K＋＋＋＋，可能的诊断是
120. 外斐反应：OX_{19}＋＋＋＋或＋、OX_2＋或＋＋＋、OX_K 阴性，可能的诊断是

(121～123 题共用备选答案)
A. 非特异性凝集反应
B. 特异性凝集反应
C. 补体结合反应
D. 荧光免疫反应
E. 中和反应
121. 外斐反应是
122. 抗"O"试验是
123. 肥达试验是

(124～126 题共用备选答案)
A. 触酶(＋)、1%甘氨酸(＋)、H_2S(－)、43℃生长(－)
B. 触酶(＋)、1%甘氨酸(－)、H_2S(－)、43℃生长(－)
C. 触酶(＋)、马尿酸(＋)、脲酶(－)
D. 触酶(＋)、马尿酸(－)、H_2S(－)
E. 触酶(－)、1%甘氨酸(＋)、43℃生长(＋)
124. 大肠弯曲菌
125. 空肠弯曲菌
126. 痰液弯曲菌痰液亚种

(127～128 题共用备选答案)
A. 触酶(＋)、脲酶(＋)、25℃均生长
B. 触酶(＋)、脲酶(＋)、43℃均生长

C. 触酶(+)、脲酶(+)、25℃不生长
D. 触酶(+)、脲酶(-)、1%甘氨酸(-)
E. 触酶(+)、脲酶(-)、1%甘氨酸(+)

127. 胎儿弯曲菌胎儿亚种
128. 幽门螺杆菌

(129～133 题共用备选答案)
A. MRSA
B. VRE
C. PRSP
D. ESBL
E. VISA

129. 金黄色葡萄球菌对万古霉素体外药敏试验结果中介耐药
130. 肺炎链球菌对青霉素体外药敏试验结果耐药
131. 大肠埃希菌对头孢噻肟、头孢他啶和氨曲南体外药敏试验结果均耐药
132. 肠球菌对万古霉素体外药敏试验结果耐药
133. 金黄色葡萄球菌选用 K-B 法按 CLSI 标准进行头孢西丁试验，结果为直径≤21mm

参 考 答 案

1. D	2. A	3. E	4. E	5. C	6. C	7. A	8. B	9. D
10. D	11. E	12. C	13. B	14. A	15. D	16. C	17. A	18. C
19. C	20. A	21. C	22. D	23. E	24. E	25. C	26. C	27. B
28. E	29. B	30. E	31. D	32. C	33. A	34. C	35. C	36. B
37. C	38. C	39. B	40. D	41. C	42. B	43. D	44. B	45. B
46. A	47. C	48. C	49. A	50. E	51. E	52. B	53. C	54. C
55. A	56. E	57. E	58. B	59. D	60. E	61. D	62. D	63. D
64. A	65. D	66. D	67. E	68. B	69. B	70. C	71. D	72. B
73. B	74. C	75. E	76. A	77. D	78. B	79. D	80. D	81. B
82. B	83. C	84. B	85. C	86. B	87. A	88. C	89. D	90. C
91. C	92. E	93. C	94. C	95. A	96. D	97. D	98. B	99. A
100. C	101. B	102. D	103. E	104. D	105. A	106. E	107. B	108. C
109. D	110. E	111. B	112. C	113. D	114. A	115. B	116. D	117. C
118. B	119. C	120. E	121. A	122. E	123. B	124. D	125. C	126. E
127. E	128. C	129. E	130. C	131. D	132. B	133. A		

寄生虫学及检验

基础知识

以下每一道题下面有A、B、C、D、E五个备选答案。请从中选择一个最佳答案，并在答题卡上将相应题号的相应字母所属的方框涂黑。

A1型题

1. 土源性蠕虫是指
   A. 必须经皮肤感染
   B. 完成生活史无需中间宿主
   C. 完成生活史必须有中间宿主
   D. 必须经口感染
   E. 必须在外界发育

2. 线虫幼虫在发育过程中最显著的特征是
   A. 都经自由生活阶段
   B. 都有蜕皮过程
   C. 幼虫只在宿主体内蜕皮
   D. 幼虫均需经宿主肺部移行
   E. 虫卵孵出的幼虫就有感染性

3. 幼虫期能使人感染的蠕虫是
   A. 猪带绦虫和旋毛虫
   B. 钩虫和蛲虫
   C. 牛带绦虫和包生绦虫
   D. 猪带绦虫和蛲虫
   E. 蛔虫和钩虫

4. 具有夜现周期性的寄生虫是
   A. 蠕形住肠线虫　B. 丝虫
   C. 钩虫　D. 旋毛形线虫
   E. 似蚓蛔线虫

5. 丝虫寄生在人体的
   A. 血管内　B. 肌肉内
   C. 泌尿道　D. 淋巴系统
   E. 肠道内

6. 可鉴别班氏吴策线虫和马来布鲁线虫的阶段是
   A. 微丝蚴　B. 杆状蚴　C. 丝状蚴
   D. 腊肠蚴　E. 虫卵

7. 吸虫生活史中第一中间宿主是
   A. 人和其他哺乳动物
   B. 水生植物
   C. 淡水螺
   D. 水生动物
   E. 禽类

8. 日本血吸虫的中间宿主为

A. 赤豆螺　B. 扁卷螺　C. 川卷螺
D. 钉螺　E. 拟钉螺

9. 有关卫氏并殖吸虫的形态特征表述**错误**的是
A. 成虫呈半粒黄豆大小，腹面扁平，背面隆起
B. 睾丸7个，成串排列
C. 睾丸分支，左右并列
D. 卵巢分叶，并与子宫并列
E. 虫卵较蛔虫卵大，椭圆形，卵盖大，卵壳厚薄不均，内含1个卵细胞和10余个卵黄细胞

10. 关于日本血吸虫形态和结构的描述，正确的是
A. 虫体背腹扁平
B. 雌雄异体
C. 有完整的消化道
D. 有2个分支的睾丸
E. 口吸盘位于虫体的前端，腹吸盘位于虫体的中部

11. 没有卵盖的吸虫卵为
A. 日本血吸虫卵
B. 华支睾吸虫卵
C. 卫氏并殖吸虫卵
D. 布氏姜片吸虫卵
E. 斯氏狸殖吸虫卵

12. 以尾蚴为感染阶段的吸虫是
A. 华支睾吸虫　B. 布氏姜片虫
C. 卫氏并殖吸虫　D. 斯氏狸殖吸虫
E. 日本血吸虫

13. 日本血吸虫进入人体后的移行途径为
A. 口→小肠→肠系膜血管
B. 口→小肠→结肠→结肠壁血管
C. 皮肤→静脉或淋巴管→右心、肺血管→主动脉→全身微血管
D. 皮肤→静脉或淋巴管→右心、肺血管→主动脉→肠系膜动脉
E. 皮肤→静脉或淋巴管→右心、肺血管→主动脉→肠系膜静脉

14. 日本血吸虫虫卵主要沉积于人体的
A. 肝脏　B. 小肠肠壁
C. 膀胱组织　D. 结肠肠壁
E. 肝脏和结肠肠壁

15. 有关绦虫成虫的特征描述**错误**的是
A. 均为雌雄同体　B. 虫体扁平分节
C. 头上有固着器官　D. 睾丸滤泡状
E. 消化道简单

16. 人既可作为中间宿主，又可作为终宿主的寄生虫是
A. 链状带绦虫　B. 肥胖带绦虫
C. 华支睾吸虫　D. 布氏姜片吸虫
E. 日本血吸虫

17. 牛带绦虫对人体的感染阶段是
A. 虫卵　B. 裂头蚴　C. 钩球蚴
D. 棘球蚴　E. 囊尾蚴

18. 细粒棘球绦虫的成虫寄生在
A. 马和牛的小肠　B. 人的小肠
C. 狗的小肠　D. 人的肝脏
E. 人的腹腔

19. 细粒棘球绦虫的感染阶段是
A. 囊尾蚴　B. 六钩蚴　C. 虫卵
D. 棘球蚴　E. 成虫

20. 下列能在人体内完成生活史的全部过程的蠕虫是
A. 旋毛虫　B. 猪带绦虫
C. 微小膜壳绦虫　D. 丝虫
E. 牛带绦虫

21. 可引起自体内感染的绦虫是
A. 蛔虫和鞭虫
B. 肺吸虫和肝吸虫
C. 旋毛虫和蛲虫
D. 猪带绦虫和短膜壳绦虫
E. 牛带绦虫和包生绦虫

22. 链状带绦虫的感染阶段为
A. 虫卵　B. 囊尾蚴
C. 似囊尾蚴　D. 虫卵与囊尾蚴

E. 虫卵与似囊尾蚴

23. 关于链状带绦虫成虫的描述，正确的是
A. 虫体乳白色，长4～8m
B. 虫体由1000～2000节组成
C. 头节呈方形，有吸盘、顶突
D. 成节卵巢分左、右两叶
E. 孕节的子宫侧支数为7～13支

24. 微小膜壳绦虫的感染阶段是
A. 虫卵、囊尾蚴
B. 囊尾蚴、似囊尾蚴
C. 似囊尾蚴、囊蚴
D. 六钩蚴、囊尾蚴
E. 虫卵、似囊尾蚴

25. 对阿米巴滋养体描述正确的是
A. 溶组织内阿米巴原虫细胞核大，常偏于一侧
B. 结肠内阿米巴原虫的细胞核小，常位于中央
C. 溶组织内阿米巴原虫的核仁小，居核中央
D. 结肠内阿米巴原虫的核仁大，居中
E. 溶组织内阿米巴原虫核周染粒粗大，分布不均匀

26. 溶组织内阿米巴生活史的基本过程是
A. 包囊—大滋养体—成熟包囊
B. 滋养体—成熟包囊—滋养体
C. 成熟包囊—大滋养体—小滋养体
D. 成熟包囊—滋养体—包囊
E. 滋养体—包囊

27. 不符合杜氏利什曼原虫特征的是
A. 前鞭毛体具鞭毛一根
B. 无鞭毛体寄生于组织细胞内
C. 生活史中均为无性繁殖
D. 有波动膜
E. 以白蛉为传播媒介

28. 贾第虫区别于阴道滴虫的形态特征是
A. 多鞭毛
B. 体圆形
C. 有细胞核
D. 具吸盘
E. 具后鞭毛

29. 疟原虫的生活史为
A. 蚊唾腺→蚊胃→人肝细胞→人红细胞→蚊唾腺
B. 人肝细胞→蚊胃→蚊唾腺→人红细胞→蚊唾腺
C. 人红细胞→人肝细胞→蚊唾腺→蚊胃→蚊唾腺
D. 人肝细胞→人红细胞→蚊唾腺→蚊胃→蚊唾腺
E. 蚊唾腺→人肝细胞→人红细胞→蚊胃→蚊唾腺

30. 下列表示间日疟原虫红内期裂殖体已成熟的是
A. 被寄生的红细胞涨大
B. 裂殖体内开始出现疟色素
C. 裂殖子数目在12个以上
D. 红细胞内出现了薛氏小点
E. 薛氏小点集中成团

参 考 答 案

1. B	2. B	3. A	4. B	5. D	6. A	7. C	8. D	9. B
10. B	11. A	12. E	13. E	14. E	15. E	16. A	17. E	18. C
19. C	20. C	21. D	22. D	23. E	24. E	25. C	26. D	27. D
28. D	29. E	30. C						

相关专业知识

以下每一道题下面有 A、B、C、D、E 五个备选答案。请从中选择一个最佳答案，并在答题卡上将相应题号的相应字母所属的方框涂黑。

A1 型题

1. 并殖吸虫病的感染主要是由于
   A. 生食或半生食淡水鱼
   B. 生食或半生食蛙肉
   C. 生食或半生食溪蟹
   D. 生食或半生食淡水螺
   E. 生食或半生食水生植物

2. 卫氏并殖吸虫的感染方式是
   A. 经口　B. 经皮肤
   C. 自体感染　D. 接触感染
   E. 经胎盘感染

3. 华支睾吸虫感染人体的方式为
   A. 经口感染　B. 经皮肤感染
   C. 经媒介昆虫叮咬　D. 经输血
   E. 先天性感染

4. 不是华支睾吸虫传染源的是
   A. 患者　B. 带虫者　C. 淡水鱼
   D. 猫　E. 犬

5. 预防卫氏并殖吸虫感染的关键是
   A. 加强粪便管理
   B. 加强卫生宣传教育，不生食或半生食溪蟹、蝲蛄
   C. 禁止随地吐痰
   D. 治疗患者、捕杀病兽
   E. 消灭川卷螺

6. 环卵沉淀试验可用于诊断
   A. 猪囊虫病　B. 旋毛虫病
   C. 肺吸虫病　D. 日本血吸虫病
   E. 黑热病

7. 斯氏狸殖吸虫与卫氏并殖吸虫比较，错误的是
   A. 虫卵均在水中发育为毛蚴钻入淡水螺
   B. 第二中间宿主均为溪蟹
   C. 感染阶段均为囊蚴
   D. 均为查痰液中的虫卵确诊
   E. 均可引起皮下包块

8. 日本血吸虫卵能进入肠腔随粪便排出体外，最主要的原因是
   A. 肠蠕动增强
   B. 腹内压增加
   C. 血管内压增加
   D. 卵内毛蚴分泌物破坏肠壁
   E. 毒素破坏肠壁

9. 日本血吸虫对人的危害主要是由于虫卵
   A. 机械性阻塞血管
   B. 作为异物，刺激周围组织发生炎症
   C. 分泌的可溶性虫卵抗原导致虫卵肉芽肿形成
   D. 沉积在组织、器官中压迫周围组织
   E. 虫卵死亡后造成周围组织的变态反应

10. 人感染日本血吸虫是由于皮肤接触
    A. 急性血吸虫病患者的粪便
    B. 慢性血吸虫病患者的粪便
    C. 晚期血吸虫病患者的粪便
    D. 水中的日本血吸虫尾蚴
    E. 水中的日本血吸虫毛蚴

11. 日本血吸虫感染人体后产生的免疫力能杀伤再进入体内的
    A. 雌虫　B. 雄虫　C. 童虫
    D. 虫卵　E. 尾蚴

12. 人感染日本血吸虫产生的免疫为
    A. 带虫免疫

B. 伴随免疫
C. 终身免疫
D. 缺少有效的保护性免疫
E. 消除性免疫

13. 人食生牛肉可能患
A. 囊虫病　B. 带绦虫病
C. 华支睾吸虫病　D. 布氏姜片吸虫病
E. 日本血吸虫病

14. 有关带绦虫病的诊断<u>不正确</u>的是
A. 可用饱和盐水浮聚法粪检虫卵
B. 用肛门拭子法查获虫卵的机会较粪检为少
C. 粪便中检得孕节也可确诊
D. 猪带绦虫和牛带绦虫虫卵难以作鉴别
E. 必要时可适用驱虫确诊

15. 预防链状带绦虫感染的关键是
A. 加强粪便管理
B. 加强肉类检疫
C. 改进养猪方法
D. 治疗患者
E. 改进不卫生的食肉习惯

16. 棘球蚴病的最后确诊取决于
A. 询问病史，了解患者有无与羊、犬等动物的接触史
B. CT、放射性核素扫描
C. X线、超声波检查
D. 免疫学检查
E. 手术取出棘球蚴

17. 新鲜人粪污染了饮水，可能感染
A. 弓形虫　B. 钩虫
C. 蛔虫　D. 鞭虫
E. 溶组织内阿米巴

18. 防治阿米巴病<u>错误</u>的是
A. 治疗带虫者　B. 治疗患者
C. 注意经口感染　D. 防蝇灭蝇
E. 消灭保虫宿主

19. 广谱驱肠道原虫的药物是
A. 氯喹　B. 槟榔和南瓜子
C. 甲苯咪唑　D. 甲硝唑
E. 吡喹酮

20. 溶组织内阿米巴的传染源是
A. 急性阿米巴痢疾患者
B. 阿米巴肺脓肿患者
C. 动物保虫宿主
D. 阿米巴包囊的携带者
E. 阿米巴性肉芽肿患者

21. 防治黑热病主要应采取以下措施，<u>除外</u>
A. 治疗患者　B. 捕杀病犬
C. 消灭白蛉　D. 讲究个人卫生
E. 加强个人防护

22. 阴道毛滴虫的传染途径是
A. 血液传播　B. 母婴传播
C. 经口误食　D. 直接和间接传播
E. 昆虫叮咬

23. 需要媒介传播的寄生虫是
A. 杜氏利什曼原虫
B. 口腔毛滴虫
C. 脆弱双核阿米巴
D. 蓝氏贾第鞭毛虫
E. 人毛滴虫

24. 人感染疟原虫后所表现的免疫类型是
A. 缺乏有效免疫　B. 带虫免疫
C. 伴随免疫　D. 消除免疫
E. 非消除性免疫

25. 疟疾的传染源为
A. 体内有裂殖体的现症患者和带虫者
B. 体内有环状体的现症患者和带虫者
C. 体内有滋养体的现症患者和带虫者
D. 体内有子孢子的现症患者和带虫者
E. 体内有配子体的现症患者和带虫者

26. 成人型肺孢子虫肺炎多发生于
A. 正常人群
B. 儿童
C. 免疫功能缺陷或低下者
D. 营养不良者
E. 伴发肺部细菌性感染者

27. 经输血传播的疟原虫发育期是
A. 配子体　B. 红外期裂殖子
C. 合子　D. 红内期
E. 子孢子

28. 疟疾现症患者临床常用的抗疟药是
A. 青蒿素加乙胺嘧啶
B. 伯胺喹啉加氯喹
C. 乙胺嘧啶加咯萘啶
D. 双氢青蒿素加氯喹
E. 蒿甲醚加乙胺嘧啶

29. 不适于白纹伊蚊孳生的环境是
A. 树洞　B. 竹筒　C. 盆、罐
D. 稻田　E. 废轮胎

30. 蚤传播地方性斑疹伤寒是由于
A. 病原体在蚤唾腺内繁殖，吸血时注入人体
B. 病原体被蚤体表的鬃毛携带，污染食物，经口感染
C. 病原体在蚤胃上皮细胞内繁殖，细胞破裂后随粪便排出，污染伤口而感染
D. 病原体在蚤体腔内繁殖，蚤体破碎后污染伤口而感染
E. 病原体在蚤胃繁殖堵塞前胃，吸血时血液倒流将病原体冲入伤口

参考答案

1. C　2. A　3. A　4. C　5. B　6. D　7. D　8. D　9. C
10. D　11. C　12. B　13. B　14. B　15. E　16. E　17. E　18. E
19. D　20. D　21. D　22. D　23. A　24. B　25. E　26. C　27. D
28. B　29. D　30. C

专业知识

一、以下每一道题下面有 A、B、C、D、E 五个备选答案，请从中选择一个最佳答案，并在答题卡上将相应题号的相应字母所属的方框涂黑。

A1 型题

1. 日本血吸虫对人体危害最大的虫期是
A. 尾蚴　B. 毛蚴　C. 童虫
D. 胞蚴　E. 虫卵

2. 异位血吸虫病最常见的部位是
A. 肺、皮肤　B. 脑、脾　C. 脾、肾
D. 胰、脾　E. 脑、肺

3. 猪带绦虫病确诊的依据是
A. 粪便中查到带绦虫卵
B. 粪便中发现链状带绦虫孕节
C. 皮下触到囊虫结节
D. 血清中检出绦虫抗体
E. 肛门拭子法查虫卵

4. 细粒棘球绦虫的致病阶段是
A. 原头蚴　B. 成虫　C. 棘球蚴
D. 虫卵　E. 六钩蚴

5. 在人体棘球蚴最常见的寄生部位是
A. 肝脏　B. 肺脏　C. 脑
D. 腹腔　E. 脾脏

6. 最适于用透明胶纸肛周粘贴法检查虫卵的寄生虫有
A. 链状带绦虫和蠕形住肠线虫
B. 微小膜壳绦虫和肥胖带绦虫
C. 卫氏并殖吸虫和布氏姜片吸虫
D. 毛首鞭形线虫和链状带绦虫
E. 肥胖带绦虫和蠕形住肠线虫

7. 急性阿米巴病的常用病原诊断方法是

A. 碘液染色法
B. 生理盐水直接涂片法
C. 饱和盐水漂浮法
D. 厚血膜涂片法
E. 粪便水洗沉淀法

8. 可能检出溶组织内阿米巴包囊的标本是
A. 脓肿穿刺液
B. 痰液
C. 黏液脓血便
D. 肠病变部位的刮取物
E. 成形便

9. 检查溶组织内阿米巴包囊最常用的方法是
A. 生理盐水涂片法
B. 十二指肠引流法
C. 粪便水洗沉淀法
D. 碘液染色法
E. 乙状结肠镜活组织检查

10. 人体内侵袭性阿米巴是指
A. 溶组织内阿米巴
B. 迪斯帕内阿米巴
C. 齿龈内阿米巴
D. 结肠内阿米巴
E. 微小内蜒阿米巴

11. 杜氏利什曼原虫寄生于人体的
A. 肝细胞　　B. 红细胞
C. 巨噬细胞　　D. 脑细胞
E. 中性粒细胞

12. 诊断黑热病常用的方法是
A. 根据患者的临床表现
B. 取血涂片镜检
C. 取血清作水试验、锑试验
D. 免疫诊断
E. 穿刺骨髓涂片镜检

13. 蓝氏贾第鞭毛虫主要寄生于宿主的
A. 胆囊　　B. 十二指肠
C. 结肠　　D. 回盲部
E. 小肠

14. 十二指肠引流法可用于检查
A. 溶组织内阿米巴、肝吸虫卵
B. 血吸虫卵、蓝氏贾第鞭毛虫
C. 蓝氏贾第鞭毛虫、肝吸虫卵
D. 钩虫卵、溶组织内阿米巴
E. 蓝氏贾第鞭毛虫、肠吸虫卵

15. 检查阴道毛滴虫的常用方法是
A. 血液涂片法
B. 粪便检查法
C. 阴道内镜检查
D. 阴道分泌物生理盐水涂片镜检
E. 尿液检查法

16. 阴道毛滴虫具有较强抵抗力的时期是
A. 包囊　　B. 滋养体
C. 成熟包囊　　D. 卵囊
E. 无鞭毛体

17. 包囊作为感染阶段的鞭毛虫是
A. 杜氏利什曼原虫　B. 阴道毛滴虫
C. 蓝氏贾第鞭毛虫　D. 脆弱双核阿米巴
E. 人毛滴虫

18. 可引起疟疾复发的虫期为
A. 迟发型子孢子　　B. 速发型子孢子
C. 红内期无性体　　D. 红内期有性体
E. 红外期裂殖子

19. 疟疾的再燃是由于
A. 肝脏内残存的疟原虫进入血液
B. 血液内有残存的红内期的疟原虫
C. 迟发型子孢子进入血液
D. 速发型子孢子进入血液
E. 休眠期疟原虫进入血液

20. 隐孢子虫主要寄生在
A. 肠腔　　B. 小肠上皮细胞
C. 腹腔　　D. 体液
E. 肺

21. 结肠小袋纤毛虫致病主要是由于
A. 红细胞为主要营养来源
B. 机械性隔离作用
C. 夺取大量营养
D. 机械性压迫作用

E. 滋养体侵入肠壁组织，形成溃疡

22. 疟原虫对人体的主要致病阶段是
A. 红内期 B. 配子体 C. 子孢子
D. 红外期 E. 卵囊

23. 恙螨幼虫传播恙虫病是由于
A. 叮刺宿主时，病原体随唾液被注入
B. 体表携带的病原体污染叮刺伤口
C. 病原体随粪便排出后污染伤口
D. 虫体被挤碎后病原体污染伤口
E. 病原体污染食物，经口感染

24. 检查蠕形螨最常用的方法是
A. 活组织检查法
B. 挤压涂片法或透明胶纸粘贴法
C. 血液涂片法
D. 粪便涂片法
E. 免疫学试验

25. 患者男性，四川籍。腹壁、腰背部发现多发性游走性皮下结节，活检见结节内有隧道样窟穴及夏科-雷登晶体，有弥漫性嗜酸性粒细胞浸润，但未见虫卵及虫体，应考虑是
A. 肝吸虫病 B. 肠吸虫病
C. 并殖吸虫病 D. 血吸虫病
E. 阿米巴病

二、以下提供若干个案例，每个案例下设若干个考题，请根据各考题题干所提供的信息，在每题下面 A、B、C、D、E 五个备选答案中选择一个最佳答案，并在答题卡上将相应题号的相应字母所属的方框涂黑。

A3 型题

（26～27 题共用题干）

患者女性，14 岁，山西省灵丘县人，因腹部剧烈疼痛入院。询问病史：患者饭前便后常不洗手，近 1 年来，脐周围间歇性疼痛，饮食欠佳，消瘦。近几天，腹痛加剧，摸到左腹部有一肿物，且 2 天未大便，数月前大便中发现过蛔虫，但未服过驱虫药。入院时查体：痛苦面容，触及左下腹部有索条物，有压痛。

26. 患者应诊断为
A. 腹膜炎 B. 肠炎
C. 肠溃疡 D. 蛔虫性肠梗阻
E. 胆道蛔虫症

27. 下列防治蛔虫感染的措施中<u>不包括</u>
A. 注意个人卫生，饭前便后要洗手
B. 粪便无害化处理
C. 普查普治，用甲苯咪唑治疗患者和带虫者
D. 不喝生水，不吃生肉
E. 生吃蔬菜、瓜果要洗净

（28～29 题共用题干）

患者男性，26 岁，山东人。畏寒、发热（低热）1 个月，排米汤样尿 6 天。患者间歇性发热数年。查体：双下肢水肿，尿液米汤样混浊。患者入院后 2 天，又排乳糜尿 3400ml，出现疲乏、神萎、恶心、呕吐 2 次，面色苍白、四肢发冷，体温不高（36℃）；脉搏快 112 次/分，双下肢抽搐，血压 8/5kPa，血检微丝蚴阳性。经给予抗休克处理，乳糜尿量减少，每日尿量 800～1100ml，住院 5 天出院。

28. 该患者诊断的主要依据是
A. 长期间歇性发热
B. 尿液混浊，排米汤样尿
C. 血检微丝蚴阳性
D. 下肢水肿
E. 消瘦、精神萎靡

29. 引起本病的寄生虫是
A. 美洲板口线虫
B. 马来布鲁线虫
C. 班氏吴策线虫
D. 旋毛形线虫
E. 十二指肠钩口线虫

（30～32 题共用题干）

患者男性，46 岁，因肌肉酸痛 1 个月，头痛，头晕，恶心，呕吐，少语而就诊入院。既往史

有高血压。查体 T 36℃，BP 24/14kPa。眼底双侧视乳头轻度水肿，无出血。脑脊液压力 2.16kPa，蛋白(＋)。颅脑 CT 示：额叶 2cm×3cm 大小低密度灶，第四脑室轻度扩大。拟诊为脑梗死。入院后，经降颅压，静滴 706 代血浆、曲克芦丁、蝮蛇抗栓酶等，治疗 10 天，症状加重，出现视力模糊，抽风，重新考虑诊断。经详细询问病史及查体，发现患者经常吃“烤猪肉串”；胸前区有多个皮下活动性结节。

30. 患者感染是因为误食了
 A. 虫卵　B. 囊尾蚴
 C. 棘球蚴　D. 囊蚴
 E. 似囊尾蚴

31. 最可能的诊断是
 A. 并殖吸虫病
 B. 猪带绦虫病和囊虫病
 C. 牛带绦虫病和囊虫病
 D. 血吸虫病
 E. 猪带绦虫病和包虫病

32. 除阿苯达唑外，治疗本病的常用有效药物是
 A. 伯氨喹　B. 吡喹酮
 C. 甲硝唑　D. 槟榔
 E. 乙胺嗪

参 考 答 案

1. E	2. E	3. B	4. C	5. A	6. E	7. B	8. E	9. D
10. A	11. C	12. E	13. B	14. C	15. D	16. B	17. C	18. A
19. B	20. B	21. E	22. A	23. A	24. B	25. C	26. D	27. D
28. C	29. C	30. B	31. B	32. B				

专业实践能力

一、以下每一道题下面有 A、B、C、D、E 五个备选答案，请从中选择一个最佳答案，并在答题卡上将相应题号的相应字母所属的方框涂黑。

A1 型题

1. 棘球蚴病的防治与下列因素无关的是
 A. 可采用手术摘除治疗
 B. 对牧犬定期进行药物驱虫
 C. 加强卫生宣传，注意个人卫生
 D. 不用病畜内脏喂狗
 E. 加强人粪管理

2. 关于溶组织内阿米巴的致病机制，正确的是
 A. 发病的潜伏期短，感染后几天就可发病
 B. 滋养体接触肠黏膜释放细胞致病因子破坏靶细胞
 C. 滋养体吞噬细菌和淀粉颗粒
 D. 溃疡之间的肠黏膜也有病变
 E. 患者外周血的嗜酸性粒细胞明显增高

3. 能造成消化道损伤的医学昆虫有
 A. 疥螨　B. 蠕形螨　C. 蝇蛆
 D. 蚤　E. 虱

4. 肠外阿米巴最常见于
 A. 肝脏　B. 脑　C. 肺脏
 D. 心脏　E. 脾脏

5. 痢疾阿米巴肠内典型的病理学变化是
 A. 肠壁形成虫卵肉芽肿
 B. 肠壁出现烧瓶样溃疡
 C. 肠壁多个部位出血
 D. 形成肠梗阻
 E. 抗原抗体复合物所致的变态反应

6. 不属于黑热病的主要临床表现的是
 A. 不规则发热　B. 贫血

C. 肝脾肿大　D. 腹泻
E. 长期营养不良

7. 蓝氏贾第鞭毛虫病的主要临床表现是
A. 腹痛和腹泻　B. 发热和腹泻
C. 腹泻和吸收不良　D. 腹痛和吸收不良
E. 腹泻和脓血便

8. 滴虫性阴道炎最常见的症状是
A. 外阴水肿
B. 尿中带血
C. 发热
D. 月经不调
E. 阴部瘙痒，白带增多

9. 阴道毛滴虫的致病机制主要是
A. 原虫侵入阴道上皮
B. 原虫溶解阴道上皮
C. 妨碍乳酸杆菌的糖原酵解作用
D. 增强乳酸杆菌的糖原酵解作用
E. 机械性刺激和化学毒素作用

10. 可由怀孕母亲传染胎儿引起畸胎或死胎的寄生虫是
A. 血吸虫　B. 旋毛虫　C. 钩虫
D. 弓形虫　E. 丝虫

11. 急性弓形虫病的主要致病阶段是
A. 缓殖子　B. 裂殖体　C. 速殖子
D. 子孢子　E. 配子体

12. 诊断间日疟和三日疟原虫感染者，采血时间应在
A. 发热时
B. 发作后数小时至 10 小时
C. 发热间隔时间
D. 第二次发作时
E. 潜伏期

13. 蠕形螨的感染方式主要是通过
A. 虫卵污染食物或饮水经口感染
B. 媒介昆虫叮咬吸血感染
C. 直接接触或间接接触
D. 污染注射器经输血感染
E. 经皮肤感染

14. 在立即送检的大便中<u>不可能</u>查到
A. 肝吸虫卵　B. 钩虫卵
C. 感染性蛔虫卵　D. 带绦虫卵
E. 血吸虫卵

15. 毛蚴孵化法只适用于诊断血吸虫病，主要由于
A. 排出卵内含有毛蚴
B. 排出卵多为活卵
C. 虫卵经沉淀法易浓集
D. 卵内毛蚴在水中，于适宜条件下，短时间内即可孵化
E. 毛蚴有向光性

16. 改良加藤厚涂片法可用于检查
A. 蛲虫卵
B. 蓝氏贾第鞭毛虫滋养体及计数
C. 血吸虫卵及计数
D. 阿米巴包囊
E. 微丝蚴及计数

17. 怀疑某人有蛔虫感染时，应首选
A. 粪便直接涂片法查虫卵
B. 粪便饱和盐水法查虫卵
C. 粪便自然沉淀法查虫卵
D. 肛门拭子法查虫卵
E. 尼龙袋集卵法查虫卵

18. 诊断血吸虫病<u>不用</u>
A. 直接涂片法　B. 饱和盐水浮聚法
C. 自然沉淀法　D. 毛蚴孵化法
E. 尼龙袋集卵法

19. 饭前<u>不</u>洗手可能感染
A. 肝吸虫　B. 牛带绦虫
C. 钩虫　D. 曼氏迭宫绦虫
E. 蛔虫

20. 环卵沉淀试验是常用的血吸虫病的免疫学诊断方法之一，其抗原一般采用
A. 活尾蚴　B. 冻干虫卵
C. 肝卵切片　D. 成虫提取物
E. 虫卵提取物

21. 下列描述正确的是

A. 阴道毛滴虫有时也能从男性尿中检出
B. 蓝氏贾第鞭毛虫不形成包囊
C. 溶组织内阿米巴和结肠内阿米巴的包囊常很难鉴别
D. 恶性疟原虫可在末梢血中出现裂殖体
E. 被间日疟原虫寄生的红细胞与正常红细胞基本相同

22. 血液检查可能查到
A. 疟原虫、丝虫微丝蚴
B. 疟原虫、蛔虫感染期虫卵
C. 丝虫微丝蚴、蛔虫感染期虫卵
D. 疟原虫、血吸虫尾蚴
E. 丝虫微丝蚴、血吸虫尾蚴

23. 怀疑某人有蓝氏贾第鞭毛虫感染时应选用
A. 痰液找虫卵　　B. 肛门周围查成虫
C. 粪便中查包囊　　D. 粪便中查卵囊
E. 尿液中查滋养体

24. 牛带绦虫病患者服药驱虫后，疗效的确定是在其全部粪便中找到
A. 虫卵　　B. 链体　　C. 孕节
D. 头节　　E. 成节

25. 钩蚴培养法应用于诊断钩虫病，其主要原理是
A. 钩虫卵内含物为幼虫
B. 钩虫卵于潮湿环境可立即孵出幼虫
C. 以人工方法保持合适温湿度
D. 虫卵在适宜温湿/度的条件下，短时间内可孵化出幼虫
E. 用肉眼可观察到幼虫

二、以下提供若干个案例，每个案例下设若干个考题，请根据各考题题干所提供的信息，在每题下面 A、B、C、D、E 五个备选答案中选择一个最佳答案，并在答题卡上将相应题号的相应字母所属的方框涂黑。

A3 型题

（26～28 题共用题干）

患者男性，发热，全身肌肉酸痛，以感冒治疗无效。症状反而逐渐加重，低热、恶心、厌食、乏力、腹痛、腹泻，眼睑及面部水肿，咳嗽，有过敏性皮疹。询问病史：10 天前探亲时吃过熏狗肉。查体：脸色潮红，痛苦面容。T 38.5℃，心率 85 次/分，律齐，无杂音。疼痛以腓肠肌、肱二头肌、咀嚼肌明显。

26. 本例患者可能患有
A. 流行性感冒　　B. 囊虫病
C. 食物中毒　　D. 旋毛虫病
E. 裂头蚴病

27. 此病的感染途径是
A. 囊包蚴经口食入
B. 裂头蚴经皮肤侵入
C. 囊尾蚴经口食入
D. 囊蚴经口食入
E. 裂头蚴经口食入

28. 引起此病主要的传染源是
A. 蛇　　B. 水牛　　C. 猪
D. 猫　　E. 人

（29～30 题共用题干）

患者男性，21 岁。1998 年 7 月，参加湖北抗洪抢险工作后，下肢出现红色小丘疹，有痒感。但任务紧急，未及时诊治。9 月份后常出现腹痛、腹泻，便中有黏液、脓血，伴发热、食欲减退而来就诊。体检：一般情况尚可，心肺无异常，肝肋下一横指，有轻压痛。实验室检查：白细胞总数超过 10×10^9/L，嗜酸性粒细胞 10%。粪便中查见有侧棘的虫卵。

29. 该患者应诊断为
A. 尾蚴性皮炎
B. 急性阿米巴痢疾
C. 急性布氏姜片吸虫病
D. 急性血吸虫病
E. 慢性血吸虫病

30. 该病的预防措施为
A. 避免接触疫水及加强个人防护
B. 避免接触土壤及加强个人防护
C. 消灭川卷螺
D. 饭前便后要洗手
E. 不食生肉

参 考 答 案

1. E	2. B	3. C	4. A	5. B	6. D	7. A	8. E	9. C
10. D	11. C	12. B	13. C	14. C	15. D	16. C	17. A	18. B
19. E	20. B	21. A	22. A	23. C	24. D	25. D	26. D	27. A
28. C	29. D	30. A						

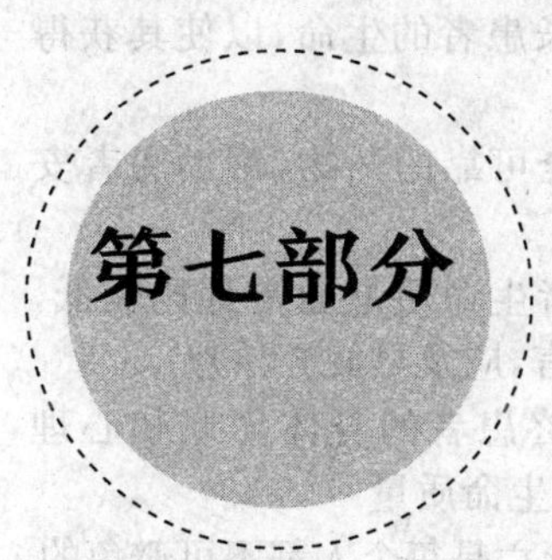

第七部分

医学伦理学

以下每一道题下面有A、B、C、D、E五个备选答案。请从中选择一个最佳答案，并在答题卡上将相应题号的相应字母所属的方框涂黑。

A1 型题

1. 下列<u>不属于</u>公认的生命伦理学前沿问题的是
   A. 生命伦理学发展的新阶段问题
   B. 放弃治疗的伦理问题
   C. 卫生经济伦理学
   D. 女权主义伦理学
   E. 关于安乐死和人体器官移植的伦理问题

2. 医学伦理学作为一门独立的学科首先产生于
   A. 英国　B. 法国　C. 意大利
   D. 美国　E. 中国

3. 医学伦理学基本理论<u>不包括</u>
   A. 生命神圣论
   B. 医学人道论
   C. 结果论与功利论
   D. 非结果论与义务论
   E. 人权论

4. 在生物医学模式以及现代社会背景下的医患关系呈现的倾向正确的是
   A. 利益化　B. 法律化　C. 行为化
   D. 模式化　E. 表面化

5. 生殖权利的两个独立要素是指
   A. 法律权利和社会权利
   B. 自然权利和法律权利
   C. 行为权利和法律权利
   D. 自然权利和社会权利
   E. 自然权利和行为权利

6. 对医师有合理的个人利益的正确理解是
   A. 医师的个人利益都是天然合理的
   B. 医师的正当利益都应得到实现
   C. 医师的正当利益能够得到医德的支持
   D. 医师的正当利益必须无条件服从患者利益
   E. 医师的个人利益在伦理上是成问题的

7. 下面关于医务人员泄露医疗秘密，将会产生不良后果的表述，<u>不包括</u>
   A. 会引起社会某些人对患者的歧视
   B. 会使患者对医务人员产生不信任和恐惧感
   C. 会引起医患矛盾、家庭纠纷
   D. 会造成患者沉重心理负担，甚至引发自杀的严重后果
   E. 会酿成医疗差错事故

8. 从总的方面来说，患者享有的保密权有两大

内容
A. 为自己保密和向自己保密
B. 疾病情况和治疗决策
C. 躯体缺陷和心理活动
D. 个人隐私和家庭隐私
E. 不良诊断和不良预后

9. 医学伦理学原则不包括
A. 公正原则　B. 有利原则
C. 不伤害原则　D. 生命价值原则
E. 尊重原则

10. 医患关系出现物化趋势的最主要原因是
A. 医生对物理、化学等检测诊断手段的依赖性
B. 医院分科越来越细，医生日益专科化
C. 医患双方相互交流的机会减少
D. 医生降低了对患者的重视
E. 医患交流中出现了屏障

11. 医患关系要做到真诚相处，最主要的是
A. 关系和谐　B. 尽职尽责
C. 平等相待　D. 互相尊重
E. 互相信任

12. 下列表述最能全面反映伦理学概念内涵的是
A. 研究职业道德现象的科学
B. 研究政治道德现象的科学
C. 研究道德现象的科学
D. 研究婚姻家庭道德现象的科学
E. 研究社会公德的科学

13. 如果预见到人体试验有可能对受试者造成较严重的伤害，采取的正当措施应该是
A. 分辨是精神伤害还是身体伤害，如果是精神伤害，可以在加强监护的基础上继续进行
B. 请专家论证，如果确信造成较严重伤害的概率小于50%，可以谨慎地进行
C. 在确证放弃试验经济损失不大的情况下，可以放弃试验
D. 不再考虑其他任何情况，立即停止试验
E. 按照试验主管部门的意见进行

14. 符合临终关怀伦理的做法是
A. 想方设法延长患者的生命，以使其获得更长的寿命
B. 研制更加安全可靠的药物，帮助患者安详辞世
C. 由于临终患者生命质量通常都比较低，没有幸福可言，应及早放弃治疗
D. 努力减轻临终患者的身体疼痛和心理不适，提高其生命质量
E. 让患者了解死亡是每个人都不可避免的

15. 教育者向受教育的医务人员传授医学道德规范的医学道德教育方法是
A. 言教
B. 奖惩
C. 身教
D. 榜样
E. 引领学生进行实践

16. 通过“对医学道德规范的意识”确定医学道德规范，这是
A. 具体医学伦理难题
B. 抽象医学道德评价
C. 具体医学道德评价
D. 抽象医学伦理难题
E. 社会医学伦理问题

17. 当妊娠危及胎儿母亲的生命时，可允许行人工流产或引产，这符合
A. 行善原则　B. 不伤害原则
C. 公正原则　D. 尊重原则
E. 自主原则

18. 下列不是生命神圣论的局限性的是
A. 有阶级性
B. 有历史性
C. 影响卫生资源的分配
D. 只偏重于人口的数量
E. 不能把人的自然素质同生命存在的价值相统一

19. 通过基因水平的操纵而达到治疗或预防疾病的疗法是
A. 体细胞治疗　B. 细胞治疗
C. 基因治疗　D. 光量子治疗
E. 分子学治疗

20. 在人体试验中，以犯人为受试者，认识正确的是
   A. 在任何情况下，都不允许以犯人作为受试者
   B. 只要有犯人的签字同意，以犯人为受试者可以得到伦理的辩护
   C. 一般情况下，是不允许用犯人做试验的，如果使用犯人作为受试者，必须首先考察其是否具备受试者的条件
   D. 犯人是犯了罪的人，用他们作受试者，是给他们一个为社会作贡献从而改过自新的机会
   E. 应该按照公安部门的安排进行

参考答案

1. D　2. A　3. E　4. B　5. D　6. C　7. E　8. A　9. D
10. A　11. E　12. C　13. D　14. D　15. A　16. B　17. B　18. A
19. C　20. C